U0212209

视觉训练的
原理和方法

主　编　刘陇黔

编　者

四川大学华西医院

陈冰洁　唐昂藏　杨　必　伍　叶　杨国渊　颜　月　魏　红　杨旭波

天津市眼科医院　李丽华

温州医科大学　汪育文

State University of New York College of Optometry　Esther Han，
Rochelle Mozlin

Illinois College Of Optometry　Tracy L.Matchinski，Kara E.Crumbliss

译　者

四川大学华西医院

张文秋　朱申麟　颜　月　董光静　朱秋蓉　宋雨桐　唐昂藏

编写秘书　唐昂藏

人民卫生出版社

图书在版编目（CIP）数据

视觉训练的原理和方法 / 刘陇黔主编. — 北京：
人民卫生出版社，2019
ISBN 978-7-117-28742-5

Ⅰ.①视…　Ⅱ.①刘…　Ⅲ.①视觉障碍－康复训练－
研究　Ⅳ.①R777.409

中国版本图书馆 CIP 数据核字（2019）第 152931 号

| 人卫智网 | www.ipmph.com | 医学教育、学术、考试、健康，购书智慧智能综合服务平台 |
| 人卫官网 | www.pmph.com | 人卫官方资讯发布平台 |

视觉训练的原理和方法

主　　编：刘陇黔
出版发行：人民卫生出版社（中继线 010-59780011）
地　　址：北京市朝阳区潘家园南里 19 号
邮　　编：100021
E - mail：pmph @ pmph.com
购书热线：010-59787592　010-59787584　010-65264830
印　　刷：天津市光明印务有限公司
经　　销：新华书店
开　　本：787×1092　1/16　印张：17
字　　数：414 千字
版　　次：2019 年 8 月第 1 版　2024 年 3 月第 1 版第 8 次印刷
标准书号：ISBN 978-7-117-28742-5
定　　价：108.00 元
打击盗版举报电话：010-59787491　E-mail：WQ @ pmph.com
（凡属印装质量问题请与本社市场营销中心联系退换）

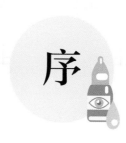

序

　　受刘陇黔教授嘱托为此书写序，一直惦记着如何下笔。按照惯例，我通览了书稿几个来回，发现刘教授很懂读者心，因为有关视觉功能及其训练的内容，是一块"难啃的骨头"，刘教授却以独特的书写方式，将原本晦涩难懂的知识，梳理成清晰的学习脉络，又依据一定的临床思维逻辑，将各项技能方法很有层次感地推进。

　　刘陇黔教授在眼视光学领域一直耕耘不止，教学造诣也很深，他是COVD中国第一个资深学术会员，也是我国视觉科学领域的学科带头人之一，此次，他领衔多名海内外的专家学者，集团队之智慧，打磨出《视觉训练的原理和方法》一书，很值得我们期盼。

　　临床视觉训练的历史与发展可以追溯至百年前，其原理和方法的学习必须在掌握眼睛和视觉诸多复合知识的基础上，可想而知，要系统地书写一部有关视觉训练的专著，实属不易。刘教授团队精心设计，将"原理"和"方法"进行了合理布局，相得益彰。用最简洁的形式概述原理，将视觉训练的原理架构清晰地建立并呈现在读者眼前，有一种"路标"的味道；又用临床视角描述方法，步步为营、层层递进，很有画面感，为读者展示了视觉训练的独特魅力，激发研读兴趣。

　　本书引发我兴趣的还有书中所列出的案例，这些案例部分是临床的典型案例，部分非常综合，与具体视觉训练方法内容相对应，让读者可以直接照着案例做，还可以参照其方法应用到临床实践，此时此刻，特别能感受到作者团队所拥有的分享精神。

　　"视觉训练"是眼视光医疗和学科体系中的重要一环，作为该领域的年轻学者或临床工作者，"视觉训练"是必须掌握的重要一课。刘陇黔教授及团队潜心研究、精心打磨，为我们呈现了一部可读、好懂、能用的《视觉训练的原理和方法》，特别值得我们好好一赞。

吕帆

2019 年 7 月 27 日星期六

前言

视觉健康的理念在近百年的探索中逐渐丰富翔实，在大众中也逐渐深入人心，其范畴从单纯的视力正常发展到清晰、舒适、持久并有效的使用双眼。眼视光学和视觉健康的从业者对于视觉健康的维护也在不断进取。视觉训练作为一种重要的视觉健康的维护和视觉康复方式，近年来在国内发展尤为迅速，本书汇聚了国内外专家学者的探索经验并且予以总结提炼，涵盖了视觉训练基本原理与方法学的相关内容。

分星劈两，循循善诱之。本书从视觉训练最初发展起笔，详细阐述视觉训练的生理和神经基础，以及学科发展中逐渐丰满的各项分类与康复范畴。各章节按照视觉训练分类详细阐述，整体条理清晰，试图达到易于初学者学习和掌握的效果。书中视觉训练相关观点定义清晰，无甚赘述，可为各位读者答疑解惑并帮助牢记运用。全书以视觉训练原理为导向，详尽阐明各种视觉康复针对性的方法，有一定的科学性与严谨性，可帮助眼视光学和视觉康复工作者的临床实践，打下坚实的知识基础。

毛举缕析，相辅亦相成。本书旨在介绍视觉训练的基本原理与常见方法，却不局限于眼视光学本身。视觉训练是一种眼睛和大脑的训练方式，重新训练大脑和眼睛之间的关系，如做眼睛运动一样，这是以持续性训练大脑视觉神经认知系统的刺激与训练。其不仅仅可供斜弱视、调节、双眼视异常以及眼球运动异常的患者使用，同时也为获得性脑损伤、学习相关视功能异常（如阅读障碍）的患者服务，以增加眼睛运动、聚焦、固视能力，双眼的协同能力，视觉处理能力等视觉功能。因此，视觉健康的维护也是大脑认知过程的维护，本书可帮助读者掌握不同类型视觉障碍的矫正康复方法。

本书的内容值得我们每一个视觉健康的捍卫者了解和学习，而视觉训练之路仍然很长，在掌握已有的原理和方法的基础之上，我们应当放眼于更加科学和先进的技术，多学科交流，多学科融合，为视觉训练开辟更多的可能，为更多的人点亮一片光明。

为求光明路漫漫，吾辈上下求索之。在本书编撰成稿过程中，感谢我的团队为之付出的心血和努力，尤其感谢天津市眼科医院视光中心主任李丽华教授、温州医科大学眼视光医院的汪育文教授，也要诚挚感谢 Esther Han，Rochelle Mozlin，Tracy L. Matchinski，Kara E. Crumbliss 等专家为我们就目前国内开展较少的内容撰写了相关的章节。

惟愿此书为广大无私共同谋求视觉光明与健康的学者献出绵薄之力，同时真诚希望各位读者对本书内容积极探讨，指出不足之处并予以斧正，一同为视觉健康砥志研思。

刘陇黔

2019 年 7 月 26 日

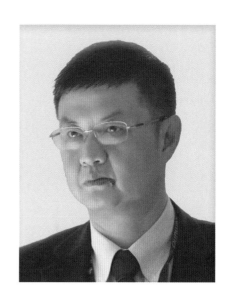

主编简介

刘陇黔

教授，博士，博士研究生导师，四川大学华西临床医学院眼视光学系主任兼眼科副主任，香港理工大学眼科视光学院客座教授。四川省学术技术带头人、四川省首届卫生计生领军人才、四川省卫生健康委员会学术和技术带头人。

现为中华医学会眼科学分会斜视与小儿眼科学组委员、中国医师协会眼科医师分会视光学专委会委员、四川医学会眼科专委会前任主任委员、四川省医师协会眼科分会会长、四川预防医学会眼视觉保健分会主任委员、四川医学会视光学组组长、中国妇幼保健协会儿童眼保健专业委员会特邀专家组成员、中国医疗保健国际交流促进会视觉保健分会常务，中国眼镜行业 / 中国眼镜科技杂志高级视光学专家顾问，中国眼镜协会视光师专业委员会执委；国际角膜塑形镜协会亚洲分会中国指导委员会专家委员、IACLE 资深会员，COVD（视觉发育视光师协会）中国第一个学术资深会员。《中华眼科杂志》《中华眼科医学杂志（电子版）》《中国斜视与小儿眼科杂志》、*Optometry and Vision Science*（中文版）等杂志编委。

四川大学视光学教育和四川省视光学学科的创始人。目前培养研究生70多人，其中博士研究生14人。承担科技部、省部级和国际合作多项课题，发表文章160多篇，SCI 收录40多篇，参编或主编专著教材15本。

主要编者简介

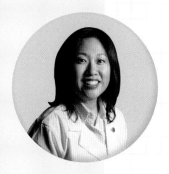

Esther Han

视光学博士，FAAO, FCOVD

纽约州立大学视光学院临床副教授

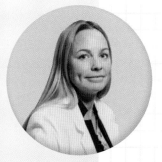

Kara E.Crumbliss

视光学博士，FAAO

美国伊利诺伊州视光学院低视力中心副主席

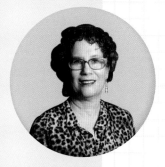

Rochelle Mozlin

视光学博士

美国纽约州立大学视光学院

2014 年获得 COVD 的 Skeffington 奖

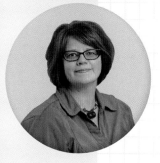

Tracy L. Matchinski

美国伊利诺伊州视光学院副教授

伊利诺伊 VOSH 主席

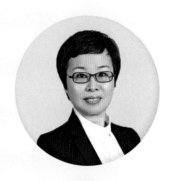

李丽华

主任医师，天津市眼科医院视光中心主任，天津万里路视光培训学校校长；天津医科大学副教授，天津职业大学眼视光技术学院教授；《眼视光知识》杂志编委，《美国医学会眼科杂志：中文版》编委。

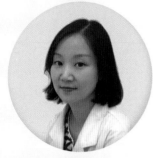

汪育文

温州医科大学眼视光医院，从事斜弱视和双眼视临床诊疗工作 16 年，美国视 COVD（视觉训练视光学会）国际会员，台湾中山医学大学特聘教师，美国 NOVA 大学和 SUNY 大学访问学者，参与和承担多项国家级、省部级课题。

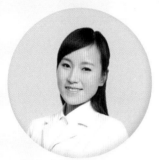

魏红

四川大学华西医院 眼科 副主任医师

四川大学眼科学博士。四川省医师协会眼科学分会秘书，海峡两岸医学交流协会 眼屈光及视功能疾患学组委员，美国 Wills Eye Institute、费城儿童医院访问学者。

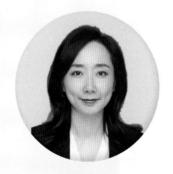

杨必

副教授，副主任技师，四川大学眼视光学博士，香港理工大学访问学者，就职于四川大学华西医院，从事眼视光学医疗、教学、科研工作。

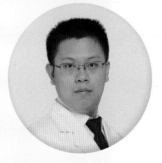

杨旭波

博士，副主任医师，就职于四川大学华西医院眼科，专业方向为斜视与小儿眼科。四川省预防医学会眼视觉保健分会委员兼副秘书长，四川省康复医学会眼科分会视光及青少年近视防控专委会委员。

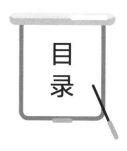

目 录

第八章　◉　**与学习相关的视功能异常与视觉训练**　/ 182

第九章　◉　**获得性脑损伤与康复**　/ 201

第一章

概述

视觉训练（vision therapy、vision training），是一种针对视觉障碍、与视觉相关的神经功能异常的非手术性、个性化、系统性的物理治疗。

第一节 | 历史与发展

　　视觉训练早在几百年前，就有了雏形，当时人们称之为"眼保健操（eye exercises）"，用于斜视患者，锻炼其双眼同时注视目标的能力，用以矫正斜视的眼位。现代的视觉训练已不等于锻炼眼外肌，而是由视光师所实施的用于提高视功能或视觉技能的各种手段方法。

　　视觉训练这一概念被提出来是在 19 世纪末，当时对斜视患者进行眼位矫正的治疗师被称为眼位矫正师（orthoptist）。不同于眼科手术医生，眼位矫正师采用的是非手术方法来矫正斜视。经过 200 年的发展，视觉训练已不仅针对眼位矫正，还包含了诸如弱视的治疗、双眼视功能训练、与视觉相关的阅读功能障碍的治疗、对感知障碍的治疗与恢复。

　　从视觉训练的出现，对于视觉训练疗效就一直存在争议。经过近几十年的研究，视觉训练越来越被专业学者所认可。在 1988 年，美国视光协会（American Optometric Association，AOA）发表一篇对于视觉训练的综述，对超过 200 篇的研究进行了系统回顾。文章中提到，视觉训练是一种临床策略，目的是矫正改善眼运动异常、非斜视性双眼视异常、调节异常、斜视与弱视、眼球震颤、视觉信息处理异常等。文章对视觉训练在视功能改善方面持积极支持的态度。在 1999 年，由美国四大视光组织，美国视光学会（American Academy of Optometry，AAO）、美国视光协会（American Optometric Association，AOA）、视觉发展视光师学会（College of Optometrists in Vision Development，COVD）、视光拓展项目基金会（Optometric Extension Program Foundation，OEP）联合发表了对于视觉训练的声明：单独使用光学方法可有效处理某些视觉症状，然而，一些特定的视功能异常需要通过视觉训练才能获得有效的治疗效果。比如有效的解决眼球运动障碍、非斜视性双眼视异常等视功能障碍。

　　如今，完整的视觉训练是在完成眼部、视功能检查后，视光师（或治疗师）根据患者的症状、体征所制订的个性化疗程与方案。视觉训练方案包含屈光矫正、棱镜处方、滤光片处方、遮盖法、特定的仪器或设备的使用以及一定的电脑程序。视觉训练可以有效地处理或辅助治疗常见的双眼视、视觉信息处理等异常，例如弱视、斜视、复视、集合不足、与阅读相关的视觉障碍。并且视觉训练不局限于青少年当中，近年来越来越多的研究表明视觉训练已不仅适用于儿童，在青少年，甚至成年人中，视觉训练也可以为患者提供视功能方面的帮助。因此年龄较大或某些其他治疗不能恢复的患者都可能从视觉训练中获益。

　　视觉训练不是"眼保健操"，视觉训练的目的也不仅为了增强眼部肌肉的力量，它是有针对性的视觉功能康复过程。依据患者情况而定，视觉训练可以在医院诊所进行，也可以用于家庭训练。视觉训练所需的疗程时间因视功能障碍程度、依从性、年龄等情况不同。

第二节 | 视觉训练的生理基础

　　现代视觉训练的目的并不仅为了增强眼部肌肉的力量，更重要的是改变大脑的功能，大脑功能的改变称为大脑的可塑性。

一、大脑的可塑性

可塑性是大脑的重要属性，人和动物的中枢神经系统均具有一定的可塑性。在人类关于大脑可塑性的研究最初是针对脑损伤患者进行的。脑损伤后，随着时间的推移，患者的大脑功能会出现自发性的恢复和补偿效应。通过特异性学习和训练来考察大脑皮质功能的可塑性是目前大脑可塑性研究的一个重要方向，学习训练相关的大脑可塑性研究大多采用纵向研究方法，即考察同一个体在学习前、后某一脑区活动的变化。学习和训练引起的大脑可塑性除了表现在脑区功能活动强度的改变以外，还表现在任务相关功能脑区的转移。

大脑各个系统均存在一定的可塑性，视觉系统是中枢神经系统的重要部分，也是研究大脑可塑性的重要部位。Wiesel 和 Hubel 发现在早期发育阶段人为地遮盖一眼将导致该眼投射的视皮层神经元优势性发生转移，即遮盖眼投射的视皮层神经元数目减少，而对侧未遮盖眼投射的视皮层神经元数目增加。Wiesel 和 Hubel 关于眼优势性可塑性的开创性研究激起后继大量关于哺乳动物视觉系统可塑性的研究，使我们对双眼高质量视觉信息输入对视觉系统结构和功能发育的影响有了更深入的了解，两眼之间活动的不平衡将会导致遮盖眼或信息输入较少眼对应丘脑区域突触输入信息的减少，同时开放眼或信息输入较多眼对应丘脑区域突触输入信息的增多，最终导致开放眼或信息输入较多眼对应视皮层神经元优势性的发生。

二、大脑可塑性的神经机制

双眼视皮层功能发生可塑性反映是皮层水平连接突触结构的重塑。突触可塑性是指神经元之间突触连接的变化，包括突触效能的增强或减弱，受体蛋白分布的改变，突触后信息传导机制的改变和神经元突触分布的数量变化。突触可塑性按时间进程可以分为几秒至几分钟内发生的短时程突触可塑性和持续几小时甚至几周以上的长时程突触可塑性，后者又包括长时程增强和长时程抑制。长时程增强是指单突触连接之间在接受一定量的强化刺激后突触传递效能的增强，表现为兴奋性突触后电位的增强。采用 VEP 技术可以很好的阐明长时程增强机制在突触可塑性中的作用，Heynen 和 Bear 把双极刺激电极插入大鼠背外侧膝状体内，同时用不同空间频率的水平性正弦条栅作为刺激诱发 VEP，发现外侧膝状体背核的强直刺激可以有效地增强膝状体皮层通路的兴奋性突触传递，在长时程增强之后，全视野闪光 VEP 反映和各种空间频率条栅诱发的 VEP 反映均明显增强。

在发育的关键期，神经连接对经验具有高度易感性，这种特征对于感觉功能的正常发育非常重要。然而，这种可塑性也具有两面性，一旦出现影响正常感觉获得的因素，将会导致病理状态的出现，弱视就是典型的疾病之一。

新近的研究表明，在关键期结束之后动物和人类的视觉系统仍然保留一定程度的可塑性，因而成人弱视患者经合理治疗后视力也可以得到改善。然而大脑皮质可塑性的激活可以发生在不同的神经传导水平，并且通过多种神经加工过程完成，因而成人弱视患者视力提高的机制仍需要进一步研究。大量研究表明，大脑兴奋和抑制水平的失衡影响视皮层的发育，皮层的过度抑制可能导致空间视觉能力的障碍，影响视觉发育关键期之后弱视患者视功能恢复的主要因素就是皮层的抑制，动物模型的研究发现阻断抑制的药物，比如荷包牡丹碱，可以使弱视猫大脑皮质的双眼视觉功能大大改善，而在成人弱视患者中也发现了相似的大脑皮质抑制效应，即大脑皮质抑制水平下调可以使成人弱视患者视力得到恢复。因而，目前弱视治疗药物的研究主要集中在改变大脑兴奋/抑制水平，从而增强视觉系统对外界的可塑性反映，比如氟西汀，一种选择性的 5- 羟色胺再摄取抑制剂，它不仅可以提高脑源性神经生长因子（brain derived neurotrophic factor，BDNF）的表达，还可以降低细胞外 GABA 水平，经氟西汀治疗后的成年大鼠眼优势性发生转移，形觉剥夺性弱视眼视力得到提高。

传统的遮盖疗法或对视力较好眼进行压抑均可迫使大脑优先利用弱视眼接收的视觉信息，对弱视眼相关视觉皮层进行重塑。此外，临床和动物研究结果表明恰当的视觉刺激或视觉训练也是治疗弱视的有效方法，一方面，环境强化可以使感觉刺激（包括视觉，但不局限于视觉）最大化，降低皮层内抑制水平，从而提高皮层可塑性，最终促进成年大鼠形觉剥夺眼视力的恢复，VEP 和视力测试的证据表明，经过 2～3 周短暂的环境强化，成年大鼠弱视眼视力和眼优势性即可完全恢复，而且这种环境强化诱导的视力恢复是持久的，这说明环境强化也可以诱导视觉皮层可塑性的发生。与环境强化相反，Duffy 等研究发现经过 10 天完全黑暗的饲养环境之后，单眼形觉剥夺的成年猫视皮层的可塑性得到恢复，同时猫视皮层细胞骨架蛋白的成熟被抑制。

综上所述，大脑各个系统均存在一定的可塑性，在发育的关键期，动物或人类的大脑具有较强的可塑性。在发育关键期结束之后，动物和人类的大脑仍具有一定的可塑性，通过环境的强化或弱化可诱导成人或成年动物大脑的可塑性发生，视觉系统尤为如此。

 第三节 | 视觉训练的分类和范畴

现代的视觉训练范畴广，根据执行视觉训练的视光师的不同，可以将视觉训练分为以下三大类：正位视觉训练、行为视觉训练、感知视觉训练。三大类的视觉训练之间有相互重叠的部分，在目前多被结合使用。

一、正位视觉训练

正位视觉训练、视轴矫正视觉训练（orthoptic vision therapy），主要是对存在双眼视障碍、眼球运动异常、弱视等视功能异常的患者进行治疗，是传统经典的视觉训练。正位视觉训练可以由视光师、小儿眼科医生完成。正位视觉训练在集合不足、集合不足型外斜视中广泛应用。集合不足是常见的眼位与双眼视异常，典型症状为视疲劳，症状在近距离工作或阅读后出现或恶化。在 2005 年，由美国集合不足研究组（CITT）发表的基于大样本随机对照实验的文章显示，正位视觉训练对于集合不足患者是有效的，可以改善症状与体征。CITT 的研究表明结合家庭与医院的正位训练，效果比传统的笔尖推进法更好。为我们提供针对集合不足更为优化的治疗方案。

现代的正位视觉训练除对斜视患者的眼位治疗，还包括针对双眼视觉紊乱与障碍所进行的治疗，包括以下几个方面：远 / 近眼位的矫正与训练，中心视力（视锐度）的训练，远 / 近注视训练，运动视觉的训练和深度知觉的训练。

（一）远 / 近眼位的矫正与训练

眼位的矫正与训练是正位视觉训练使用最多的方面，其训练对象包括斜视与非斜视性双眼视觉异常。通过视觉训练可使间歇性外斜患者维持注视时双眼正位，并获得有效的双眼视功能。提升患者的融像范围，获得或扩大有效的双眼清晰单视范围。

（二）视锐度（中心视力）的训练

在视觉系统发育的关键期，单眼或双眼受到外界环境的影响使得视觉系统未能正常发育，将会出现视锐度的低下，即形成弱视。弱视是视觉训练应用的重要方面，随着研究的深入与科技的发展，越来越多的弱视患者从弱视训练中获益。以往的观念认为弱视患者年龄超过治疗关键期，便不能得到进一步的视力或视功能的提升。但目前的研究发现，即使是年龄超过 18 岁的成年人也可以从视觉训练中获益，得到视力或视功能的提升。因此积极的矫正治疗弱视可以给更多的患者带来福音。

（三）远 / 近注视能力的训练

双眼注视包括视远 / 视近的注视能力，或瞬时或持久的注视能力。当注视能力出现异常时，可表现为不能持久注视远处或近处物体；不能及时地将注视在远处与近处之间切换；阅读困难；甚至眼花或头痛等。注视能力的异常可能是由于调节能力发生了改变如调节不足、调节过度、调节灵敏度下降。或是眼球运动能力的异常等。对于此类患者进行视觉训练的目的是提供舒适的视觉、加强快速有效改变调节的能力、确保长时间维持调节的能力、提高阅读能力等。

（四）运动视觉的训练

运动视觉训练是视觉训练的一个重要部分，目的是提高运动员的视觉功能，提升运动能力。运动视觉不仅需要动态视锐度、眼球追踪、持续动态注视，还需要有良好的手 - 眼协调能力与深度感知能力。在进行运动视觉训练前，需要进行常规眼部检查、视力与屈光检查、视觉记忆检查、深度感知检查、视觉信息处理检查等。根据检查结果的不同来制订不同的训练方案。

（五）深度知觉的训练

深度知觉是大脑感知三维环境、判断远近距离的能力。深度知觉线索包括单眼线索与双眼线索。单眼线索包括运动视差的改变、物体大小的差异、覆盖与阴影、物体纹理等。双眼线索包括立体视、调节等。深度知觉在人们的生活与工作中有很重要的作用。例如外科医生、机械操作师需要精细的深度知觉来完成工作。

二、行为视觉训练

行为视光学发展于 20 世纪中期，它是建立在视光师临床经验的基础上。

（一）相关理论

英国籍视光师 A.M.Skeffington 是行为视光学之父。他在 1946 年提出了著名的视觉"四环"理论。根据这一理论，视觉不是独立存在的，而是由四个处理过程——抗重力（anti-gravity）、中心定位（centring）、识别（identification）和语言听觉（speech-auditory）交叉重叠所产生的。视觉受到这四个处理过程的影响。

抗重力过程是与身体的平衡、姿势有关。中心定位过程是与意识、注视、选择身体或眼的朝向有关。集合的功能就被行为视光学认为是中心定位这一过程下眼运动的组成部分。识别过程是辨别处理中心定位下的目标，例如调节就是识别过程中的组成部分。而语言听觉处理过程是负责分析、沟通眼睛所看到的信息。A.M.Skeffington 的四环理论认为这四个处理过程是交叉覆盖的，而视觉正是这四个处理过程所交叉的部分。尽管行为视光在发展的过程中衍生了不同的派别，但 A.M.Skeffington 的四环理论却是行为视光学的理论基石。

行为视光学与传统视光学在对一些基本理论的阐述上存在差异。比如传统视光认为视近的隐斜是导致临床症状、体征的病因（基于集合压力模型）。而行为视光认为隐斜是近点压力导致的结果。近年由美国视光师 Scheiman、Rouse 所提出的视觉三级模型，对视觉的阐述也与传统视光有差异。在这一视觉三级模型中，视觉被认为是一个有等级的处理过程，如同金字塔。第一层是处理视力、屈光异常、眼部健康；第二层是视觉有效性，包括调节、双眼视、眼球运动，即与视觉系统能够清晰、舒适、有效地接收视觉信息有关；金字塔的第三层是视觉信息处理（visual information processing），例如对朝向性、方向性的处理过程。行为视光与传统视光相比有一些理论上的差异，但行为视光与传统视光在检查过程、临床处理上大致相同。

英国的行为视光师协会（British Association of Behavioural Optometrists，BABO）提出行为视光师是使用眼镜或视觉训练来促进视觉系统对视信息进行高效、完整的处理。行为视觉训练（不同于正位视觉训练）是通过一定的方法与手段来提高视觉系统感知外界物体的能力。行为视觉训练要求患者主动参与到视觉训练中，将所学习到的技能巩固在视觉系统中，并使这些技能可转移到其他的感知系统中。行为视觉训练所要达到的目的是建立一个有效、完整、正确的感知视觉系统。

（二）行为视光学的应用

行为视觉训练起源于正位视觉训练，但它使用的视觉训练是不局限于传统视光的训练方法。行为视觉训练的目的是治疗包含视觉损害、神经系统异常、学习障碍在内的视功能异常，除传统视光所关注的部分，行为视觉训练还关注视觉系统的有效性、视觉技能转移到其他系统与领域的能力。目前与行为视光师合作的工作者越来越多，包括职业训练师（occupational therapists）、教育工作者等。BABO 在 2008 年提出视觉训练参考中说明，可以经由视觉训练获益的异常临床表现包括：失用症、阅读障碍、视疲劳、视频终端综合征、获得性脑损伤、斜视、弱视、复视、运动技能低下等。

行为视光 / 行为视觉训练发展至今取得了很大的进步，其视觉训练可应用于：调节 / 集合异常的视觉训练；阅读障碍、协调能力丧失、注意力不集中的儿童中的视觉训练；用 Yoked 棱镜来矫正双眼视，纠正姿势的异常；使用低度数的正球镜来缓解视疲劳或延缓近视的发展；治疗中心注视、周边意识与同时视的训练；运动视觉的训练；治疗获得性脑损伤所带来的神经系统异常。

但由于行为视觉训练缺乏强有力的研究支持，目前行为视光其临床实践更多的是依赖经验。在以后的临床实践与研究中，为进一步的验证行为视光的理论，需设计实施可信度更高，证据更强（如大样本随机对照实验）的实验来支持行为视光的相关理论。

三、感知视觉训练

感知视觉训练针对存在视觉障碍的症状的患者，但是患者的视觉系统本身可能没有受到影响。例如阅读困难症、视觉信息处理障碍症、空间忽略等。这些感知视觉训练是由语言治疗师等职业治疗师来完成。

第四节 | 视觉训练的应用

本书将以视觉异常或视觉障碍的不同来介绍视觉训练在临床的应用，在相应的章节中还有案例讨论。我们希望能将视觉训练以更生动直观、贴近临床的方式来体现。本书将主要介绍以下几大部分的视觉训练：视力视觉训练、非斜视性双眼视异常以及视觉训练、斜视性双眼视异常以及视觉训练、调节异常以及视觉训练、眼球运动功能异常以及视觉训练、低视力患者的视觉训练与康复、获得性脑损伤患者的视觉训练与康复、与阅读功能相关的视功能障碍以及视觉训练。在视觉训练中，不同疾病之间其训练内容会有相同的训练方案，但训练的重点或步骤会有所差异。本书会重点对训练方案制订、训练过程进行描述。此外还将描述一些常用的视觉训练仪器，且在书的最后配备中英文词汇对照。

一、弱视

中国弱视发病率为 2%～4%，是目前国内视觉训练应用得最深入广泛的领域。除视觉训练外，对弱视患者的处理还包括屈光矫正、遮盖等。

二、非斜视性双眼视功能异常

非斜视性双眼视功能异常多是由于视远或视近的隐斜量不能被融像性聚散所代偿，或融像性聚散的范围本身低下所产生的问题。非斜视性双眼视功能异常包括集合不足、分开不足、集合过度、分开过度、基本内隐斜、基本外隐斜、融像性聚散值低下。同时可伴有调节或眼球运动等问题，表现出相应的症状与体征。集合不足是临床上最常见的非斜视性双眼视功能异常，其发病率为 3%～5%。在某些视觉任务繁重的人群（比如学生），集合不足的发病率可达 7%～8%。在某些特定疾病（如获得性脑损伤），集合不足的发病率可高至 9%。但集合不足的治愈率较高，是临床上治愈效果最好的非斜视性双眼视功能异常。

集合过度的发病率为 1.5%~8.2%，分开过度的发病率在间歇性外斜中约占 7%，基本型内隐斜的发病率约为 0.7%，基本型外隐斜的发病率约为 0.3%，融像性聚散值低下的发病率约为 0.6%，而分开不足的发病率则被认为是最低的。在不同的非斜视性双眼视异常之间，其治疗的首选方法会有所不同，在接下来的章节中，会做进一步的介绍。

三、斜视性双眼视功能异常

斜视是导致双眼视异常的高危因素，斜视性双眼视功能异常在诊断与处理上都比较复杂棘手。既往报道斜视的发病率在欧美地区为 0.3%~6%。在亚洲地区的发病率为 0.26%~2.2%。有文献报道，内斜存在 6 个月以上即可影响双眼视功能。斜视导致的双眼视异常包括抑制、异常视网膜对应、三级视功能异常等。斜视所导致的弱视、旁中心注视等单眼问题将在视力训练章节中进行介绍。

四、调节异常

调节异常是临床上常见问题。调节异常包括调节不足、调节灵敏度下降、调节过度、调节持久力下降、调节痉挛、调节麻痹、双眼调节力不平衡。调节异常的发病率在不同的视觉需求下有差异。有文献报道，在学生中，调节异常的发生率可达 17%。在青少年中，其发病率为 6%~10%。调节异常常伴有双眼视功能的异常，两者是相互联系与影响的。在处理时，常将两者结合起来分析与治疗。

五、眼球运动功能异常

眼球运动功能包括注视、扫视、追随，在本书中主要讨论这三种眼球运动功能。三者之间相互联系，常同时发生异常。眼球运动功能是影响视功能的重要方面，应该被视光师所重视。眼球运动功能异常的发生年龄可能较晚，但会呈持续发展的态势。在国外，有许多关于眼球运动功能异常的研究，这些研究多是关注眼球运动功能与阅读能力的关系，在阅读功能障碍的患者中常可以发现眼球运动功能的异常。在国外，针对眼球运动功能有特定的检查方法与步骤。由于语言差异，不能直接将这些检查手册用于中国。目前我国仍然缺乏对眼球运动功能检查的流程与标准。希望在以后的研究中，通过我们的努力，可以制订出符合中国的眼球运动检查与治疗流程，以此来帮助到更多的患者。

六、低视力

低视力是由眼部疾病导致的视力低下或视野的缩小。有数据显示目前全球的视障人数约为 2.85 亿，有约 3900 万为盲。在全球大约有 700 万的低视力儿童，平均每年新增盲童数量约为 50 万。

七、与阅读功能相关的视功能异常

与阅读功能相关的视功能异常患者（多为学生）可能存在诸如多动障碍／注意力缺失症（attention deficit hyperactivity disorder/attention deficit disorder，ADHD/ADD）、失用症、阅读障碍等问题。若存在视功能异常，行为视光师会考虑使用视觉训练来提高患者的相关视功能，比如眼球运动的能力，以帮助患者获得更高效率的学习能力。

视觉训练在阅读功能中的影响作用已得到越来越大的关注，由英国发表的一项研究中提到眼科的干预措施，例如屈光矫正对阅读的速度与准确性有积极的影响作用。在澳洲所实行的另一项对照研究中也说明了视觉训练对阅读障碍有一定的疗效。但是目前还缺乏强有力的证据（例如大样本随机对照实验、Meta 分析等），因此我们需进一步的研究去证实视觉训练对阅读障碍的影响作用。

八、获得性脑损伤

获得性脑损伤（acquired brain injury）指的是在出生后大脑受到的由非遗传因素或非先天性因素所致的损伤。例如外伤（traumatic brain injury）、卒中、脑瘤、感染、中毒等因素所致的脑损伤。获得性脑损伤不包括神经退化性疾病所导致的大脑损害，例如帕金森综合征、阿尔茨海默病等。获得性脑损伤会导致知觉（如视知觉）、运动等能力的损害。

获得性脑损伤所导致的视功能异常，例如双眼视异常、调节异常、眼球运动异常、视野损害、视觉忽略、视觉信息处理异常等。与其他章节所介绍的视功能异常，基本处理是一致的。但脑损伤所致的这些视功能异常会更加的棘手、复杂。因脑损伤使患者不仅存在视功能的异常，还存在其他知觉、认知、感知能力的异常。在本书中，将对获得性脑损伤的基本诊断与处理，视觉康复的原理等做一介绍。

（刘陇黔）

参考文献：

1. Skeffington AM.Introduction to clinical optometry.Optometric Extension Programme Continuing Education Course，Santa Ana，CA: Optometric Extension Program，1964.

2. Scheiman M，Wick B.Clinical management of binocular vision：heterophoric，accommodative，and eye movement disorders.4th ed.Philadelphia：Lippincott Williams&Wilkins，2014.

第二章

弱视视觉训练

【导读】弱视是视觉发育关键期内由于异常视觉经验引起的单眼或双眼最佳矫正视力低下，是一种常见的儿童眼病。弱视的定义、机制、治疗方法特别是视力训练是我们应掌握的内容，以便正确诊断和治疗弱视。

第一节 | 概述

弱视是一种较为常见的儿童眼病，是由于某些先天因素或视觉发育期内其他因素干扰，导致黄斑区无法形成清晰物象；或由于双眼视觉刺激输入不等，导致清晰物象与模糊物象之间产生竞争抑制，从而造成的双眼或单眼视力低下。根据文献报道，我国儿童弱视的发病率约为 2.8%，即全国约有 2000 万弱视儿童。过去我国由于受到经济发展水平的限制，儿童眼保健工作开展很差，弱视发病率较高，现在随着经济发展水平提高，儿童眼保健工作在经济相对发达地区开展较好，这些地区的弱视发病率已经大幅下降，但我国区域经济发展并不平衡，欠发达地区如中西部边远地区、农村、山区等地，儿童眼保健工作开展滞后，弱视的防治仍有较多尚待解决的问题。

弱视患者的眼部通常并无器质性病变（形觉剥夺性弱视除外），而视力低于正常。以往的研究者曾经认为弱视是一种先天性疾病，是"视力发育不良"引起的，但近年来随着神经生理学和心理物理学等学科的发展，弱视的发病机制逐渐有了新的解读，被认为是一种与神经发育学和心理物理学相关的疾病。

弱视的定义曾有多种表述方式，国内国外标准也存在一定差异和不同意见，并随着对弱视这种疾病的认识的不断加深，其定义也在不断被修改。我国 1996 年对于弱视的定义是：凡眼部没有器质性病变，以功能性因素为主引起的远视力低于 0.9，不能矫正者为弱视。这一定义目前看来已远远落后。根据中华医学会眼科学分会斜视与小儿眼科学组 2011 年发布的《弱视诊断专家共识》，弱视的定义为：视觉发育期由于单眼斜视、未矫正的屈光参差、高度屈光不正及形觉剥夺引起的单眼或双眼最佳矫正视力低于相应年龄的视力为弱视；或双眼视力相差 2 行及以上，视力较低眼为弱视。

需要特别注意的是，根据儿童视力发育规律，对于 3～7 岁儿童，其视力低限不应按照成人标准，而是应以各年龄段视力正常值下限作为参考。年龄 3～5 岁儿童的正常视力下限值为 0.5，6 岁及以上儿童的正常视力下限值为 0.7。

弱视的分类按照病因分为以下 4 类：

1. **斜视性弱视**　单眼性斜视形成的弱视。

2. **屈光参差性弱视**　双眼远视球镜度相差 1.50DS，或柱镜度相差 1.00DC，屈光度较高眼形成的弱视。

3. **屈光不正性弱视**　主要为双眼远视屈光度数 ≥ 5.00DS 或散光度数大于 2.00DC，双眼最佳矫正视力相近或相等，且未配戴矫正眼镜形成的弱视，一般需在配戴矫正眼镜后 3～6 个月确诊。

4. **形觉剥夺性弱视**　由于屈光介质混浊（如先天性白内障、角膜混浊等）、上睑下垂等造成形觉剥夺而形成的弱视，其中单眼形觉剥夺性弱视较双眼弱视后果更为严重。

（陈冰洁）

第二节｜弱视的神经机制

过去的几十年以来，弱视神经机制的研究取得了重大进展。大量文献报道了弱视患者的视网膜没有解剖或生理异常。外侧膝状体虽然发现了细胞形态学的变化，但是细胞反应没有异常，这并不足以解释弱视行为学的变化。Wiesel 和 Hubel 两位学者首次提出了形觉剥夺会对视觉皮层产生作用，认为弱视的位点在初级视皮层。后来的大量研究也证实了异常的视觉经验可以导致 V1 区功能和形态学的变化。一项双眼视觉诱发电位的研究也证实弱视的双眼间抑制可能起源于 V1 区。

然而，另外一些研究却证实弱视的纹状外皮层也出现了异常。一项针对弱视猴的神经生理研究发现，V1 区的神经元视力下降不足以解释行为学的视力下降，而且，尽管弱视眼行为学上的对比敏感度比对侧眼下降，而两眼间的神经元对比敏感度却没有差别。近来，Bi 等发现斜视性弱视猴的 V1 区和 V2 区都可以发现很强的双眼间抑制，证实弱视在 V1 区以上的大脑皮质也受到了影响。

神经影像学的发展使得直观、无创地研究弱视患者的神经机制成为可能。一些研究着眼于神经解剖，比如 Lv 等和 Du 等都发现了弱视患者的大脑皮质特别是枕叶皮层变薄。Barnes 等发现斜视性弱视患者外侧膝状体的白质容量减少。

更多的研究着眼于神经功能，其中功能性磁共振（fMRI）以其高空间分辨率的特点最为常用。Hess 等利用 fMRI 发现弱视患者的外侧膝状体反应减弱，他们认为应该重新审视弱视的位点，并非首先发生于视皮层，而是在于外侧膝状体。后来，他们还发现弱视患者在 V1、V2、V3、VP、V3A 和 V4 区的大脑皮质都有缺陷。Ho 和 Giaschi 研究弱视患者对低阶运动和高阶运动感知的 fMRI 皮层反应，发现屈光参差性弱视患者的低阶运动刺激激活低级脑区（后枕叶），高级运动刺激激活高级脑区（纹状外顶枕区），但较正常人低下；而斜视性弱视患者对高阶和低阶运动刺激的激活脑区没有差别。近来，Secen 等发现弱视眼在追踪运动物体的过程中，运动处理的脑区包括 MT 区、额叶视区和前顶内沟的激活下降。

大脑是一个整体，脑区的功能不仅取决于本区域内神经元的活动，还依赖于与其他脑区的联系，这就需要对脑网络进行研究。虽然动物神经生理研究和人体 fMRI 研究已经证实外侧膝状体和 V1 区反应降低，那么，外侧膝状体反应的降低是其原发还是来自 V1 区激活降低的反馈，还不得而知。同样，视觉信息的处理受到纹状皮层和纹状外皮层的影响，是前馈还是反馈机制呢？近来，学者们使用了一些先进的分析技术如有效连接和功能连接，来分析神经疾病不同脑区之间的联系。而分析弱视患者的大脑连接的研究较少。Li 等将有效连接与 fMRI 联合起来检测弱视患者，发现弱视患者的外侧膝状体 - 纹状皮层和纹状皮层 - 纹状外皮层网络的有效连接降低，但是这种有效连接的降低与 fMRI 检测的脑区激活程度的降低没有相关关系，而是与弱视程度有关。

（杨旭波）

第三节｜弱视的治疗概述

人的视觉发育存在关键期（3岁以前）和敏感期（12岁以前）两个时期，一般认为12岁左右时儿童的视觉功能发育成熟。在视觉发育敏感期内，视功能的可塑性最强，既是易发生弱视的时期，也是弱视治疗的关键时期。因此，弱视治疗的成功率与治疗年龄呈反比，即开始弱视治疗的年龄越小，疗效越好，反之，超过视觉发育敏感期再开始治疗的弱视，疗效不佳。但是，任何被诊断弱视的儿童，不论其年龄大小，也就是说，即使是大龄儿童，都应该积极予以弱视治疗。弱视治疗的预后与多种因素相关，包括：弱视病因形成的大致年龄、病因、严重程度、弱视病程长度、既往治疗史、治疗依从性和是否存在其他病况。一般认为，形觉剥夺性弱视的视觉发育敏感期在6岁以前，斜视性弱视的视觉发育敏感期在9岁以前，屈光不正和屈光参差性弱视的视觉发育敏感期在10～12岁以前。

治疗弱视的基本原则为：第一步，分辨造成弱视的病因；第二步，矫正屈光不正；第三步，遮盖健眼，减少或消除健眼对弱视眼的抑制作用，增加弱视眼的使用机会以提高弱视眼视力。治疗方案的制订应充分考虑患儿年龄、视力、依从性以及其生理、社会和心理健康状态。屈光矫正通常在各类型弱视的治疗中都是必不可少的，是弱视治疗的基石。对于形觉剥夺性弱视，治疗的第一步应为消除形觉剥夺病因。弱视的治疗方法可大致归纳如下：

1. 弱视病因的手术治疗。
2. 屈光矫正。
3. 遮盖疗法。
4. 压抑疗法。
5. 视力训练。

对于斜视性弱视和形觉剥夺性弱视，需手术去除病因。斜视性弱视的手术时机通常选择在规范弱视治疗尽量提升弱视眼视力后，而形觉剥夺性弱视应尽早手术去除病因，如先天性白内障和先天性上睑下垂等，再行弱视治疗。

（陈冰洁）

 第四节｜屈光矫正

屈光矫正是任何伴有屈光不正的弱视治疗的第一步，对于14岁以下的儿童，因其调节能力较强，应采用睫状肌麻痹检影验光方能得到准确度数，通常使用短效睫状肌麻痹剂，如0.5%或1%托吡卡胺滴眼液或硫酸环戊通滴眼液，10～15分钟点眼1次，共点用3次后再行检影验光。3岁以下调节能力较强的儿童和合并内斜视的弱视患儿，需充分麻痹睫状肌后验光，此时应使用长效睫状肌麻痹剂如0.5%～1%阿托品滴眼液或眼膏，每日2～3次，连续使用3～5日使其调节充分放松后，再行检影验光。

值得注意的是，不同类型的斜视，其屈光矫正的原则也不尽相同。

人眼的屈光发展是一个正视化的过程。人的眼睛出生时为生理性远视，随着年龄的增长，生理性远视的度数逐渐降低，向着屈光度为零的方向发展，这一过程被称为正视化过程。如果人眼达到正视后，再随着生长发育屈光度继续向近视的方向发展，则被称为近视化过程。所以儿童的屈光矫正与成人不全相同，一般情况下，应考虑减去其年龄对应的生理性远视度数，一般 3 岁及以下减去 +2.00DS 左右，4 ~ 5 岁减去 +1.50DS 左右，5 ~ 6 岁减去 +1.00DS 左右。

合并共同性内斜视的中高度远视性屈光不正性弱视，因其内斜视可能存在全部或部分调节性因素，因此，首先，对此种类型的弱视的屈光矫正原则应为：

1. 使用长效睫状肌麻痹剂（如 0.5% ~ 1% 阿托品滴眼液或眼膏）每日 2 ~ 3 次，连续使用 3 ~ 5 日使其调节充分放松后，再行检影验光。

2. 全屈光处方配镜。

3. 戴镜后 3 ~ 6 个月

（1）戴镜时眼位完全矫正者为完全屈光调节性内斜视，不需手术矫正眼位，直接进行相应的弱视训练。

（2）戴镜时眼位部分矫正者为部分屈光调节性内斜视，需先行治疗弱视，尽量使双眼视力平衡或相近后，再予手术矫正非调节部分内斜视，且术后通常还需进一步进行双眼视训练。

（3）戴镜时眼位完全不能矫正者，其共同性内斜视与屈光调节因素无关，则进行弱视治疗，尽量使双眼视力平衡或相近后，再予手术矫正共同性内斜视，术后进一步进行双眼视训练。

屈光参差性弱视如其两眼度数相差过大，如使用框架眼镜矫正，因放大率问题，双眼视网膜像大小差异过大，如超过双眼融像的能力范围，易出现融像困难，影响后续弱视的治疗。因此，建议对此种类型的患者，采用配戴角膜接触镜减小双眼视网膜像大小差异，有利于提升后续弱视治疗的效果。同样的，屈光不正性弱视，尤其是高度散光，也可采取配戴角膜接触镜的方式提高成像质量，从而提升弱视治疗的效果。

病例

患儿男，2 岁 10 个月，因"家长发现眼斜 1 年，体检发现视力差 1 个月"就诊。

查体：视力不会认，指测双眼眼压 Tn，双眼前节及眼底检查未发现明显异常。

33cm 角膜映光检查：+15°，右眼注视为主。

遮盖 / 去遮盖检查：眼球运动：内→正位。

单眼及双眼运动：未见明显异常。

注视性质检查不合作。

分析 1：

该患儿年龄小于 3 岁，调节能力强，且存在共同性内斜视，需使用长效睫状肌麻痹剂（如 0.5% ~ 1% 阿托品滴眼液或眼膏），每日 3 次，连用 3 天，使其睫状肌充分放松后，再行检影验光。

验光结果：OD+5.00DS/+1.00DC×90°→视力不会认。

OS+5.50DS/+0.75DC×90°→视力不会认。

分析 2：

从该患儿验光结果来看，存在中高度远视，对于合并共同性内斜视的此类患儿，给予配镜处方时应予全处方矫正，不再减去生理性远视，戴镜观察 3 ~ 6 个月眼位变化后，复诊。

3 个月后复诊时情况：

33cm 角膜映光检查：+15°（裸眼，右眼注视为主），正位（戴镜）。

其余查体同 3 个月前。

分析 3：

该患儿全处方戴镜矫正 3 个月后，戴镜时眼位为正位，因此不需斜视手术，患儿虽不能配合视力表检查，但查体可发现其为右眼注视为主，因此左眼存在斜视性弱视的可能性较大。该患儿诊断为：①完全屈光调节性内斜视；②双眼屈光不正（＋）；③左眼斜视性弱视。因患儿年龄较小，仍处于视觉发育敏感期内，可先予短时遮盖右眼治疗（遮盖疗法请参见本章第五节），同时嘱咐家长开始教其认视力表，按期 3 个月左右复查，根据复查结果调整治疗方案。

（陈冰洁）

第五节｜遮盖/压抑疗法

一、遮盖疗法

遮盖（occlusion）疗法是针对单眼斜视的，迄今为止沿用时间最长、最主要、最经济有效的治疗方法。遮盖疗法最早由 Charles de Saint-Yves 于 17 世纪时提出，认为遮盖优势眼可促进斜视眼的使用机会，之后一段时间临床上使用遮盖优势眼的方法治疗斜视。之后随着人们对斜视、弱视的发病机制进一步研究和了解，19 世纪初，遮盖疗法开始于临床上应用于弱视治疗，并在 100 多年的应用过程中，证明了其临床有效性，并成为应用最广泛的弱视治疗方法。

遮盖疗法主要适用于斜视性、屈光参差性和已去除病因的形觉剥夺性弱视的治疗，通过对优势眼进行遮盖，减少或消除优势眼对弱视眼的抑制，减少弱视眼的异常视网膜对应，使旁中心注视转为中心注视，同时从时间上增加弱视眼的使用，从而达到提高弱视眼视力的目的。需特别指出的是，双眼屈光不正性弱视不宜使用遮盖疗法，以避免破坏双眼视。

使用遮盖疗法时，需严密遮盖健眼，常使用特制黑布眼罩，对于合作欠佳的患儿，可考虑使用眼贴完全遮盖健眼，以保证疗效。

遮盖的时间与弱视严重程度和患者年龄相关，弱视程度越重，患者年龄越大，遮盖时间应越长。有学者认为，全日遮盖法（即从早到晚全日遮盖）效果优于非全日遮盖，可能原因是非全日遮盖时，遮盖因素去除（摘去眼罩）的时间段内，引发弱视的病因（斜视、屈光参差等）对弱视眼的抑制作用会使弱视眼刚刚取得的遮盖效果退步，增长疗程，同时降低患儿和家长的依从性。但是这一观点并未完全得到学术界的认同，也有其他研究发现，短时遮盖与全日遮盖疗效差别并无统计学差异。

1. 全日遮盖法 对于弱视程度较重的或年龄较大的患儿，推荐使用全日遮盖法，即全天使用眼罩或眼贴遮盖健眼，遮盖 3 ~ 6 日后打开眼罩 1 日，弱视程度特别重的大龄患儿可将遮盖期延长至 9 ~ 13 日。

2. 不完全遮盖法 对于弱视程度较轻或年龄较小的患儿，可在一天中仅遮盖健眼数小时，也可达到较好疗效。通常遮盖时间为 4 ~ 8 小时。

3. 短时遮盖法 短时遮盖法一般应用于巩固弱视治疗效果的患儿，一般仅需每日遮盖优势眼 1 ~ 2 小时即可。

值得注意的是，因弱视在治疗过程中易反复，使用遮盖疗法时，即使在初期取得较好疗效，双眼视力基本平衡，也不可立即停止遮盖，而需逐步减少遮盖时间至完全停止遮盖，以巩固疗效。另外，在进行遮盖治疗的过程中，应定期复查视力，尤其是遮盖时间较长的，年龄较小处于视觉发育敏感期的患儿，应半个月至 1 个月复查一次视力，关注健眼的视力变化情况，防止因遮盖时间较长引起健眼视力下降，即造成健眼的遮盖性弱视。

遮盖疗法的优点在于简单易行、经济有效；缺点主要是因其对外观影响较大，患儿依从性往往较差，不易坚持。

二、压抑疗法

压抑疗法通常指的是光学药物疗法，是指健眼使用过矫或欠矫镜片，或健眼点用阿托品眼液以压抑其优势眼功能的疗法。同遮盖疗法一样，压抑疗法也仅适用于单眼弱视患者。压抑疗法因其对外观影响较小，通常是对于不能接受遮盖疗法患者的一种替代性治疗，或是作为遮盖疗法的巩固治疗使用。

1. 近距离压抑疗法 每日健眼点用 0.5% ~ 1% 阿托品眼液散瞳，并配戴矫正眼镜，使其看近不清，只能看远；弱视眼过矫 +3.00DS，使其看远不清，而无需调节即可看近。

2. 远距离压抑疗法　健眼过矫 +3.00DS，使其看远不清只能看近，弱视眼足矫使其看远。

3. 全部压抑法　健眼点用 0.5% ~ 1% 阿托品眼液的基础上，配戴欠矫 4.00 ~ 5.00D 镜片，使其看近、看远均看不清，而弱视眼足矫。

除光学药物压抑法外，还可使用特制的半透明塑料薄片遮盖优势眼镜片，使优势眼视力降低低于弱视眼至少 2 行以上，使弱视眼转为"优势眼"，增加其注视时间。

压抑疗法的优点在于几乎对外观无影响，患者接受程度高，依从性好；且因优势眼未完全遮盖，发生遮盖性弱视可能性小，周边视野还可保留双眼视觉，还适合隐形眼震无法配合遮盖疗法的患者。压抑疗法的缺点在于需长期点用阿托品眼液，需注意阿托品过敏和毒性作用。且阿托品眼液对优势眼并不能达到遮盖疗法一样强的完全压抑作用，仅造成优势眼的模糊物象，消除抑制的作用很弱，因此其仅在轻度、中度弱视患者的疗效较好。

（陈冰洁）

第六节 │ 弱视训练方法

一、后像训练（afterimage therapy）

（一）介绍

20 世纪 40 年代，Bangerter 利用视觉后像的原理设计出后像训练疗法，用以解除黄斑抑制，主动将斜视性弱视眼的旁中心注视变为中心注视，从而提高旁中心注视性弱视眼的视力。

下面简要介绍一下视觉后像的基本原理。它是一种视觉生理现象，眼睛在视觉刺激停止后的感觉形象并不立刻消失，而是逐渐减弱，保留一短暂时间。这种在视觉刺激停止后所残留的感觉形象称为视觉后像。

经典的"视觉后像"案例是"看灯泡"：当你盯着发光的灯泡看几秒钟，然后闭眼，可以感觉到灯泡还在眼前亮着，这是正后像；再把目光移到白墙，可以在白墙上看到一个黑色灯的影像，这是负后像。视觉后像分为后像正后像和负后像，其发生时由于视觉细胞兴奋留下痕迹的作用。正后像的感觉形象与原视觉刺激性质相同，最常见的应用是我们看的电视、电影，图片以一定的帧数播放，正后像的视觉残留使我们产生错觉，认为画面是连续的；而负后像的感觉形象与原视觉刺激性质相反，如光亮部分变为黑暗部分，黑暗部分变为光亮部分。

Bangerter 应用强光炫耀黄斑以外的 30° 范围的视网膜（包括旁中心注视点），使之产生抑制，同时用黑色圆斑遮挡黄斑使之不受到强光的炫耀，之后关闭强光，在暗室环境中会看到视觉负后像，视野中出现一个亮度比周围亮的白斑，打开室内闪烁灯以加强视觉负后像，此后进行相应的视觉目标训练提高弱视眼的黄斑功能，使旁中心注视转为中心注视。

后来 Cüpper 又对此法加以改良，他把直接检眼镜改造为可以发射强光，命名为后像镜（euthyscope），用以产生视觉后像。后像镜后来在临床上广为使用，所以后像疗法也称为 Cüpper 法。

后像训练适用于年龄较大可以配合，初始视力差、经过其他疗法无效的旁中心注视性弱视患者。

（二）操作过程

后像训练前，先散瞳。然后让患者双眼睁开平视正前方的一个目标，确保弱视眼固视不动，医生用后像镜看患者弱视眼眼底，把保护黄斑的小圆斑对准黄斑中心凹。接着，加大后像镜的亮度，用强光（6V，15）炫耀黄斑中心凹以外的视网膜 20～30 秒，关闭后像镜电源。如果弱视眼固视不好或有眼球震颤，可用后像镜的小黑斑追随中心凹进行炫耀。

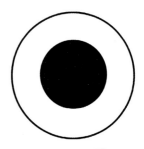

图 2-1　正后像

炫耀后，在暗室环境下，遮盖对侧眼，让患者用弱视眼注视墙上白屏上的后像，并打开交替闪烁的灯来加强后像。开始为正后像（一个亮圈，中央黑色）（图 2-1），后来变为负后像（一个黑圈，中央亮区）（图 2-2）。负后像出现后，嘱患者注视白屏上的"十"字视标（图 2-3），询问后像与"十"字视标的位置关系，并让其转动眼球或头部将负后像的中央亮区对准"十"字中心，用指示棒去指此处，通过脑、手、眼协调加强视觉注意。

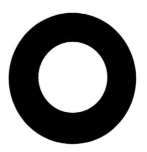

图 2-2　负后像

当视觉后像消失后，可再用后像镜炫耀 1～2 次进行训练，每次训练炫耀 2～3 次，每天可训练 1～3 次。

当刚开始，弱视眼的注视性质为 5 环以外，可以用 5°大小的小黑斑，随着其注视性质逐渐移向黄斑中心凹，可将小黑斑逐渐减小直至注视性质为中心注视。

在后像训练的过程中，可能出现短暂的单眼复视，这是新旧注视点竞争的结果，是训练有效的表现。将原因跟患者和家长解释，打消其疑虑情绪，并鼓励其坚持训练，直至新的注视点形成优势。

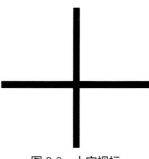

图 2-3　十字视标

（三）病例

患儿男，8 岁，因发现眼斜 5 年来诊。专科查体：VOD 1.0（20/20），VOS 0.02（20/1000），双眼外眼、眼前节、眼底均未发现明显异常。33cm 角膜映光试验：+15°；遮盖试验：眼球从内向正位运动；眼球运动无明显障碍；注视性质：右眼中心注视，左眼5 环外。验光：OD+1.00DS → 1.0（20/20），OS+1.50DS → 0.02（20/1000）。该患儿诊断为：共同性内斜，左眼斜视性弱视。

该患儿同时有斜视和弱视，应先治疗弱视，待双眼视力平衡后再考虑行斜视手术。对于单眼弱视，除了经典的遮盖治疗，该患儿年龄较大，弱视眼为非中心注视，还可考虑同时行后像训练，以建立黄斑中心凹注视，提高视力。

二、红色滤光片疗法

红色滤光片疗法治疗弱视最早是由 Brinker 等人于 1963 年提出，原理是由于黄斑中心凹仅有视锥细胞，而由中心凹向周边部移行过程中，视锥细胞数量迅速下降，而视杆细胞数量逐渐增多，因视锥细胞对红光敏感，视杆细胞对红光不敏感，因此使用红色滤光片放置于弱视眼前，使波长为 640nm 以下的光线不能滤过，通过滤出片进入眼内的光线为红光，刺激黄斑中心区域的视锥细胞，而周边区对红光不敏感的视杆细胞接受不到红光刺激，可使得弱视眼的旁中心注视转为中心注视，同时起到提高弱视眼视力的作用。

但是，配戴红色滤光片于眼镜片上，会造成通过镜片的可见光减少，对于视力造成进一步影响，因此对于重度弱视患者，不适用此方法治疗，否则容易因视物困难造成安全事故。除配戴红色滤光片于弱视眼以外，一些弱视治疗仪也采用此原理设计了红光闪烁法治疗弱视，同样取得较好疗效，适用于各种程度的单眼、双眼弱视的治疗。

三、海丁格刷训练

海丁格刷训练又称光刷训练，其基本原理是正常人眼通过旋转的偏振光镜片注视470nm 波长的蓝光背景时，由于极化光作用于黄斑部放射状神经纤维产生的内视现象，会观察到两个围绕着一个中心点旋转的，尖端相对应的三角形毛刷样图像，呈蓝紫色，比背景色略深，类似飞机螺旋桨样子。而弱视眼如为旁中心注视，在黄斑中心凹区域存在抑制点，则很难看到这一现象。治疗时，弱视眼受到这种旋转"光刷"的刺激，逐渐消除黄斑抑制，当患者可以看到"光刷"后，可利用插入绘有同心圆的光圈画片来控制视野范围大小，从大到小逐渐缩小光圈范围，达到强迫弱视眼从旁中心注视转为中心注视的目的。当光圈范围逐渐缩小至 3 度以内患者可看见"光刷"图像时，可改为"飞机"画片，即使弱视眼看到的图像由"光刷"改为"飞机螺旋桨"，以提高患儿的训练兴趣，提高依从性，以巩固疗效。治疗时每次单眼注视训练 10～15 分钟，每日 1～2 次，3 个月为一疗程。

四、精细训练

精细目力训练是针对弱视眼的一种视近训练，训练方法很多，如练习穿针、穿珠、描图、刺绣等，可根据患儿年龄、视力程度和配合程度进行不同选择，还可经常更换训练方式，以提高患儿依从性。

五、知觉训练（perceptual learning）

弱视一般要早期发现和治疗才有较好效果，对于大龄儿童和成人，经典的遮盖疗法疗效大大降低。于是，学者们一直致力于找到安全、依从性高并对大龄弱视有效的治疗方法。近年来，学者在弱视治疗方面的研究中越来越关注知觉学习，使其有望成为一种重要的弱视训练新方法。

知觉学习是通过一系列知觉刺激的训练或经历，这种知觉任务的能力发生相对持久而恒定的变化。半个多世纪以来，知觉学习已经得到了广泛的研究。知觉学习的发生有较强的特异性（如任务、训练方位、训练位置等），一般需要较长时间的训练，效应的持续时间也较长。既往认为大脑皮质仅在发育的早期具有可塑性，而成人大脑皮质不具可塑性，成人弱视不可逆，但近来的研究认为知觉学习可以提高成人弱视的视力，证明成人大脑皮质也具有一定的可塑性。其发生的机制可能是：初级视皮层的神经反应性增强；去除噪声（与视觉信息无关的信号）；利用视觉信息效率提高。

知觉训练适用于年龄较大能配合和坚持训练，有一定视力能看清视标的弱视患者。目前，弱视知觉训练绝大部分尚在研究阶段，应用于临床的尚有限。

对于知觉训练，因其视觉任务的不同，可以有不用的训练方法，有的知觉训练可以迁移到视力提高，而有的不能，下面就几种能迁移到视力提高的知觉学习方法进行介绍。

（一）对比度察觉（detection）训练

1. 介绍　对比敏感度，通常指的就是空间对比敏感度，它定义为对不同空间频率上不同对比度的正弦光栅，视觉系统能察觉的对比度阈值的倒数。对于弱视患者，普遍认为其对比敏感度降低，而且在中、高空间频率尤为显著，而且对比敏感度降低的程度与弱视程度程正相关。

对比度察觉的知觉训练利用正弦光栅作为视觉刺激（图 2-4），采用二项迫选法的模式，通常空间频率固定在截止频率（对比敏感度曲线中，对比度阈值为 0.5 时的空间频率），改变对比度来进行训练；也有在全空间频率下利用反复的对比敏感度检测任务来进行。周逸峰等把 23 名成人屈光参差性弱视患者分为 3 组进行弱视眼的对比度检测任务，其中组 1 在截止频率进行训练，组 2 在全空间频率下反复检测对比敏感度，组 3 不接受任何训练，结果发现组 1 和组 2 训练后的视力和对比敏感度都提高，组 3 没有变化，而且组 1 可以传递到对侧眼而组 2 不能，这证明在截止频率附近的对比度察觉训练与在所有空间频率上的反复对比敏感度检测训练相比，前者更优。Hou 等对 9 名弱视患者进行了 10 天的对比度察觉训练，结果发现不仅对比敏感度、视力得到提高，而且正弦光栅的运动识别能力也得到提高。

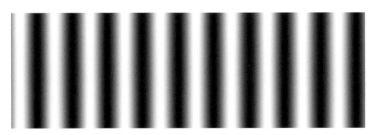

图 2-4　对比度察觉视觉刺激

那么，弱视与正常人的对比度察觉知觉学习的幅度和迁移性有什么不同呢？针对这个问题，黄昌兵等对弱视患者和正常受试者进行了截止频率上的对比度察觉训练，结果发现两者的学习速率基本相同，但弱视患者迁移到对侧眼和其他频率的能力更强，这意味着弱视者的大脑皮质比正常人具有更强的可塑性。

正弦光栅通过 Gabor 函数的变换可以得到 Gabor 斑，在图像处理中，Gabor 函数是一个用于边缘提取的线性滤波器，Gabor 滤波器的频率和方向表达同人类视觉系统类似，粗略的模拟了 V1 区简单细胞的感受野结构。在空间域中，由正弦平面波调制高斯函数而形成二维的 Gabor 滤波器。有学者利用 Gabor 斑来对弱视眼进行对比度察觉的训练，也起到了不错的效果。Polat 等对 77 名弱视患者进行 Gabor 斑的对比度察觉训练，结果发现对比敏感度提高了 2 倍，并可传递到字母辨别任务。Chen 等 26 名弱视患者进行与 Polat 相同的视觉任务训练，结果也发现了知觉能力的提高，而且视力也得到提高。

下面介绍截止频率下的对比度察觉训练过程。

2. 操作过程　对比度察觉训练需要在电脑上进行。首先测量对比敏感度，得出截止频率，并将训练光栅的空间频率设置为截止频率。视觉刺激呈现在显示器上，由两个时间间隔组成，正弦光栅随机出现在其中一个时间间隔中。患者需要通过键盘反馈，指出前后时间间隔中哪一个出现了光栅。若第一个时间间隔有光栅，按左键（"←"），反之则按右键（"→"）。

若患者反馈正确，电脑会自动降低正弦光栅的对比度 10%；反之则增加对比度 10%。反馈正确会有一个声音提示患者。

一般每天训练 1~2 次，每次训练患者需要作出 100 多次反馈。

（二）视觉拥挤（visual crowd）知觉训练

1. 介绍　视觉拥挤效应指的是当靶目标被周围的目标物围绕时，靶目标的辨认变困难的视觉现象。这种效应普遍存在于正常周边视野。如下图 2-5 所示，中央的十字为注视点，独立的字母 R 和有干扰刺激的字母 R（受到字母 X 和 P 的干扰）等距离分布在注视十字两侧，当眼睛注视十字的时候，左侧有干扰刺激的字母 R 比单独的字母 R 更难辨认，尽管两侧的 R 在视野的位置对应，且字母的大小也相等。中间的字母 R 就是"靶目标"，而它两侧的字母 X 和 P 就是"干扰刺激"，这种现象的产生就是由于视觉拥挤效应。

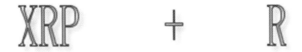

图 2-5　视觉拥挤效应示例

对于正常的中心视力，视觉拥挤效应小到几乎可以忽略不计，而对于弱视眼，其中心视力表现出特征性的拥挤现象，辨认成排视标的能力低于单个视标（即拥挤率增大）。很多学者都认为弱视眼的视力下降是由于两个因素：空间分辨力受损和视觉拥挤效应。空间分辨力下降影响了辨认单个视标，而拥挤效应是由于靶目标周围的干扰刺激的作用。临床上使用的 E 视力表、Snellen 视力表、Bailey-Lovie 视力表、EDTRS 视力表等，都是采用的成排视标而非单个视标，因此用这些视力表测量弱视眼的视力时，表现出来的都是视觉拥挤效应下的视力。

关于视觉拥挤的知觉学习，学者们首先尝试了对正常周边视野的拥挤效应进行知觉训练。Chung 等利用识别三个并排随机字母的中间字母的任务来训练正常受试者下方 10° 的周边视野，通过 6000 次的反复训练，正常周边视野识别中间字母（"拥挤"字母）的能力得到提高，并且这种能力的提高可以在不同的字母间距中迁移，但是正常周边视野的阈读速度没有提高。而在 Huckauf 和 Nazir 的研究中，正常周边视野的拥挤训练仅在中间字母的侧翼保持不变的情况下才有效果，当训练过程中侧翼不断变化的时候就没有知觉学习效果了；他们还进一步发现短时间的知觉学习特异性明显，只有通过较长时间的训练才能发生向其他周边视野和其他字母间距的迁移。后来又有研究利用并排的 Gabor 斑来产生拥挤效应，并针对正常周边视野，利用察觉或分辨中间 Gabor 斑的对比度的任务来进行训练，结果也发现了拥挤效应的降低，不过不能迁移到视力、其他周边视野或其他 Gabor 斑间距。以上的研究都表达了对正常周边视野的拥挤效应进行知觉训练效果的肯定，但其效果的迁移性各有不同，这可能与训练任务和训练时间的长短有关。

对弱视患者拥挤效应知觉学习的研究较少。Hussain 等对 10 个成人弱视患者和 17 个正常成人受试者的周边视野进行针对视觉拥挤的知觉学习训练，他们在目标字母的周围放置 4 个侧翼来产生拥挤效应，并测量有侧翼字母的视力和无侧翼字母的视力以得到拥挤率（crowding ratios），然后改变目标字母和侧翼之间的距离，进行目标字母的识别，通过 8 ~ 10 天的拥挤任务训练后，他们发现弱视患者和正常人的周边视野都表现出字母间距阈值的升高和拥挤率的降低，因此他们认为视觉拥挤效应通过知觉训练可以降低，成人大脑皮质仍具有可塑性。Chung 等也对 5 名成人弱视患者进行了类似的拥挤字母识别任务的训练，经过 10 000 次的训练后，拥挤字母识别能力提高，并且他们还发现这种识别能力的提高可以转移到视力和对比敏感度的提高；不过他们还进行了单个字母的识别训练，而且发现其训练的效果跟拥挤字母识别训练的效果相当，证明了单个字母识别训练也可以降低视觉拥挤效应。

下面介绍视觉拥挤知觉训练的操作过程。

2. 操作过程

如图 2-6，上图为没有侧翼的字母，下图为有侧翼的字母，分别测量有无侧翼下的能识别的最小字母（阈值）为字母视力，两者的比值为拥挤率。字母的出现是随机的。训练时，患者需要识别出中央的字母，通过键盘的字母键来确认。开始时，中央字母和侧翼的大小都设置为阈值的 1.4 倍，侧翼中心到中央字母中心的距离设置为阈值的 2 倍。采用三下一上的阶梯法，即是若患者连续三次识别正确，则距离减小一个梯度；而一次识别错误，则距离增加一个梯度。若距离达到最小值（等于字母大小），则字母大小减小 10%，再进行训练。

一般每天训练 3 ~ 4 次，每次训练患者需要作出 100 ~ 200 次反馈。

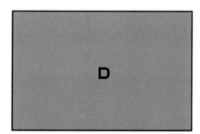

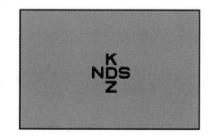

图 2-6　拥挤率测定的视觉刺激

（三）视标视力知觉训练

1. 介绍　游标视力也叫超锐度（hyperacuity），是视觉系统可分辨出的线条间的最小相对位置偏差的能力，它反映了视觉系统的空间定位能力。游标视力可通过一对水平线条最小可辨别的偏差量来测定，其值远大于视力值。正常人的游标视力在 3 ~ 6 弧秒，比正常视锥细胞的间距还小 5 ~ 10 倍，由于这个阈值小于感受器直径，所以被认为反映了大脑视觉皮层的处理。杨必和刘陇黔等对 116 例受试者的右眼，检查其游标视力和黄斑色素密度并分析两者的关系，发现黄斑色素密度越高、游标视力越好，他们认为叶黄素可以在突触连接上有特别作用，并使信息传递在细胞间得到加强，从而提高游标视力这种高级精细的视功能。Bondarko 等对 11 ~ 17 岁的学生检测其超锐度和视力，发现超锐度值超过了视力值的 1.25 ~ 4.1 倍。

Cox 等对 38 名正常儿童和 18 名弱视儿童的研究发现，斜视性弱视的游标视力下降，而屈光参差性弱视的游标视力与正常儿童相比没有差别。但 Birch 和 Swanson 进一步对 53 名弱视儿童测量其游标视力，结果发现对中度弱视而言斜视性弱视与屈光参差性弱视的游标视力有差异，对重度弱视而言两者没有差别，这个结果与 Cox 等的结果有差别，可能是 Cox 等的样本量不足造成。因此，Mckee 等采集了大样本（359 名成人弱视，68 名正常成人）的游标视力进行分析，发现斜视性弱视和屈光参差性弱视的游标视力显著下降，而屈光不正性弱视的游标视力与正常人没有差别。由于超锐度和视力的高度相关性，并且超锐度可以用于检测婴幼儿，所以有学者提出将径向变形超锐度（radial deformation hyperacuity）用于早期筛查小儿弱视。

在一系列证明成人弱视的大脑皮质也有可塑性的对照研究中，首次采用的视觉任务就是游标视力察觉任务，Levi 等在 1996 年的一篇论文中报道，反复的知觉训练可以显著提高成人弱视的游标视力，其中还有两名弱视患者的 Snellen 视力达到正常，这个发现为后来的成人弱视知觉学习治疗提供了基础。但 Levi 等的研究中样本量较少，也没有把弱视分类进行研究。近年来，关于弱视的游标视力察觉训练研究较少，值得进一步探究。

上述 Levi 等的视觉刺激是由一对靠近的细线组成，细线在空间频率上是宽频带，知觉学习的发生很大程度上依赖于细线可见性的改变。因此，Li 等用分离的 Gabor 斑来代替分离的细线，并引入位置噪声，制作出"位置噪声辨别（position discrimination in noise）"的视觉刺激；Gabor 斑的空间频率宽度作了限制，可以更好地反映出知觉学习效应的提高是由于空间定位能力的提高；他们发现通过位置噪声辨别的视觉训练，弱视眼可以发生学习效应并出现视力甚至立体视的提高。国内的一项研究采用与 Li 等类似的视觉刺激来检测 139 例（237 眼）弱视患者，也发现了弱视眼的位置辨别能力下降，而且屈光不正性、屈光参差性和斜视性弱视眼的位置辨别能力无差异，弱视眼与非弱视眼的位置辨别能力的下降也没有差异；随后用同样的位置辨别任务来对 50 例屈光不正性弱视患者进行知觉训练，也出现了位置辨别能力和视力的提高。

下面介绍位置噪声知觉训练的操作过程。

2. 操作方法

视觉刺激为上、中、下三行 Gabor 斑，每行 Gabor 斑都由 8 个 Gabor 斑水平排列组成。Gabor 斑空间频率为 5 cyc/deg，λ=12 arcmin。位置噪声是根据高斯分布函数，改变 Gabor 斑的垂直向位置而产生。

利用三项迫选法来测定位置噪声阈值，患者的视觉任务为在三行 Gabor 斑中选出排列不整齐的那行，通过键盘反馈。若反馈正确，位置噪声减小；若反馈错误，则位置噪声增加。位置噪声知觉训练的视觉刺激都是在靠近噪声阈值附近的训练。

一般每天训练 3 ~ 4 次，每次训练患者需要作出 100 ~ 200 次反馈。

（四）病例

患者男，15 岁，因发现右眼"弱视"5 年来诊。5 年来一直在外院接受弱视治疗（戴镜、遮盖），没有效果。专科查体：VOD 0.2（20/100），VOS 1.0（20/20），双眼外眼、眼前节、眼底均未发现明显异常。33cm 角膜映光试验：+10°；遮盖试验：眼球从内向正位运动；眼球运动无明显障碍。验光：OD -1.00DS → 0.3（20/67），OS PL。该患者诊断为：共同性内斜，右眼斜视性弱视，右眼屈光不正。

　　该患者年龄大，其多年治疗无效，遮盖依从性差。可考虑在戴镜、尽量遮盖左眼的基础上，试行知觉训练。

（陈冰洁　杨旭波）

参考文献：

1. Hess RF，Thompson B，Gole GA，et al.The amblyopic deficit and its relationship to geniculo-cortical processing streams.J Neurophysiol，2010，104：475-483.

2. Zhou Y，Huang C，Xu P，et al.Perceptual learning improves contrast sensitivity and visual acuity in adults with anisometropic amblyopia.Vision Res，2006，46(5)：739-750.

3. Hussain Z，Webb BS，Astle AT，et al.Perceptual learning reduces crowding in amblyopia and in the normal periphery.J Neurosci，2012，32(2)：474-480.

4. Li RW，Provost A，Levi DM.Extended perceptual learning results in substantial recovery of positional acuity and visual acuity in juvenile amblyopia.Invest Ophthalmol Vis Sci，2007，48(11)：5046-5051.

第三章

斜视性双眼视功能训练

【导读】斜视（strabismus）是眼科的常见疾病，也是导致双眼视异常的重要原因之一。斜视不仅影响外观、导致视力发育不良造成弱视（amblyopia），还会导致双眼视功能（binocular vision）的异常甚至丧失。不同的斜视治疗措施不同，目前主要的治疗方法还是手术治疗，但是许多斜视在术前或术后都可以通过双眼视功能训练来提高和维持斜视的治疗效果。本章节主要介绍了斜视的病因、分类、引起的双眼视异常、检查方法及各类型斜视的训练方法。

第一节 | 斜视性双眼视功能异常

一、斜视概述及分类

斜视是指两眼不能同时注视目标，当一只眼固视某一目标时，另一眼偏离该目标。斜视的病因较为复杂，可能的病因有以下几种学说：

1. **调节学说**　眼的调节作用与眼的集合作用是互相联系的，一定的调节带来相应的集合。由于调节集合反射（accommodative convergence reflex）过强，其内直肌（medial rectus）的作用有超过外直肌（lateral rectus）的趋势，而形成内斜视。近视眼看近目标时少用或不用调节，集合力减弱，因此其内直肌的张力减低，可能形成外斜视。

2. **双眼反射学说**　双眼单视是条件反射，是依靠融合功能来完成。如果在这个条件反射形成的过程中两眼视力不同，一眼视力受到明显的感觉或运动障碍妨碍了双眼单视的功能，就会产生一种眼位分离状态，即斜视。

3. **解剖学说**　眼外肌发育过度或发育不全、眼外肌附着点异常，眼眶的发育、眶内筋膜结构的异常等，均可导致肌力不平衡而产生斜视。

4. **遗传学说**　斜视还具有一定的遗传倾向，临床上可见同一家族中有多人均患斜视。

斜视的类型较多，可分为以下几类：

（一）隐斜视（phoria）

一种潜在的眼位偏斜，当融合反射控制下可保持双眼单视，双眼维持在正位而不显出偏斜。但当融合被阻断（如一眼被遮盖时）或失去控制，眼位偏斜就会表现出来。

（二）内斜视（esotropia）

1. **先天性（婴儿型）内斜视（congenital esotropia）**　出生后 6 个月内发病，斜视度数大；多数患者双眼视力相近，呈交替注视，多为轻度远视眼，戴镜无法矫正眼位；可有假性展神经麻痹（pseudo abducens nerve palsy）症状；可伴有下斜肌功能亢进（inferior oblique overaction）、分离性垂直斜视（dissociated vertical deviation）和眼球震颤（nystagmus）等症状。

2. **共同性内斜视（concomitant esotropia）**

（1）调节性内斜视（accommodative esotropia）：

1）屈光调节性内斜视（正常调节性集合与调节比值，正常 AC ／ A 型）：多在 2～3 岁发病；发病早期可呈间歇性；多为中高度远视，戴镜矫正后眼位正，可伴有弱视，AC ／ A 值正常。

2）非屈光调节性内斜视（高 AC ／ A 型）：多在 1～4 岁发病；多为轻度远视眼；看近斜视度数明显大于看远，AC ／ A 值高。

3）部分调节性内斜视：戴镜后斜视度数减小，但不能完全矫正眼位。

（2）非调节性内斜视：

1）基本型：看近与看远斜视度数相近。

2）集合过强型：看近斜视度数大于看远，AC ／ A 值正常。

3）分开不足型：看远斜视度数大于看近。

（3）微小内斜视（small angle esotropia）：斜视角小，外观不明显，用交替遮盖等常规检查法经常不能查出斜视和异常视网膜对应，只有用 $4^\triangle$ 三棱镜试验才能查出微斜。

（4）周期性内斜视（periodical esotropia）：内斜与正位（或轻微内斜）交替出现，且有明显规律的一种斜视。

（5）急性共同性内斜视（acute concomitant esotropia）：为发病较突然的内斜视，眼位偏斜伴有复视，斜视角在各方向都相等，无眼外肌麻痹及神经系统检查无明显器质性病变的一种特殊类型的恒定性斜视。

3. 继发性内斜视（secondary esotropia）

（1）外斜视手术后：因外斜矫正手术过矫形成内斜。

（2）知觉性内斜视（sensory esotropia）：因原发性知觉缺陷造成单眼视觉障碍，致使双眼视功能丧失，出现内斜视。

4. 非共同性内斜视（nonconcomitant esotropia）

（1）麻痹性内斜视（paralytic esotropia）：因展神经麻痹而出现的内斜视。

（2）限制性内斜视（restricted esotropia）：高度近视性限制性内斜视、Duane 眼球后退综合征、Moebius 综合征、甲状腺相关眼病、眼眶爆裂性骨折等。

5. 伴有眼球震颤的内斜视。

（三）外斜视（exotropia）

1. 先天性外斜视（congenital exotropia） 1 岁内发病；斜视度数大且恒定的外斜视。

2. 共同性外斜视（concomitant exotropia）

（1）间歇性外斜视（intermittent exotropia）：幼年发病，外隐斜（exophoria）和外显斜交替出现，精神不集中或遮盖 1 只眼时可诱发显性外斜视。

1）基本型：视远与视近的斜视度数相近。

2）分开过强型（divergence excess exotropia）：看远斜视度数大于看近（$\geqslant 15^\triangle$）。遮盖一只眼 30～60 分钟后，看远斜视度数仍大于看近。

3）集合不足型（convergence in sufficiency exotropia）：看近斜视度数大于看远（$\geqslant 15^\triangle$）。

4）类似分开过强型：与基本型相似，但遮盖一只眼 30～60 分钟后，看近斜视度数增大，与看远相近或更大。

（2）恒定性外斜视（constant exotropia）：指无论何时，某一只眼总是处于偏斜状态。通常是幼年发病，有的是从间歇性外斜视发展而成。

（3）继发性外斜视（consecutive exotropia）：

1）内斜视矫正手术后以及内斜视自发转变为外斜视。

2）知觉性外斜视：因原发性知觉缺陷致使双眼视功能丧失，出现外斜视。

3. 非共同性外斜视（non-concomitant exotropia）

（1）麻痹性外斜视（paralytic exotropia）：动眼神经麻痹。

（2）限制性外斜视（restricted exotropia）：Duane 眼球后退综合征、先天性眼外肌纤维化等。

（四）A-V 型斜视

A-V 型斜视是指水平斜视存在垂直方向非共同性，向上和向下注视时水平斜视度数有明显变化，主要病因为斜肌功能异常。依据双眼上转 25°、下转 25° 和原在位的斜视度数分为以下类型。

1. V 型外斜视　向上注视斜视度数大于向下注视（$\geqslant 15^{\triangle}$）。

2. V 型内斜视　向下注视斜视度数大于向上注视（$\geqslant 15^{\triangle}$）。

3. A 型外斜视　向下注视斜视度数大于向上注视（$\geqslant 10^{\triangle}$）。

4. A 型内斜视　向上注视斜视度数大于向下注视（$\geqslant 10^{\triangle}$）。

（五）**垂直旋转性斜视**（vertical rotation strabismus）

垂直斜视多为非共同性斜视。

1. **上斜肌麻痹**

（1）先天性上斜肌麻痹（congenital superior oblique palsy）：在垂直眼外肌麻痹中最常见，临床表现为患眼上斜视和代偿头位。

（2）后天性上斜肌麻痹：由于滑车神经在颅内走行径路较长，易受炎症、肿瘤外伤、血液循环障碍等原因引起损伤造成的上斜肌麻痹。

2. **外旋转性斜视**　主要见于后天性双侧滑车神经麻痹。

3. **下斜肌功能亢进**（inferior oblique over action）。

4. **上斜肌功能亢进**（superior oblique muscle over action）。

5. **下斜肌麻痹**（paralysis of inferior oblique muscle）　临床少见，多单眼发病。

6. **双上转肌麻痹**　一眼的上直肌和下斜肌同时麻痹，临床表现为患眼下斜视。

7. **限制性垂直性斜视**（restricted vertical squint）　甲状腺相关眼病、眼眶爆裂性骨折等。

（六）**特殊类型斜视**

1. 分离性斜视 DVD、分离性水平斜视（dissociated horizontal deviation，DHD）、分离性旋转斜视（dissociated torsional deviation，DTD）。

2. **间歇性外斜视合并调节性内斜视。**

3. **先天性眼外肌纤维化**　双眼或单眼全部眼外肌的先天性肌肉筋膜分化异常，眼外肌肉组织被纤维组织所代替，是常染色体显性遗传病。

4. **Duane 眼球后退综合征**　水平直肌运动障碍性疾病，以眼球内转时伴有眼球后退，同时向内上或内下偏斜睑裂偏小为特征。

5. **Moebius 综合征**　面神经和展神经麻痹导致的面具面容、眼球外展不能。

6. **Brown 综合征**　又称上斜肌腱鞘综合征。上斜肌肌腱和鞘膜的过分增厚或粘连，限制了下斜肌的上转运动，使眼球下斜，内转位下斜更明显。

二、斜视引起的双眼视异常

斜视对视功能的危害主要是引发双眼视的异常和弱视，正常的双眼视觉在双眼间存在完善的协调关系，外界物体在双眼视网膜正常对应点所形成的物象传入大脑后可以被感知为一个完整的单一像。斜视患者由于眼位偏斜，破坏了双眼间的协调关系，就会引起复视和混淆视，进而引起视觉抑制、异常视网膜对应、融合和立体视异常等双眼视异常。

（一）视觉抑制

视觉抑制是视觉活动中视网膜功能出现抑制，一只眼的视觉功能被部分或完全压抑的现象，包括正常视觉所需的生理性抑制和视觉矛盾状态下的病理性抑制。

1. 生理性视觉抑制　生理性视觉抑制存在于正常单、双眼视觉活动中。单眼生理性抑制既可突出所注意的视觉信息，又能降低环境干扰；生理性双眼间抑制则是对单眼物像的主动性抑制，又称为双眼竞争抑制，表现为交替主眼及一眼瞬时抑制。

2. 病理性视觉抑制　病理性视觉抑制则是为了消除病理性复视和混淆视的一种主动的视知觉代偿机制，是在斜视、弱视等疾病出现的双眼视觉紊乱。斜视患者两眼视网膜黄斑中心凹接受不同的影像，出现复视（diplopia）或混淆视（vision confusion），为了避免这种双眼视觉紊乱，大脑主动地抑制非注视眼的影像。视觉抑制如发生在与健眼黄斑中心凹相对应的斜眼的视网膜非对应点处，是为了避免复视；如抑制发生在斜眼的中心凹则为了避免混淆视的出现。双视野检查可发现偏斜眼的中心抑制暗点。只有当两眼同用时才会产生抑制（suppression），单眼注视时患眼的抑制消失。病理性抑制分为机动性抑制和恒定性抑制。

（1）机动性抑制：暂时出现或仅出现于双眼注视时斜视眼，当斜眼转为注视眼时黄斑恢复中心注视功能，其抑制消失。例如间歇性斜视，眼位偏斜时出现抑制，正位时抑制消失。大多数共同性斜视的患者发病初期均为机动性视觉抑制，但继续发展则多演变为恒定性抑制，并形成斜视性弱视，弱视是恒定性抑制的结果。

（2）恒定性抑制：指抑制长期固定地出现于非注视眼，也称固定性抑制。如果间歇性斜视已过渡为恒定性斜视，即使转为偏斜眼单眼注视，其黄斑中心凹仍处于抑制状态，不能恢复其正常注视功能。共同性斜视患者由于发病年龄的不同、斜视从间歇性转变为恒定性时年龄的差异，每个人从机动性视觉抑制过渡到恒定性视觉抑制时间的长短并不相同。

（二）异常视网膜对应

正常视网膜对应是指两眼的黄斑及视网膜对应点均有共同的视觉方向。异常视网膜对应（abnormal retina correspondence，ARC）是指在两眼的视网膜非对应点产生了共同的视觉方向，即注视眼黄斑部与斜视眼黄斑部以外的视网膜成分建立了新的异常联系的一种双眼现象。

视网膜感受器先天固有空间投射的方向性及与视皮质中枢的整体性，通过后天视觉实践的反复锻炼使用，使正常的双眼视网膜对应关系得以巩固强化。这种视网膜对应关系不仅是形成双眼高级视觉的必要条件之一，而且是视觉活动中很重要的一种客观定位机制。对于正常眼来说，眼位与视网膜的空间投射方向及与外界物体的关系是正确的，由此作出对外界物体与身体位置关系正确的判断。一旦发生眼位偏斜，如果尚保留正常的视网膜对应关系，便会出现眼位与视觉投射及与物体的关系保持正常，而对所注视物体与自身位置关系的判断变得不正确，即双眼单视破坏出现双眼视觉干扰的同时伴随出现定位机制的紊乱。为了适应赖以生存的外界环境，共同性斜视的患者将在视觉中枢参与下产生一种不利于双眼视重建的代偿机制——建立异常视网膜对应。主要是偏斜眼逐渐改变其视网膜投射方向，非对应点与注视眼的中心凹重新取得共同视觉方向，此时虽然眼位与视网膜投射方向及与外界物体的关系变得不正确了，但患者复视和混淆视消失了，从而对外界物体与身体位置关系的判断就变得正确了，这是通过主要在大脑视知觉和心理层面进行调整的一种视觉生理现象。异常网膜对应最常发生在发病年龄小斜度不大（小于25度）的内斜视。大度数斜视特别是发病较晚的外斜视多以视觉抑制为主。

临床上较常用的异常视网膜对应的检查方法主要是刺激两只眼的黄斑中心凹，根据患者的反映，判断视网膜对应正常与否，如红玻璃检查法、后像法、Bagolini线状镜检查法等。斜视患者为了消除双眼视觉干扰和定位机制的紊乱，通常需要同时出现视觉抑制和异常网膜对应两种知觉代偿。视觉抑制实际上是建立异常网膜对应的前提和基础。在斜视早期仍有正常网膜对应时，需以机动性抑制消除视觉干扰。

（三）注视异常

中心注视（central fixation）是指以视敏度最高的黄斑中心凹为注视中心。旁中心注视（eccentric fixation）是由于偏斜眼黄斑中心凹抑制很深，所以选择黄斑中心凹以外有限距离的视网膜某一点成分作为斜眼注视中心的单眼现象。旁中心注视往往出现在斜视度数不大、特别是微小斜视度的患者。旁中心注视者往往同时是弱视患者。

异常视网膜对应和旁中心注视都是斜视出现的异常视觉现象。它们之间有密切关系但并不等同。两者不是同一概念。旁中心注视是定位功能异常的一种单眼现象，异常视网膜对应则是双眼同时使用时的异常视觉现象，又是双眼定位机制紊乱的一种代偿。在旁中心注视纠正后，两眼间仍可存在某种程度的异常视网膜对应，但是该对应点并不是单用偏斜眼注视时的旁中心注视点。

（四）三级视功能异常

双眼单视分为三级，即一级同时视，二级融合视，三级立体视。同时视指由双眼视网膜传给大脑的信号，不是两眼交替接受，而是同时接受。融合视是在双眼同时视的基础上，大脑中枢将落于两眼视网膜上的物像综合成为一个完整物像。立体视是在具备以上两级视功能的基础上较为独立的具有三维空间的视觉功能，是双眼的调节与集合在视中枢指令下的更高一层次的生理功能。在斜视的患者中，可能会出现三级视功能的异常。

1. **同时视异常**　指双眼不能同时感知各自的注视的视标，单眼在不同范围内呈抑制状态。同时视是三级视功能的初级功能，无同时视是严重的三级视功能异常，存在同时视异常的斜视患者需要早期进行矫正才能获得较好的双眼视。

2. **融合功能异常**　融合功能发育的关键期在2～3岁，可在发育过程中建立融合及足够的融合范围。但融合功能容易受到斜视、屈光参差、弱视、抑制等因素的干扰和破坏，斜视发病越早，时间越长，融合功能的恢复也就越困难。

3. **立体视功能异常**　立体视是三级视功能中最高级的形式，在斜视患者中，常常最早出现立体视功能的丧失。

三、斜视的检查与诊断

（一）症状及病史

首先需要详细询问患者的病史及症状。症状常发生在双眼视异常的晚期，儿童的双眼视异常由于知觉适应，可无症状。常见的症状有：与用眼相关的头痛，复视，视物模糊，立体视觉低下，阅读困难等。病史包括：斜视发生的时间，斜视的形式，斜视持续的时间（间歇性/恒定性）以及患者的全身健康状况及家族史。

（二）眼部及视力检查

需要常规进行外眼、眼前节和眼底的检查，排查器质性眼部病变，以及远视力、近视力、矫正视力和眼部屈光状态的检查。外眼检查应当注意有无代偿头位、突眼（exophthalmos）、内眦赘皮（epicanthus）、上睑下垂（ptosis）等解剖异常体征。

准确、完全的屈光不正的测定是双眼视异常处理的基础。屈光矫正应注意两眼平衡；内斜和失代偿的内隐斜应进行睫状肌麻痹验光（cycloplegic retinoscopy），在斜视和弱视的患者，视网膜镜检影更重要。对于不能配合常规视力检查的婴幼儿，可选用以下方法进行检查，6个月的婴儿：优选注视卡——Keeler卡，Teller卡；大于6个月的婴儿：视标卡——Cardiff视力表；大于2岁的幼儿：图形测试、视皮层诱发电位（VEP）。

（三）眼位检查

1. 映光法

（1）Hirschberg法：通过观察角膜反射的注视光点位置来判断眼位，排查是否有斜视，该检查方法简单，便于实施。检查之前须检测出kappa角，大部分人的瞳轴及视轴都会有些微的差异，瞳轴及视轴所产生的角叫做kappa角。kappa角检查方法为：将检查室内的灯光保持稍暗状态，用遮掩板遮住患者左眼。检查者拿着笔灯，距离30cm将灯光正对着患者未遮盖眼，并请患者看着灯光。检查者观察笔灯反射光点与瞳孔的相对位置。瞳孔反光点位于瞳孔中心鼻侧时为+kappa角，瞳孔反光点位于瞳孔中心颞侧时为-kappa角。再用遮掩板遮住患者右眼。重复以上步骤检查左眼。并记录两眼的Kappa角。

Hirschberg检查方法（图3-1）：受检者取端坐位，正向面对检查者，检查者手持点状光源，放置于受检者正前方，检查距离为33cm，嘱受检者注视光源，观察角膜上的反射光点的位置与瞳孔的关系来进行眼位的判断。斜视患者的斜视眼会出角膜映光点的偏离，先判定哪一眼为注视眼（也就是检查kappa角时，角膜反光点位置相同的一眼就是注视眼，另一眼为偏离眼），测定偏离眼上的瞳孔反光点和kappa角反光点之间的偏移量。角膜映光点偏离kappa角反光点1mm大概相当于7°，当映光点落在瞳孔颞侧，受检者为内斜视；映光点落在瞳孔鼻侧，为外斜视。根据映光点偏离的程度，Hirschberg法可对斜视进行粗略的定量。

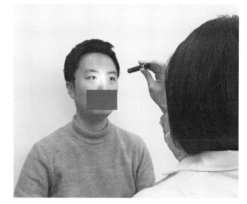

图3-1　Hirschberg法

（2）krimsky法：配合三棱镜观察角膜反射的注视光点位置来判断眼位，适用于不合作的儿童和单眼视力低下的知觉性斜视度的测量。受检者取端坐位，正向面对检查者，检查者手持点状光源，放置于受检者正前方，检查距离为33cm，嘱受检者注视光源，在注视眼前放置三棱镜，使角膜映光点对称地落在瞳孔中央区。

三棱镜使光线向基底方向折射，使眼向三棱镜尖端方向移动。如受检者为内斜，在眼前放置底朝外的三棱镜，逐渐增加或减少三棱镜的度数进行调整，使得双眼的角膜映光点对称落在瞳孔中央区。

2. 遮盖法

（1）单眼遮盖试验：单眼遮盖试验（unilateral cover test）可用于检查是否存在显性斜视，判断斜视方向。受检者取端坐位，正向面对检查者，检查者手持调节性视标，放置于受检者正前方，检查距离为33cm，嘱受检者注视视标，使用遮眼板快速遮盖一只眼，观察另一只眼的运动情况。在另一只眼重复遮盖检查。

如果双眼在遮盖试验中均不移动，那表明该被检者眼位为正位，无显性斜视。若被检者存在显性斜视，短暂遮盖注视眼后，迫使偏斜眼移动到正位注视视标，检查者可观察到眼位的移动。例如，从鼻侧移动到正位为内斜视，从颞侧移动到正位为外斜视，从上方移动到正位为上斜视。

（2）遮盖-去遮盖试验：遮盖-去遮盖试验（cover-uncover）可用于检查是否存在隐性斜视，用于区别显性斜视和隐性斜视。受检者取端坐位，正向面对检查者，检查者手持调节性视标，放置于受检者正前方，检查距离为33cm，嘱受检者注视视标，用遮眼板遮盖一只眼3～5秒钟后移开，观察另一只眼的运动情况。在另一只眼重复遮盖-去遮盖检查。

本检查遮盖时间长于单眼遮盖试验是为了打破双眼融合功能。如果双眼在遮盖-去遮盖试验中均不移动，那表明该被检者眼位为正位，无隐性斜视。若一眼去遮盖后发生了眼位的移动，则说明被检者存在隐性斜视。例如，从鼻侧移动到正位为内隐斜，从颞侧移动到正位为外隐斜，从上方移动到正位为上隐斜。

（3）交替遮盖试验：打破双眼融合功能，交替遮盖试验（alternative cover test）可用于检查是否存在显性和隐性斜视。受检者取端坐位，正向面对检查者，检查者手持调节性视标，放置于受检者正前方，检查距离为33cm，嘱受检者注视视标，用遮眼板遮盖一只眼几秒后，快速移动遮眼板至另一只眼，如此交替遮盖双眼，观察另一只眼的运动情况。

此检查方法可查出显性和隐性斜视，两者的区分需要进行遮盖-去遮盖试验。如果双眼在遮盖试验中均不移动，那表明该被检者眼位为正位，无显性和隐性斜视。若被检者存在斜视，交替遮盖试验中，未遮盖眼重新注视时会发生眼位移动。眼球移动的方向表明了斜视的方向，例如，从鼻侧移动到正位为内斜视，从颞侧移动到正位为外斜视，从上方移动到正位为上斜视。

对于有异常视网膜对应的斜视和小角度斜视患者，有时单眼遮盖试验无法诱发出眼球的移动，进行交替遮盖试验较容易引出眼球的移动，从而发现小度数的斜视。所以在进行遮盖检查时，应依次进行以上三种检查，并将检查结果进行比较分析，从而得出斜视的诊断。

（四）眼球运动检查

1. 单眼运动　检查单眼运动（duction），判断有无运动限制。受检者取端坐位，正向面对检查者，遮盖受检者的其中一眼，以点状光源作为引导视标，嘱受检者单眼注视光点，跟随光点进行追随运动，检查方向为：向内、向上、向外、向下依次进行（也可反向轮转）。随后遮盖此眼，进行另一只眼的运动检查。

检查时让患者尽量向被检方向注视，以便进行眼外肌运动能力的评估。判定眼球运动的正常标准为：眼球上转时，角膜下缘到达内外眦连线；眼球下转时，角膜上缘到达内外眦连线；眼球内转时，瞳孔内缘到达上下泪小点连线；眼球外转时，角膜外缘到达外眦角。

单眼转动受限分为四级：运动无受限——0级，转动轻度受限——1级，转动中度受限——2级，转动重度受限，但可过中线——3级，转动完全受限，不过中线——4级。

2. **双眼同向运动**（version） 受检者取端坐位，正向面对检查者，以点状光源作为引导视标，嘱受检者双眼注视光点，跟随光点进行追随运动，进行九方位的检查，检查方向为：正前方，水平向左、向左上、垂直向上、向右上、水平向右、向右下、垂直向下、向左下依次进行（也可反向轮转）（图3-2）。

判定眼球运动的正常标准同上。九个诊断眼位中，水平向左、水平向右、左上、左下、右上、右下，分别代表了双眼十二条眼

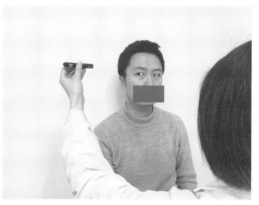

图3-2 双眼同向运动检查

外肌的肌力（如图所示）。双眼同向运动异常则表示该方位的肌肉肌力的异常："+"代表肌力过强，"-"表示肌力不足。0级为正常，4级为严重异常。

3. **双眼异向运动**（vergence） 集合近点的检查，用于判断集合功能。受检者取端坐位，正向面对检查者，以调节性视标作为引导视标，嘱受检者双眼注视调节性视标，从正前方约15cm处逐渐移动至受检者眼前，观察受检者不能双眼同时注视时，视标离眼前的距离。

当受检者双眼同时注视逐渐移近的视标，可以观察到受检者的双眼进行集合运动。当受检者集合能力达到顶点，双眼不能再保持同时注视时，可观察到一只眼偏移的运动，该点即为集合近点。

（五）斜视度的测量检查

1. **三棱镜交替遮盖法**（图3-3） 对斜视度进行精确的定量测量，是斜视手术前的重要检查。使用三棱镜中和受检者的斜视度，在受检者眼前放置合适的三棱镜，进行交替遮盖试验，当双眼不再移动时眼前放置的三棱镜度数即为斜视的度数。内斜记录为"+"，外斜记录为"-"，垂直斜视根据高位眼记录为R/L（右比左高）或L/R（左比右高）。三棱镜交替遮盖检查分为视远和视近两种。

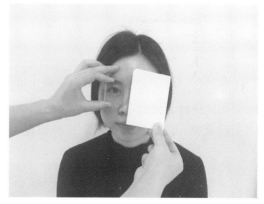

图3-3 三棱镜交替遮盖法

检查视近时，受检者取端坐位，正向面对检查者，嘱受检者双眼注视正前方33cm处的调节性视标，眼前放置三棱镜，进行交替遮盖检查，直至双眼不再移动。检查视远时，受检者取端坐位，正向面对检查者，将点状光源放置在5m远处做为引导视标，嘱受检者双眼注视光源，眼前放置三棱镜，进行交替遮盖检查，直至双眼不再移动。

（1）该检查要求双眼均有固视能力，对于单眼视力过低者不能进行检查。

（2）受检者应配戴适合的矫正眼镜，以保证双眼能清晰的注视视标。

（3）为全面了解斜视病情，可进行视远、视近、向上注视25°和向下注视25°等各方位的斜视度检查。

（4）对于间歇性外斜的患者可以进行半小时以上的遮盖后再行检查，并且先进行视远检查，再进行视近检查。

2. 同视机斜视角检查 使用同视机的同时知觉画片可进行斜视角的测量。其特点为两眼各用形象不同的异质画片，如球门与运动员、金鱼与金鱼缸、狮子与笼子、车库与汽车等。画片的大小分别可以中心凹同时知觉用图片（1°）、黄斑部（3°）及黄斑旁（10°）同时知觉图片。

（1）测量他觉斜视角（objective angle）：检查前戴矫正眼镜，调整颌台、瞳距，使两侧镜筒臂居于0°处，并将一对同时视图片置于左右镜筒。然后交替点灭光源，注意观察眼球运动情况。移动镜筒臂，令左右眼单独注视各自图片直至不见任一眼球移动，此时斜视眼侧镜筒臂所指的度数为他觉斜视角。尽管镜筒前有+8.00D目镜以求尽力消除调节，但由于心理因素，仍可出现近感性集合，因此，对内斜所测得的度数略大，外斜的度数略小。如果怀疑其注视不良，可先熄灭一侧灯，使其准确地注视图片后，再打开另一侧灯。反复检查，致使灯光反射光点投射到角膜中心为止。

（2）测量自觉斜视角（subjective angle）：将同时知觉图片，放于同视机的光源侧，使令注视眼侧镜筒固定于0°处，令被检者手持斜视眼镜筒侧把手，将两侧图片重合，此时镜筒臂所指的度数即为自觉斜视角，记录同时视（+）和斜视度数。如果两个图片不能够重合时，说明无同时视功能，其表现有两种情况：一种是双眼只看到一侧图片；另一种是双眼看到两个图片，但不能重合。若经过消除抑制的努力而仍无同时视时，则判定为无同时视（-）。并记录其是右眼抑制还是左眼抑制，以及抑制的范围。

（六）双眼视功能检查

1. 同视机双眼视功能检查 同视机双眼视功能检查包括同时视、融合及立体视。可以使双眼注视目标于水平、上下、旋转方向及不同角度上相合为一。能用各种不同大小图片来检查其双眼视量化程度。

（1）同时视检查：同时视的图片，如从周边到中间有线条图形，如笼子的栏栅，其感知程度较难。中间无线条的图形，对其识别较容易。大图片容易识别，对小图片不容易识别。图片外形大，内容小，就更容易识别。在稳定的位置上双眼各自的图片能同时看到，为同时视（+）。虽然能看到但并不稳定，或时隐时现，为同时视（±）。无论怎样调整镜筒，两侧图形都不能重叠，为同时视（-）。

（2）融合检查：同视机检查时，检查融合用的同质图片的重合能力，比用于检查斜视角的异质图片的重合能力更容易。为了确认是否融合，于两侧同质图片上各有互相补充的缺少部分，为控制点。融合同质图片分检查周边部、黄斑部、中心凹三种。大的图片形状单纯，色泽鲜明的图片也容易看。检查时能将两眼图片上的控制点相互补充组合为一完整图片，为融合（+）；移动镜筒于任何位置上两眼图片也不能组合，一眼图片消失为融合（-）；虽能融合，但只限于在一点位上而无范围为融合（±）。从基本融合位置向散开方向移动镜筒图片，检查其破坏融合的一点；再从外向内，移动镜筒图片，恢复至融合基本位置后，再向集合方向转动图片，检查其破坏融合的一点为融合范围。

（3）同视机立体视检查（图3-4）：立体视图片用以检查双眼视功能中最高层次的立体视功能，两个眼前放置的图片处处相似而不相同，有适度的差别，差别反映出视差的角度。当这样两个图片被双眼融合之后，被感知为一个具有立体感的物像。根据视差角度判断立体视功能。

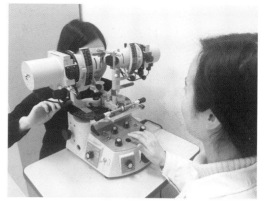

图3-4　同视机检查

2. Worth 四点灯检查法　红绿两种颜色互为补色。根据这个原理制成的四孔灯（worth 4 dots test）。即在黑色四方形木箱的正面有四个菱形排列的圆孔，孔中镶有红绿玻璃，上红下白，左右为绿色。四孔灯于5m距离投射角为2°，如用于近处33cm距离投射角为6°。于5m看到四个光孔时，意味着双眼中心凹注视。有单眼抑制暗点的被检者看光孔时，只见红色两个或绿色三个。缺少双眼视功能者，不论是否改变检查距离，不是看到两个红光孔，就是看到三个绿光孔，但不能同时看到红绿光孔。麻痹性斜视时看到五个光孔。

3. Bagolini 线状镜片试验　于半暗室中将点光源置于眼前30cm及5m处，分别检查两种距离时所见，用正切尺做定量检查。镜片上刻有不容易看到的微细平行线条，通过镜片将光源看成为一条光线并与镜片线条垂直。将两枚镜片置于镜框架中，使左眼线条方向由右上向左下呈135°，右眼线条方向由左上向右下呈45°。作遮盖试验，作定性定量检查。①两根线条光垂直交叉，一眼见由左上向右下光条，另一眼看见由右上向左下的光条，恰好在点状光源处相交。为正位。②两眼线条虽然相交，但一根线条光于点状光源处显示有缺损。见于患眼黄斑抑制患者。③只见点状光源及一根线条光，为单侧眼有抑制。④若两根线条光及点状光源交互出现时，为交替抑制现象。⑤于两根线状光交点的上方见有两个点状光源，为同侧性复视。⑥于两根线状光交点的下方见有两个点状光源，表示为交叉性复视。

4. 近距离立体视检查法

（1）Titmus 立体视检查图（图3-5）：被检查者戴偏振光镜片，使双眼视线呈轻度分离状态，两眼出现视差，距离40cm，观看检查图上苍蝇，有立体视者能感知苍蝇翅膀高高浮起。观察方框中绘有的四个圆圈，有立体视觉者，能看出其中一个浮起于图的表面。其视差角越小，立体视功能越强。

（2）随机点立体视检查图（random dot stereopsis）：以两张完全相同的随机点作质地，再将两个形状大小和随机点近似的匹配图隐藏在两张质地相同的部位中，使两张图形存在了微小的两眼视差。利用红绿互补的原理，左图印红色供左眼看，右图印绿色供右眼看。两色套在一起，戴红绿眼镜观察时，出现立体视感。可测定立体视锐值、交

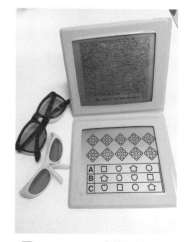

图3-5　Titmus 立体视检查图

叉视差和非交叉视差。

（3）TNO 立体视检查（图 3-6）：检查距离为 40cm，红绿眼镜分离双眼。共有 7 块检查板，为随机点图。板 1～3 用于定性检查，板 4 用于测定有无抑制及抑制眼，板 5～7 用于定量立体视锐值。

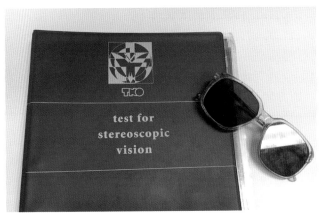

图 3-6　TNO 立体视检查图

（4）Frisby 立体视检查：检查距离通常为 40cm，检查时受检者头部与测试板平行。由 3 块厚度不同的测试板组成（6mm、3mm 和 1mm）。三块板的视差分别为 340″、170″ 和 55″，通过调整距离可改变视差，最大视差为 600″，最小视差 15″。

（魏　红）

 # 第二节 │ 内斜视的视觉训练

内斜视多数发生在学龄前期。多数内斜视患者表现为恒定性。间歇性内斜视（intermittent esotropia）的发生最初是与调节性内斜视或者失代偿隐斜有关的。物体成像在双眼视网膜非对应点上，会导致复视和视混淆等感觉性异常。

内斜视的治疗目标包括每眼达到正常的视力，获得和提高融合能力，消除任何相关的感觉性适应，矫正眼位。治疗方式有屈光不正的矫正、近附加、棱镜、视觉训练、药物、眼外肌手术等选择。医生在建议患者手术前，应考虑所有的非手术治疗方法。一般来说，内斜视患者全天配戴全矫正的镜片后，第一眼位视近与视远斜视度数超过 $20^{\triangle}$ 时，可考虑手术。如果合适，可给予术前和术后的视觉训练，加强功能性视觉的效果。

内斜视患者的双眼视治疗策略遵循有序的计划，从患者当前的视觉技能水平开始，消除任何的感觉性异常，提高正常感觉运动觉技能。有序的治疗计划是必需的。每个患者先完成最初的治疗目标，然后进入到下一个阶段的治疗，从而完成最重要的目标即有效双眼视。

在给患者制定治疗方案时，医生需考虑以下因素：斜视发生的年龄、治疗时患者的年龄、斜视的频率、斜视的大小、斜视是否具有非共同性、相关的感觉性异常、患者的发育水平和依从性、患者的健康状况等。这些因素也是影响预后的因素。

一、第一阶段：确定最初的配镜处方

任何类型的内斜视治疗首先是给予配镜处方，矫正屈光不正（ametropia），为双眼视觉提供最佳的感知觉刺激。

1. 矫正屈光不正 为两眼提供清晰视网膜像的最佳光学矫正是所有治疗的基础。睫状肌麻痹验光，充分矫正屈光不正，消除导致内斜的任何调节性成分。患者的年龄和斜视度的大小帮助医生决定给予多少正镜。通常患者年龄越小，给予的正性成分越多。当内斜视程度为中度或者大角度时，患者所能接受的最正的度数用于配镜。对于小于 $20^\triangle$ 的内斜，医生应注意远视（hyperopia）的全矫正不会导致光学的连续性外斜视。对于近视患者，则给予能提供最好视力的最正的度数作为配镜处方。有时候会过矫或者欠矫屈光不正，以改变患者斜视度的大小。

为了评估调节对内斜的影响，患者需全天配戴眼镜。在临床上会有这样的现象，不少患者只在就诊时配戴眼镜，而平常却不配戴眼镜。因此，整个治疗过程中，医生需严密地监控戴镜时间。同时要告知患者，治疗过程中可能会需要更换镜片。

2. 近附加（add） 医生需考虑视近时的近附加，可用双光镜或者渐进多焦镜，以减轻视近时过量的调节性集合。双光镜可用于具有融合可能的患者或者全矫正处方在远距离不能被患者接受的情况。定期随访是必需的，以评估双光镜的效果。

3. 眼用棱镜 眼用棱镜通过将视标的像移动到黄斑中心凹或其周围，以获得或稳定感觉性融合。恒定性内斜视患者的感觉性融合水平将决定是否在最初的处方中给予棱镜。如果感觉性融合正常，那么屈光不正的矫正，联合底朝外的缓解棱镜，可能会稳定双眼视。如果正常感觉性融合能力减弱或消失，就不应给予缓解棱镜。因此棱镜通常处方于斜视度小于 $20^\triangle$ 且具有融合能力的内斜视患者。棱镜不宜给予过早，否则不利于正常运动性融合的发展，可能会发生棱镜适应，训练结果会差。

4. 复查和后续治疗 大多数恒定性内斜视患者初次配戴眼镜 2～4 周后，开始视觉训练。根据弱视的程度以及矫正镜片对斜视和感觉运动处理的预期改变，来决定这一期间是否进行遮盖。对于一些恒定性内斜视患者，双眼视的医院训练是马上开始的，有助于提高患者配戴眼镜和对遮盖的依从性。间歇性内斜视患者在配戴新眼镜 4 周后复查。配戴缓解棱镜的患者应 1～2 周复查，以评估感觉运动性融合的稳定性。重新评估光学矫正的影响后，内斜视患者的治疗过程进展到下一阶段。

二、第二阶段：弱视的治疗

恒定性内斜视患者的偏斜眼通常会发生弱视。弱视干扰正常感觉处理过程，并且损害和阻止有效双眼视。因此弱视的治疗应在内斜视治疗的早期阶段进行。全天戴镜后，患者仍有弱视的话，应给予弱视训练进一步提高患者的视力。遮盖是最常用的方法。视觉训练可以更快地促进视力的提高。具体见"弱视的治疗"章节。

三、第三阶段：建立正常的周边融合

恒定性内斜视最困难和最重要的训练过程是消除双眼感觉异常和重建正常感觉处理。在正常感觉性融合建立前，必须消除抑制和异常视网膜对应。如果正常感觉性融合成功建立，患者能及时达到基本的双眼视目标。通过这种方式，运动性融合和感觉性融合可以一起逐渐提高。

1. 消除异常视网膜对应 内斜视患者最难治疗的感觉性异常是异常视网膜对应。异常视网膜对应的治疗选择有被动方法和主动方法。遮盖和三棱镜等被动方法是有效的，但医生更倾向于选择主动的视觉训练。治疗异常视网膜对应最常用的视觉训练方法是主观斜视角的运动刺激和客观斜视角的感觉刺激。

选择哪种训练方法，主要是根据内斜视的角度而定。运动刺激，利用异常的运动性眼动，适合于异常角小的小角度内斜视。感觉刺激，当刺激视网膜对应点时，避免了运动性融合的运动，适合于中等角度和大角度的内斜视患者。两种方法的联合治疗可应用于异常角小于 $15^\triangle$ 的中等角度和大角度的内斜视患者。在这些情况中，视标所呈现的视角需比异常角小。

另外，还有其他可供选择的治疗方法。在大多数病例中，治疗首先是脱抑制，然后是建立正常视网膜对应。许多治疗步骤能同时达到两种训练目标（即抑制和异常视网膜对应的消除）。患者获得了正常的感觉性融合反应后，才进展到下一阶段的治疗。

2. 周边感觉性融合 周边感觉性融像反应的训练过程，需要应用大的和细节少的 1度、2度、3度视标。为了中和斜视大小和患者不足的发散能力的影响，训练从视标放在内斜的角度处开始。这样，视标被移向了患者斜视的方向，患者则不需要动用发散来注视视标。

抑制控制点用于消除周边抑制，以获得正常感觉性融合。尽管许多内斜视患者可以在相对短的时间内（比如6周），消除抑制和获得正常周边融合反应，但是一些患者需要更长的时间。大多数情况下，对于恒定性内斜视患者，斜视角度越大，用于消除抑制的时间越短。然而也有一些例外。一旦周边感觉性融像反应发生，感觉性融像的进展和转移到其他双眼视程序将是非常迅速的。

只要正常的视网膜对应点被同时刺激，在客观斜视角处实施的视觉训练就能避免了异常视网膜对应的强化。如果异常视网膜对应仍存在，应根据异常角的大小，考虑其他训练方法。当视网膜对应正常时，只要抑制消除，在客观斜视角处的训练通常会产生正常的感觉性融合反应。

3. 周边运动性融合 感觉性融合的提升通常包含了周边感觉性融合的建立。即便建立了周边感觉性融合，中心和黄斑抑制仍是存在的。当患者有稳定的周边感觉性融合时，可以通过在客观斜视角处加入底朝内的棱镜或者增加发散需求，来提高运动性融合。此时患者可能会报告间歇性抑制。需要加入抑制点直到感觉性融合稳定。然后重新开始运动性融合。医生应特别注意最初运动性融合训练视标的大小。刺激周边视网膜区域的视标是有力的融合性刺激，相较于小的视标，能产生水平幅度的极大增加。

发散能力的提高比较费时，但仍可以提升到一个正常幅度。感觉性融合的质量越好，发散能力提高得越快。在这一过程，患者必须保持调节的准确性，以保证训练过程中提高的是融合性发散。

4. **周边立体视** 当融合存在时，就可以给患者开始立体视训练。Brewster 立体镜、矢量图、偏心圆卡等可以提供三级视标。获得立体视反应以及将仪器技能转向开放空间的最有效方法是将立体视标投射到开放空间。多数患者不会自动从无立体视到有立体视，会持续在平面融合一段时间。直到有突破发生，立体视技能才迅速提升。

四、第四阶段：建立正常的中心融合

中心感觉运动性融合是获得有效双眼视的基础。这一训练阶段的目标是：①消除中心的抑制；②建立正常的中心感觉性融合；③在内斜视角度，增加中心的运动性融合。这个阶段的训练仪器很多方面是与上一阶段类似的，但是视标更小，感觉性的细节更多。这一过程要提醒患者注意融合性视标的清晰度。对于许多内斜视患者来说，视标需要继续放在客观斜视角处观看。小角度的内斜视患者可能已经具备足够的发散能力，使得他们在正位时能够融合视标。此时的重点是提供一种能随时获得正常的感觉运动性融合的视觉条件。有时直到中心抑制完全消除，中心融合在客观斜视角处稳定时，才结束仪器训练。然后开始开放空间的训练。对具有良好的感觉技能和发散能力的小角度内斜患者，第 4 阶段和第 5 阶段可以同时在家和医院训练。

1. **感觉性视觉技能** 如果患者有中心抑制，就必须消除。然后建立感觉性融合。为获得感觉融合，呈现给患者许多不同刺激的视标。如果融合得到更好的稳定，视标的大小会减小。继续打破抑制，通过不断合适的视觉训练建立稳定的感觉性融合。目前 Brewster stereoscope 和同视机能提供最多的合适视标。任何具有中心凹大小的视标的仪器都可以使用。这些视标除了消除中心凹异常，还能消除注视移开和获得准确的双眼黄斑中心凹注视。立体视标能进一步加强感觉性融合的质量。正常的立体视水平也是这一阶段的目标。

这一阶段，微斜视或者小角度的斜视可能仍然具有异常的视网膜对应状态。异常角可能很小以致检查结果可能会受到测量误差的影响。不断呈现黄斑中心凹视标有助于区分正常视网膜对应和异常视网膜对应。

2. **运动性视觉技能** 当获得稳定的感觉性融合后，运动性融合范围将扩大。当在客观斜视角附近的 BI-BO 范围提高后，让患者注意视标的单一性。然后注意清晰度，这能刺激准确的调节。保持单一清晰的视标也刺激了融像性聚散的准确性。

五、第五阶段：建立开放空间的有效双眼视

当考虑双眼视从仪器转向开放空间时，斜视度的大小是关键性条件。斜视大小和频率，以及开放性空间的融合技能被重新评估。因为开放空间的视标没有聚散需求，内斜视患者需要发散以使双眼注视物体。患者的发散能力在仪器训练中已经最大限度地被提高。小角度的内斜视患者可能仅通过发散，就能获得仪器向开放空间融合能力的转换。而大于

15^{Δ}的内斜视患者却很少能控制发散。

1. 扩张各个距离的融合 开放空间的融合通常先在近距离获得，然后扩展到中间距离。远距离的融合通常是最后获得的。如果患者的内斜视在开放空间呈间歇性，在扩展中心视觉技能至开放空间更多距离时，治疗将同时放在消除无效双眼视。尽管视标置于大角度或中角度内斜视患者的内斜角度时，他们表现出正常技能，但在开放空间斜视通常仍是恒定性的。

小角度的内斜视患者可能在开放空间已经表现出斜视的间歇性和一些双眼视功能，但仍需要维持更精细的双眼视功能。在正位时发散能力用来双眼注视是足够的，但需重复融合训练以稳定双眼视。包含中心视标的训练任务应注重调节和聚散的灵活度以及稳定性。一旦近距离的融合发生，通过将视标推远或者将患者远离视标，增加视标距离。生理性复视或者偏心圆卡提供了远距离以及任何距离的融合任务。患者可以在家完成。医院立体投影训练被认为是感觉运动技能从仪器转向开放空间最快的方式。

这一阶段刚开始可能需要底朝外的缓解棱镜，以获得开放空间的融合。但是随着患者通过发散能够维持融合，棱镜的度数会减小。这些训练的机制是运动范围的不断发展，尤其是发散能力。

2. 棱镜治疗 矫正屈光不正后斜视度不超过20^{Δ}时，需考虑使用底朝外的棱镜是否能帮助稳定双眼视。对于一些有良好感觉性系统的间歇性内斜患者，底朝外的缓解棱镜能减少聚散需求到一定的程度，从而稳定双眼视功能，然后提高这些患者的双眼视功能。这类患者通常是基本型内斜视患者。

屈光不正矫正后内斜视的度数高于20^{Δ}的患者通常适合手术。如果患者或者父母拒绝手术，可给予矫正棱镜，以加强治疗早期获得的感觉性技能。发散能力应保持在正常水平，因此只要双眼注视能稳定，棱镜的量应逐渐减小。一些患者的内斜角度会随着时间减小，棱镜度数也随之减小。

3. 手术治疗 当矫正屈光不正后，中等角度或大角度的内斜视仍存在，且拥有中心融合技能，下一步就是手术方式减少斜视角度。因为发散需求对于患者的聚散控制能力来说太大。所有手术后的内斜视患者应尽快重新验光和评估双眼视状态。一些医生会在术后几天内给予棱镜或镜片矫正，等完全恢复后修改光学矫正处方。有些医生则建议3岁以上的儿童等2周（有时4周）后，残余斜视度较稳定时，再验光和评估双眼视状态。这一期间，有些患者的双眼视功能可能会有回退，但通过家庭或医院训练，这些回退很快就能反转。术后早期评估在于稳定正常的感觉性融合。

六、第六阶段：家庭巩固训练

已获得能产生有效双眼视的必要技能的内斜视患者不容易发生回退。只获得部分技能提高的内斜视患者容易发生回退。回退最主要发生的时间是在双眼视功能建立的第一年。继续有限次数的视觉训练，能让患者监测自身的融合水平，并作出调整以使融合水平维持在有效的水平。

（颜 月）

第三节 | 外斜视的非手术治疗方法

一、外斜视的分类

外斜视是指一只眼向外偏离原位注视的情况，但由于集合是一种较强的双眼运动反应，故外斜视常表现出间歇性，且持续较长时间。外斜视训练的最终目标是恢复双眼视功能，治疗方式可分为主动和保守两种方式。

打破融合的状态下，根据看近、远的偏斜度数和 AC/A 值可将外斜视分为：

1. **集合不足型**　看近斜视度 > 看远，低 AC/A 值。
2. **基本型**　看近斜视度 = 看远，正常 AC/A 值。
3. **分开过强型**　看远斜视度 > 看近，高 AC/A 值。
4. **假性分开过强型**　与基本型相似，但遮盖 1 只眼 30 ~ 60 分钟后，看近斜视度数变大，与看远相似或更大。

外斜视首次检查时，调节集合均不足，经过训练后，调节提高，外斜视度数变小。但在融合没有完全打破的情况下可以漏诊外斜视，或使外斜视度数小于真实度数。

二、影响外斜视预后的因素

在外斜视训练的过程中，调节灵敏度和调节能力上升，外斜视会明显好转。因此在外斜视训练之前需要关注一些特征，包括：外斜视的频率、幅度、是否是共同性斜视、是固定的单眼注视还是交替注视、发病年龄、持续时间、是否有融合异常、手术史等，这些特征会明显影响外斜视的预后。

（一）外斜视发生的频率

在双眼视功能稳定之前，外斜的发生频率是变化的，外斜视的频率反映了患者对双眼的控制能力。若患者的外斜视在任何时候和任何注视距离都表现出恒定性，则提示双眼感觉融像缺失或异常。但斜视频率是一个非常模糊的概念，通常通过家长的描述来进行判断，较为主观。

（二）外斜度数

外斜视的度数对医生选择治疗方式有重要意义。对于外斜视度数较小，在 25^Δ 以下的患者通常可选择双眼视功能训练的方法，但更大度数的外斜视常需要手术治疗。通常恒定性外斜视的度数常大于 30^Δ ~ 40^Δ，但也有部分中到大度数的外斜视表现为间歇性。微小和小度数的外斜视少见，通常是因为以前的手术史和其他一些特殊的原因，如：相关的病理性因素、弱视、垂直斜视或相关的屈光参差等。所以当小角度的恒定性外斜视存在时，需要进行详细的病因学检查，特别关注眼部是否有器质性病变。反之，间歇性外斜视常表现出比较小的度数。斜视的频率也常和斜视的度数成正相关，斜视度数越大，外斜视出现的频率也越高。

（三）发病年龄

目前发现，在婴儿期发生的外斜视，其对双眼视功能的破坏程度远远小于先天性内斜视，即使一些先天性的大度数的外斜视也能获得良好的预后，拥有双眼视功能。学龄前期的患儿在物理训练时较为棘手，因为很难选择合适的训练仪器。外斜视患者早期的集合反应训练常常会引起眼部不适，因此一些年幼的患儿不愿主动尝试集合。一些大角度外斜视患者常在40岁左右出现老花时才关注外斜问题，因为老花的一些症状常和外斜视混合。对于这类患者，只要确定眼部的不适是由集合不足（而非调节）引起的，依然可以通过斜视训练获得良好的双眼视功能。

（四）持续时间

虽然也有病史较长的外斜视患者能临床治愈，但其治疗效果较难预测。一般来讲，患者外斜视持续时间越长，其预后越差。因为持续时间越长，双眼感觉异常（如抑制、异常视网膜对应）发生的几率越大。成人突然发生的外斜视应仔细排除全身神经系统症状，治疗的重点在于缩小复视像的距离，或用底朝内的缓解棱镜消除眼部不适。

（五）双眼异常视知觉状态

抑制、异常视网膜对应和弱视是外斜视患者中常见的三种视知觉类型。为了避免复视，外斜视患者最常见的双眼视知觉异常是抑制。对于间歇性外斜视的患者，大脑对双眼控制不足或抑制波动时，均可出现复视。虽然一些间歇性外斜视患者表现出良好的双眼融像功能，但部分患者会表现出立体视下降，仅靠周边融合来维持双眼视，黄斑中心是抑制状态。对于这类患者，训练时可加入脱抑制程序。

由于外斜视常表现出间歇性和交替注视，因此患者常拥有良好的单眼视力，或者非注视眼表现出轻度的弱视（这种情况还常和屈光参差有关）。双眼处于偏斜状态时，常发生异常视网膜对应。间歇性外斜视患者常表现出和谐的异常视网膜对应，导致单眼视或者假的双眼视觉系统。其他类型的异常视网膜对应常见于恒定性外斜视患者，他们也可通过抑制作用来避免复视。双眼视功能训练须通过提高融像性集合功能来消除异常视网膜对应。

当集合功能提高后，抑制可以部分消除，异常视网膜对应能从根本上消除；一旦集合功能无法提高，患者的预后就会较差。弱视是外斜视患者影响感觉融像的重要因素，但当引起弱视的病因去除、视力提升后，其预后仍然是良好的。

（六）手术史

患者的手术史可分为两类：①术前为外斜视：手术欠矫或术后回退；②术前为内斜视：术后发生连续性外斜视。手术后的双眼视网膜对应状态对于双眼视功能训练能否成功至关重要。对于那些术后异常视网膜对应或缺乏对应的患者，很难获得双眼视。另外，一部分患者术后容易出现非共同性斜视，也有部分患者术后双眼运动能力下降或者朝某个方位注视时出现眼球疼痛，这样预后更差。

目前关于外斜视手术之前是否行双眼集合训练目前还有争议，部分学者认为术前进行双眼集合训练会导致过矫。但部分学者认为：外斜视手术之前应该行双眼视功能训练，直至中心感觉和运动融合确立，这样有助于术后双眼视功能的恢复，即使患者术后有残余小度数的斜视。但训练后需重新测量评估外斜视的度数，手术量需要以训练后的斜视度作为依据。

（七）主观症状

间歇性外斜视的患者常表现出眼部不适、视物模糊、头痛、双影、强光下闭眼等症状，而恒定性外斜视患者仅表现出对自己外观的不满意，缺乏主观症状。另外，部分患者可通过转头、鼻部遮挡一眼的视线来避免复视。是否有主观症状和预后没有直接关系，因为主观症状的出现正说明了双眼视功能的不稳定，在临床工作中间歇性外斜视患者多有主观症状，而其预后比恒定性外斜视患者好。

（八）视觉目标

所有斜视患者最理想的预后是拥有清晰、舒适、持久、有效的双眼单视功能，外观无影响。早期 Flom 提出的"功能性治愈原则"是：在各个注视距离、注视眼位均拥有清晰、舒适、持久的双眼单视，集合近点正常，拥有良好的立体视和运动融合功能。因此消除抑制和异常视网膜对应、扩大患者的感觉和运动融像范围是视觉训练的核心任务。一些患者能通过双眼视觉（如融合、立体视）的一些测试，但主观症状不能消失，不能拥有"舒适、持久"的双眼视，这提示：斜视度太大，超出了维持有效双眼视的范围，需要手术后再进行训练。另外，当患者经过训练最终无法达到以上目标时，可以通过手术或光学手段改善外观。

三、外斜视非手术治疗的基本策略

简单来讲，外斜视物理训练的基本策略是从提高运动功能开始，再逐渐提高双眼融合功能，所以外斜视训练的第一步是提高自主集合功能，即使一些外斜视度数较大的患者也能在镜子面前利用自主性集合控制眼位，获得良好的外观。部分外斜视患者在眼球正位和斜位均表现出抑制，而部分患者正位时拥有融合功能，斜视时为抑制状态。许多大角度恒定性外斜视患者是没有集合功能的，要提高自主集合功能可以运用以下方法：通过负透镜过矫（正透镜欠矫）和近距离小视标有效刺激调节性集合功能，然后再在视近时稳定自主性集合功能。在训练的开始阶段，主要针对近距离的视标，待自主性集合功能稳定后，再将视标移向远处，逐步提高双眼注视稳定性，维持眼位正位。在患者拥有自主性集合功能，并且双眼能维持在正位的情况下训练感觉融像功能。训练感觉融像时首先需要消除异常视网膜对应，最初可应用周边视标，借助不甚准确的调节能力来刺激有限的融像性集合能力，然后再换为中心视标来训练精确的调节功能，以此刺激精确的融像性集合功能。

若患者拥有正常的视网膜对应功能，当患者不能控制眼位到正位时，会出现复视，此时应教会患者使用自主性集合功能迅速使眼位回到正位。若患者不出现复视，则提示有视网膜抑制，需要脱抑制训练，要求在眼球正位时消除所有抑制。

训练的最终目的是拥有良好稳定的双眼单视功能，因此需要有良好的调节性集合和融像性集合系统。精确的调节功能可以通过中央视标的大小来刺激，而融像性集合功能可以通过增加注视视差来确定。此时还需要矫正错误的调节-集合联动关系，可利用彩色圆圈和偏心环卡进行交叉融像训练，或者应用孔径训练仪。在融像性集合功能有一定提高之后，可以行生理性复视线珠、立体镜、矢量图训练，达到训练目标后，还需要在开阔的视野中稳定双眼视功能。

综上所述，对于恒定性外斜视患者其常规的训练步骤如下：

1. 刺激调节性集合反应。
2. 教会患者运用自主性集合。
3. 稳定自主性集合，控制眼位。
4. 在正位时建立感觉融像。

5. 教会患者在一眼发生外斜漂移时意识到复视。

6. 教会患者在外斜视间歇性发生时迅速运用自主性集合。

7. 训练精准的调节反应。

8. 训练精准的融像性集合反应。

9. 在开放的视觉空间中稳定有效的双眼视功能。

四、外斜视患者不同阶段的训练方法

（一）通过光学或遮盖的手段来获得双眼视

1. 确定基本的光学矫正方法　斜视患者只有在矫正屈光不正后，才能获得最佳的感觉运动融像刺激。在矫正屈光不正后，我们需要观察：戴镜后在视远和视近时外斜度数发生了什么变化，是否可以通过负透镜过矫的方法来减少外斜度数，是否可以通过底朝内的缓解棱镜来稳定双眼视功能，是否需要遮盖等。

外斜视患者光学矫正的原则是在保持视力清晰的情况下，最大限度地降低正透镜和增加负透镜，刺激融像性集合。即使是外斜视患者，配镜前的睫状肌麻痹验光也是必需的，这样可以了解患者全部的远视度数、屈光参差、是否有调节痉挛等。当屈光不正矫正后，观察看近、看远斜视度的变化，以便制订下一步处理措施。

只要不是调节不足的老年患者，我们不建议看近时附加正镜片，而是进行训练，迅速提高调节功能。大部分基本型外斜视患者能在看近时获得良好的双眼视，而看远时双眼视功能较差。矫正屈光不正和远视欠矫（近视过矫）有助于缓解看远时的复视和眼部不适症状。

2. 棱镜治疗　当间歇性外斜视患者融像功能良好而运动功能欠佳，又有不适的主观症状时，可考虑在初期给予底向内的缓解棱镜。但是，当感觉融像缺失时，不建议处方缓解棱镜。在治疗过程中，缓解棱镜度数可逐渐减少或者去除，但是有些患者必须依靠底朝内的缓解棱镜来获得良好的感觉运动融像功能，该患者则需要持续配戴棱镜。当给予负透镜附加，融像异常被消除后，便很少给予患者处方棱镜。当患者外斜视合并垂直斜视时，需要区分垂直斜视是原发的还是继发的。不管水平斜视度的大小，原发性的垂直斜视度均需要垂直棱镜来解决，但大部分外斜视患者的垂直斜视都是由于双眼处于非集合状态引起的。对于这部分患者，在眼位回到正位后垂直斜视会自然消失，因此不必使用垂直棱镜。

3. 遮盖治疗　斜视患者中运用遮盖治疗总的原则是：恒定性斜视长时遮盖，间歇性斜视短时遮盖。但恒定性外斜视是个例外，因为集合功能可以在 4 周内快速建立，所以不主张一开始就全天遮盖。如果计划通过训练恢复集合功能，首先给予短时遮盖或者不遮盖，只有 4 周后治疗无效，仍表现出恒定性外斜视的患者，才考虑给予长时遮盖。而间歇性外斜视患者只有在合并弱视或者有较深的交替抑制的患者当中使用。

在以上光学手段给予 2~4 周后，需要重新评估看近、看远时的外斜度、斜视频率、单眼视力、融像和运动功能是否有变化，部分患者可能已经恢复了双眼视，而部分患者可能还需要更为详尽的训练计划。

（二）提高单眼视觉功能

在这个阶段之前，需要搞清楚三个问题，分别是：患者是否有弱视存在；是否有单眼调节功能障碍；是否有眼球运动功能障碍。

1. 弱视治疗 当弱视眼视力低于 0.25 时，双眼视功能训练基本无效。因此，此类患者遮盖和单眼视力提升训练是必需的，只有当双眼视力均达到了 0.25 以上，才有可能建立视网膜周边感觉融合。即使在建立周边感觉融合之后，也是必须加强弱视训练的。

2. 调节训练 在看近时调节系统可以表现为调节滞后、超前、波动。精确的调节反应能保证适当的融像性集合被刺激。单眼调节训练是为了保证在双眼视觉训练过程中，加入集合需求之前拥有良好的调节功能。

3. 单眼运动功能训练 外斜的患者除了表现出弱视和调节功能障碍之外，还可能表现出注视、追随、扫视功能障碍。为了消除对双眼视觉刺激形成不利的因素，需要通过眼 - 手、追踪、扫视训练来提高单眼运动能力。单眼眼球运动功能的训练不仅能提高视力，同时也能提高调节功能，有利于形成有意识的自主性集合。

（三）建立正常的周边融合功能

恒定性外斜视训练的两个方法：一为运动刺激：正位时双眼共同注视目标；二为融像刺激：眼位偏斜时获得正常的感觉融像。训练初期强调运动功能训练，主旨在于提高自主性集合功能，目前这一阶段重点在于提高感觉融像功能。

1. 眼球正位时的主动训练 恒定或间歇性外斜视在正位时可尝试进行双眼视训练，在训练的初始阶段尽量选择卡片类视野开阔的训练方式，比如：粗略集合、生理性复视、矢量图、立体视程序等，而尽量少选用双眼分离性的设备，如综合验光仪、Brewster 立体镜，同视机等。

2. 自主性集合训练 只要是外斜，不管频率和幅度，都应该教会患者运用自发性集合，这样通过运动控制能迅速纠正偏离的眼位。通过反复的集合近点训练，外斜视患者可以通过自己的意愿来使用集合功能。间歇性外斜视患者通过 1～2 个阶段的集合训练就能有意识的控制眼位，恒定性外斜视患者通常需要通过每日训练，持续 4 周的时间达到此目的，此训练阶段可联合运用负透镜过矫的方法。当患者形成自主性集合后，外斜视患者双眼可同时注视目标，并维持双眼单视，而当眼球出现外斜时意识到复视的存在，从而刺激融像性集合的产生。

3. 复视意识 对于有抑制和异常视网膜对应的患者是不会产生复视的，但当眼球保持正位时，可消除抑制或形成正常的视网膜对应。在自主性集合的训练过程中，最初患者（尤其是儿童）会出现主观不适的眼部症状，但随着训练的进展，这些不适症状可逐渐消失。对于眼外偏斜时无复视现象的患者，可启用破裂 - 恢复、brock 线珠训练程序，刺激生理性复视的产生。

4. 异常视网膜对应 异常视网膜对应的患者在自主性集合训练这一过程和正常视网膜对应的患者差异不大，主要是阻止物象向斜视患者视网膜异常对应点投影和对其产生刺激，一般是采用矢量图或同视机联合黄斑区视标的训练方法。而对于能回复到正位的间歇性外斜视患者，即使有异常视网膜对应，对双眼视治疗的预后也影响较小。最后是消除异常视网膜对应，提高周边感觉运动性融合，立体视训练。

5. 周边感觉运动融合 训练周边感觉运动性融合的方法主要是交叉融像训练，如 open-space 卡片，裂隙尺等。

6. 聚散能力 聚散能力包括集合和分开训练，经过前面阶段的训练之后，外斜视患者可能会拥有很好的集合能力,但是集合的效率和灵活性欠佳。比如:患者可以通过平滑聚散实验,但是对于非连续性的、跳跃性的集合、分开需求却不能快速满足。

(四)确立正常的中心融合功能

到此阶段,前期训练成功的患者此时应该拥有周边双眼视,但可能拥有中心抑制,也有少部分患者是单眼注视综合征。但更多见的是患者在正位融合时,拥有较大的注视视差。这个时候需要考虑的问题有:

1. 患者是否在卡片等开阔空间和双眼分视的仪器上测试时,都能表现出良好的黄斑感觉融像功能?

2. 黄斑感觉融像功能是出现在近距离注视、远距离注视,还是中间距离的情况下?

3. 是否有轻度弱视?

在这个阶段,患者依靠周边融合功能控制斜视。中心抑制可持续或间歇性存在,抑制范围大小和特点由刺激视标的参数决定。通常情况下,先是在视近时获得有效的双眼视觉。因此,此阶段建议应继续使用类似于周边融合正位的训练,但要改用较小的视标刺激黄斑中心凹区域。

黄斑和中心凹抑制通常较深,需要重复打破抑制的训练。我们提高中心凹融像功能的目的是:消除中心凹和黄斑抑制;争取在各种视觉环境中拥有中央融像功能;提高立体视功能。

Brewster 立体镜有各种各样的视标可用于中心凹和黄斑融合训练,其余的还有同视机、镜像立体镜、立体视训练仪、注视视差视标、中心矢量图都可以提供合适的视标。

在双眼正位时拥有感觉融像功能,就可以训练运动融像功能了。训练的重点应是对近距离细小的黄斑中心凹视标融像,此训练还有一个目标就是获得更精确的调节和集合反应。调节功能过度和不足均有可能存在,该阶段可以使用越来越小的视标,强调清晰和融像,以此来使用融像性集合维持双眼单视。调节越来越精准,维持双眼注视时使用的融像性集合也越来越精准。通过刺激感觉融像,运动融像功能进一步提高。注视 - 视差视标用于消除不精准的集合,有利于精确的运动融合反应。

中央融合功能训练过程中也有助于轻度弱视的康复,在该过程中使用Ⅰ°黄斑画片,让弱视患者双眼注视、比较,弱视患者常报告弱视眼看到的清晰图片是间歇性闪光的,重复观看训练后,患者弱视眼可获得清晰稳定的单眼视。当然,也可以将双眼视训练和弱视眼的单眼训练结合起来,包括使用仅能被弱视眼黄斑注视的视标作为刺激视标,应用到周边轮廓融像训练中,或者直接在双眼视训练中加入对黄斑的刺激。

在许多病例中,轻度弱视能治愈,获得 1.0 的视力,并有稳定的中心凹注视,但是少数患者仍然只有 0.5 左右的视力,有残余的旁中心注视和不稳定的中心注视,这类患者更易复发。在训练过程中,每 2 ～ 4 周需重新评估在开阔空间中患者看近、看远的外斜视频率和幅度的变化。

(五)确定在开阔的空间中拥有双眼视

经过前面的训练,大部分患者已经在开阔的空间中的各个注视距离均拥有有效的双眼视功能(这也是外斜视训练的终极目标),但是仍然有少部分患者没有足够的运动融合能力来控制斜视,那这个时候需要重新评估融合需求是否过大、是否需要缓解棱镜或者进行手术等。

外斜患者经过训练，最初只是视近时在开放的视野中拥有融合功能，可采用将注视视标逐渐远离患者或让患者远离注视视标的方法，将融合功能传递到中等注视距离，最后传递到远注视距离。在这个阶段可以在家中使用 Brock 线珠（可以用于任何距离的训练）和偏心环卡，中等距离和远距离的训练也可以采用电子显示屏来进行。此过程需要强调看远时的集合反应能力，如使用摆动棱镜训练方式。训练最初需要矫正性的底朝外的棱镜，以求在开放性视野中对 0^{Δ} 的视标融像，随着分开能力增加，患者融像能力增强，需要的底朝外的棱镜度数越来越小。

（六）维持训练

为了维持有用的双眼视功能，常需要在家中进行双眼视维持训练，一般为每周 15～30 分钟，但可根据个人情况调整。维持训练的重点仍然是运动融合功能，如生理性复视、小矢量图，融合图片，电子显示屏训练等。如果有轻度弱视或中心凹感觉融合功能不好，仍然需要使用黄斑中心凹立体图片训练，训练后需要回访，评估双眼视功能，然后再调整维持训练的频率和方案。

（杨国渊）

参考文献：

1. Elizabeth Caloroso，Michael W.Rouse.Clinical Management of Strabismus. Oxford: Butterworth-Heinemann，1993

2. 王光霁 . 双眼视觉学 . 第 2 版 . 北京：人民卫生出版社，2011

3. 刘意，张洪波 . 双眼视与低视力 . 郑州：郑州大学出版社，2012

第四章

调节功能的训练

【导读】调节功能异常是双眼视功能异常中的常见类型，调节功能在近距离工作中扮演着非常重要的角色，故容易引发很多视觉症状。由于其与聚散系统需要配合及协调一致地工作，故调节功能异常也会引发相关的聚散功能异常。调节功能训练是处理调节异常的非常重要且有效的手段，本章节囊括了各种调节训练的方法，从各类不同类型的调节异常出发，制订个性化的训练方案，并提供各类临床真实案例分析以供读者参考。

第一节 | 定义及临床表现

一、调节训练的定义

调节训练是一种处理调节功能异常的有效方法，通过正、负镜片放松和刺激人眼的调节来提高人眼的调节能力和灵敏度，缓解头晕、模糊、视疲劳等症状。

二、调节功能异常的临床表现

在视疲劳的成年人中有很多调节功能异常者。Hoffman，Cohen 和 Feuer 在一份报告中指出，主诉有视觉疲劳症状的 129 位患者中，调节功能异常者达到 62%。调节功能异常同样普遍存在于儿童中，在一份对 1650 位 6 ~ 18 岁的小儿进行的研究中，发现调节过度者达到 2.2%，调节灵敏度不足者达到 1.5%，调节不足者达到 2.3%；总的调节功能异常发病率约为 6%。同时在 65 位大学生中，6.2% 为调节不足，10.8% 为调节过度，总的发病率为 17%。

调节功能异常的分类由美国医生 Duane 于 1915 年提出，他把调节功能异常分为：调节不足，调节不持久，调节麻痹，调节不平衡，调节过度，调节灵敏度不足。现在成为主流分类方式。

（一）调节不足

调节不足是指患者难以刺激自己的调节功能。其特征表现为调节幅度低于患者年龄的最低值。我们用 Hofstetter 的公式 15-（0.25× 患者年龄）求出最低调节幅度。如果患者调节幅度比这个值低 2.00D 或者更多，可认为是调节不足。调节不足有别于老视，老视是由于人眼的调节功能不能满足看近清晰、舒适的需求，表现的症状和调节不足相似但调节幅度却符合年龄的相关值。

（二）调节不持久

一些学者认为调节不持久或调节疲劳是调节不足的另一种表现方式，Duane 和 Duke-Elder，以及 Abram 认为调节不持久是调节不足的早期表现。调节不持久的特征是调节检查指标正常，但随着时间延长和检查次数增多，结果会逐渐变差。如果怀疑是调节不持久，则需要多次进行重复检查。

（三）调节麻痹与调节不平衡

调节麻痹是另一种容易被认为是调节不足的疾病，但发病率很低，往往是由于器质性病变引起，如感染、青光眼、外伤、铅中毒和糖尿病等。也可能是外伤暂时性或永久性的影响。可出现单眼或双眼同时发病，可能突然爆发或潜伏一段时间。如果单眼发病就会导致调节不平衡；另一种导致双眼调节不平衡的原因是单眼弱视。

在有视疲劳症状的成年人中，Daum 发现 114 例被诊断为调节功能异常的患者中，有 84% 是调节不足。可见调节不足是调节功能异常中最常见的一类功能异常。

（四）调节过度

调节过度指患者的调节力过强，在需要放松的时候往往难以放松。这个说法有一定争议，且易混淆。睫状肌痉挛，调节痉挛，近反射痉挛和假性近视和调节过度曾经可以互换。然而就我们目前而言，调节过度相对缓和，调节痉挛和近反射痉挛是极严重的调节过度，常伴有其他方面的原因。调节过度可能与假性近视相关，但是也可以独立发生，因此笔者建议可将假性近视作为调节过度的一种类型。调节过度在青少年和成年大学生中的发生率很高，分别占 2.2% 和 10.8%。

（五）调节灵敏度不足

调节灵敏度不足是指患者转换调节反应的能力出现困难。表现为调节反应速度异常。因此，调节幅度是正常的，患者能快速动用调节幅度，但不足以维持很长时间。临床工作中，如果只测量调节幅度，不测量调节灵敏度，就容易漏诊。我们通常认为调节幅度为 15D 的患者，肯定能自由刺激和放松 2D 的调节，但其实事实并非如此。Wick 和 Hall 在一个研究中强调，临床上对调节功能的评估需要包括调节幅度、调节灵敏度和调节反应。

三、调节功能异常的症状与表现

调节功能异常最常见的主诉是视物模糊、头疼、视疲劳、双影、阅读困难、困乏、远近聚焦转换困难和对光敏感。有些患者也会主诉注意力集中困难，理解力下降，字体漂浮在纸张上；所有症状都表现在阅读和近距工作中。许多学者研究调节功能异常和学业成绩之间的关系，Borsting，Rouse 和 Chu 指出有调节功能异常并伴有症状的孩子表现出学业不佳和注意力不集中的可能性更高。Palomo-Alvarez 和 Puell 对 87 位阅读障碍儿童和 32 位正常的 8~13 岁儿童进行对比分析，发现阅读障碍组儿童的单眼调节幅度显著低于正常组。

然而，有些调节不足的患者并没有症状。例如 Daum 发现在他的样本中，有 2% 的患者没有症状，尽管从检查上看，他们是调节不足。最有可能的解释是他们避免进行阅读和近距离工作，所以逃避阅读和近距离工作其实也是一种症状，这类患者也同样需要推荐他们和那些表现出症状的患者一样进行治疗。

四、调节功能异常的检查指标

分析调节和双眼视数据的入口点是远近的眼位，以调节功能异常为例，隐斜的指标也可能出现异常，所有仔细分析相关的一组数据显得尤为重要。

调节不足的患者会在视光检查过程中难以通过所有需要刺激调节的项目，所有使用到负透镜的检查都会出现结果偏低，最重要的特征表现是调节幅度（AMP）降低，正相对调节（PRA）降低，单眼调节灵敏度（MAF）和双眼调节灵敏度（BAF）通过会变慢，甚至无法通过，动态检影和融像性交叉柱镜（FCC）的结果也会表现出更多正度数（调节滞后）。

调节不足也与双眼视问题相关：

1. 在临床上会碰到调节不足的患者表现出内隐斜。可能的解释是，调节不足看近模糊或不舒适时会动用额外的神经支配来调动更多的调节，这些调节会带动调节性的集合，从而导致眼睛出现内隐斜。

2. 另外还有一种情况比较常见，假性集合不足实为调节不足。在这种案例中，患者看近时动用的调节功能少，产生的调节性集合不足，所需要的融像能力更多，当聚散系统不能补偿时，就会出现症状。

调节过度的患者在视光检查过程中难以通过所有需要放松调节的项目，所有使用到正透镜的检查都会出现结果偏低，但在确认调节过度时，我们需要先分析双眼视功能数据是否异常：

1. 出现近距内隐斜，负融像性聚散功能相关指标（近距 BI，PRA，BAF 负镜）低，可能是集合过度，但如果负融像性聚散功能指标正常，就需要分析调节组参数，如 AMP 正常，MAF 和 BAF 正镜通过困难，NRA 低，动态检影为负值，可认为是调节过度。

2. 调节过度常继发于集合不足。在很多案例中，调节功能异常继发于集合问题。集合不足患者常有集合近点远移，近距外隐斜和正融像性聚散功能下降，有些患者会通过过度的调节刺激调节性集合补偿不足的正融像性聚散功能，如果长此以往，就会出现调节过度。

调节灵敏度不足的患者，表现为 AMP 正常，但 MAF 和 BAF 正负镜片都通过困难或无法通过，并且 PRA 和 NRA 都有所下降。

第二节｜调节功能异常的处理方法

调节功能异常处理方法主要有：屈光矫正、附加镜片，视觉训练。

一、屈光矫正

调节疲劳会继发于未矫正的屈光不正，例如远视和散光。假设一个患者有 3D 的远视，40cm 视近工作还需要刺激 2.50D 调节，总共需要 5.5D 调节。使用这些调节引起的肌肉疲劳会导致相关的症状。低度数的散光和屈光参差通过使调节上下波动来获得清晰的视力，也会导致调节疲劳。所以矫正屈光不正是首先要处理的，在任何训练之前都是需要首先考虑的。

二、附加镜片

如果在检查指标中出现低 PRA，调节灵敏度检查中负镜片通过困难，低调节幅度，动态检影发现调节滞后值偏高。这些指标都提示这个患者可以使用附加正镜片帮助近距阅读。

偶尔有些近视患者在第一次配镜或者度数变化较大时会出现看近不舒适症状，这样的患者近距可能会有内隐斜，如果检查结果表明有调节不足，双光镜是一个比较好的选择。

对于器质性原因导致的调节不足，甚至调节麻痹，可以附加正镜片。然而，有些病例的调节麻痹是暂时性的，附加正镜片是一种暂时性的解决方法，当原发病不能消除，且病情稳定不会恶化，正镜片度数才会稳定下来。在药物治疗之后，也可以尝试进行视觉训练。

调节不平衡继发于器质性病变，首选使用正镜片附加，有些病例需要考虑双眼使用不同的附加度数。

三、视觉训练

很多文献证明视觉训练对调节功能的提高有明显效果，Rouse 在他的综述中得出以下结论：众多文献证明调节训练是治疗调节功能不足的有效方法；视觉训练能有效提高调节功能，并减轻相关症状；视觉训练对实际生理调节反应的改变已被证实，排除了霍索恩效应或安慰效应对训练的影响；提高的调节功能在训练结束后仍能持久存在。

调节训练有效性的文献支持来源于基础科学研究和临床研究。基础研究学者证明个体可以学会自主改变调节反应，这些研究表明调节的自主控制能力是可以被训练的，这种效果能存在于其他环境中。部分学者尝试证明提高调节功能的生理学机制：Liu，Bobier 和 Sivak 设计研究方案以求找到哪部分调节通过视觉训练可以被改变。这两个研究的重点在于用客观的方法来监测调节功能，清晰地表明动态调节反应的客观提升，以及反应速度的提高。

在临床研究中，视觉训练对调节功能不足的有效性也得到了很好的肯定。Scheiman 等发表了一篇关于视觉训练对于调节功能治疗有效性的随机临床研究，认可了视觉训练在提高调节幅度和调节灵敏度中的效果。各种不同视觉训练方式对调节功能的效果如表 4-1：

表 4-1　儿童调节功能异常治疗：随机临床试验

组别	OBVAT	HBCVAT+	HBPP	OBPT
调节幅度提高	9.9D	6.7D	5.8D	2.2D
调节灵敏度提高	9cpm	7cpm	5cpm	5.5cpm

注：OBVAT：基于训练室的聚散 / 调节训练

HBCVAT+：家庭电脑聚散 / 调节训练

HBPP：家庭笔尖推近训练

OBPT：基于训练室的训练

对于调节幅度，OBVAT、HBCVAT+、HBPP 组都显著高于 OBPT 组；每一组的调节灵敏度都有显著提高，OBVAT 显著高于 OBPT 组；且 1 年以后，调节幅度的下降只有12.5%，调节灵活度的下降只有 11%。

另有研究表示，调节训练不仅能提高调节幅度和调节灵敏度，同时对儿童的行为和知觉认知能力也有提高。

有些学者提出使用配戴附加负镜片来训练调节功能异常的患者，可能对调节不足和调节不持久有效。Duam 等评估了负镜片对调节不足的有效性。研究中的 17 位患者，有 53% 主诉症状消除，35% 表示症状减轻，12% 表示没有任何改变，高于视觉训练 4% 的无效率。因此，调节训练对于调节功能异常患者来说，是最容易接受并且效果最好的方式。

第三节│调节功能的视觉训练与方法

　　调节功能的训练方法多种多样，有些训练在改善调节功能的同时还能改进聚散功能，以下为几种最为常见及实用的调节功能训练方法。

一、推进训练

（一）目的

　　推进训练是改进正融像性聚散和调节近点、集合近点常用的方法（图 4-1）。

（二）训练设备

　　视标卡、遮盖板等。

（三）适应证

　　调节不足、集合不足者。

（四）训练步骤

　　1. 首先让患者遮盖左眼，将一个简便的注视视标置于右眼 40cm 处，然后注视视标

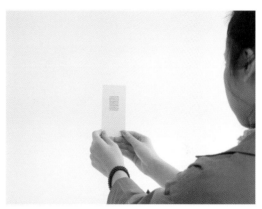

图 4-1　推进训练

卡上的视标（最佳近视力的上一行视标），看清楚后逐渐移近，直至模糊。

　　2. 再让患者努力看，能否看清楚，如果能看清楚则再向眼前移近视标，如果不能看清楚则视标卡回到眼前 40cm 处。

　　3. 重复多次，使得患者能看清视标的距离越来越近。

　　4. 让患者遮盖右眼，步骤如上。

　　5. 双眼的推进训练是让患者将一个简便的注视视标置于双眼前 40cm 处，然后注视视标卡上的视标（最佳近视力的上一行视标），看清楚后逐渐移近，直至视标模糊或分裂成两个。

　　6. 再让患者努力看，视标能否看清楚，如果能看清楚则再向眼前移近视标，如果不能看清楚则视标卡回到眼前 40cm 处。

　　7. 重复多次，使得能看清视标的距离越来越近。

（五）注意事项

　　1. 采用的注视视标为小字母会更好，更容易控制调节，该方法可用于改进调节幅度。但是双眼训练时该方法的缺点是：如果出现抑制，患者无法知晓。检测是否抑制的方法就是让患者获知在推进训练过程中的生理性复视。

　　2. 训练 1 分钟，休息 30 秒为一个循环，重复多次。确保训练的时间在患者的能力范围之内。

二、镜片阅读

（一）目的

通过在眼前逐渐增加正负镜片，改变患者的调节状态，增加其调节幅度，同时让患者感受到调节状态的改变（图 4-2）。

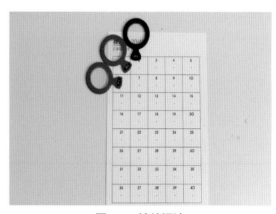

（二）训练设备

1. 镜片（+2.50 ~ -6.00D）。

2. 近距视力表。

3. 眼罩。

（三）适应证

调节不足的患者。

（四）训练步骤

图 4-2　镜片阅读

1. 患者双眼屈光矫正。

2. 将近距视力卡（最佳近视力上一行的视标）放置在桌子上，距离患者眼睛 40cm，照明良好。

3. 遮盖患者左眼。

4. 右眼前加 +0.50D 镜片或者 -0.50D 镜片，指导患者注视近距视力表上的视标，保持单个、清晰。建立 20 次的连续注视。

5. 增加右眼前球镜的度数，如之前用的是 +0.50D 镜片，则改用 +1.00D 镜片。右眼注视视标保持单个、清晰，建立 20 次注视。

6. 当 +1.00D 镜片顺利完成，再增加 0.50D 球镜，再建立 20 次注视。重复以上步骤，直至正镜片增加至 +2.50D。

7. 负镜片的训练与正镜片训练步骤相同。但是负镜片终点为 -6.00D 镜片。

8. 当右眼完成训练，遮盖患者右眼，左眼重复以上步骤。

（五）注意事项

1. 对于调节不足的患者，需要先用负镜片训练；对于调节过度的患者，需要先用正镜片训练。

2. 最高负镜片为年龄相当的调节幅度的一半，最高正镜片为注视距离倒数。

3. 如果患者训练有困难的，可以建议：

（1）对于负镜片，必须用力地看清楚；对于正镜片，尝试放松眼睛。

（2）将视标卡移近直到患者能看清楚视标，再慢慢地移远视标至 40cm。

4. 训练过程中，指导患者感受调节刺激和调节放松的状态。

5. 如果患者矫正视力达到 1.0 时，可用 0.9 的视标。如果患者是弱视，以弱视眼的最佳矫正近视力的上一行作为注视的视标。如：患者 OD：0.6，OS：0.8，就选取 0.5 的视标。如果患者最佳矫正视力 < 0.4，则无法进行训练。

三、镜片排序

（一）目的

在眼前逐渐增加正、负镜片，患者通过感受调节的刺激和调节的放松，感知眼肌的张力，更进一步提高调节幅度。

（二）训练设备

1. 镜片（+2.50 ~ -6.00D）。

2. 近距视力表。

3. 眼罩。

（三）适应证

调节功能异常患者。

（四）训练步骤

1. 患者双眼屈光矫正。

2. 将近距视力卡（最佳近视力上一行的视标）放置在桌子上，距离患者眼睛 40cm，照明良好。

3. 遮盖患者左眼。

4. 选取两个幅度大的镜片，如 -0.50D 镜片和 -6.00D 镜片。指导患者分别阅读 -0.50D 镜片和 -6.00D 镜片。患者需要描述使用 -0.50D 镜片和 -6.00D 镜片阅读时的不同感受。同时也可以询问患者下列问题：

（1）哪个镜片使字体变大或变小？

（2）哪个镜片让你感到眼睛紧张起来或放松？

（3）哪个镜片使字体看起来更远或更近？

5. 确保患者能够准确、快速的描述使用 -0.50D 镜片和 -6.00D 镜片阅读时的不同感受，并进行准确的排序。

6. 逐渐减少两个镜片的幅度，指导患者分别阅读两个镜片，使患者描述其感受，进行准确的排序。

7. 当患者两个镜片幅度减少到 0.50D，如 -3.00D 镜片和 -3.50D 镜片，患者能够准确的描述两个镜片阅读时的不同感受，并排序。增加镜片的数量，从两个镜片增加至三个镜片。重复上述步骤。

8. 逐渐增加镜片数量，同时降低镜片之间的幅度。确保患者能够描绘阅读各个镜片的感受，准确地进行排序。

9. 记录最多数量和最小幅度的镜片。

（五）注意事项

镜片排序训练必须在镜片阅读的基础上进行训练。

四、字母表训练

（一）目的

使患者获得正常的调节幅度和灵敏度。

（二）训练设备

1. 字母表（Hart 训练表，图 4-3）。

2. 遮盖板。

（三）适应证

调节灵活度下降或不足者。

（四）训练前准备

将视远视标卡放于眼睛同一水平平行的墙上。患者位于距离远视标尽量远、但要确保能看清远视标的位置（3m 以上）。

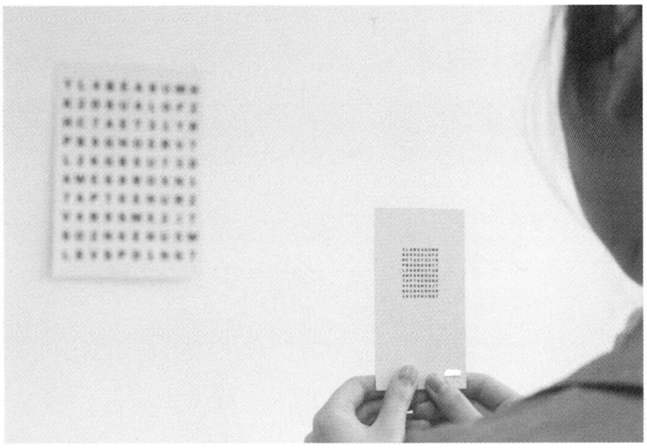

图 4-3　hart 表训练

（五）训练步骤

1. 首先让患者遮盖左眼，近视标卡置于右眼前一臂远的位置，然后开始阅读第一排字母，看清楚并将其慢慢移近。

2. 将近视标卡慢慢移近直到字母变得模糊且无法辨认。

3. 在此模糊点暂停 2 ~ 3 秒钟，以确认是否仍然能看到清楚视标。

4. 如果仍能看清楚视标，再将近视标卡慢慢地移近眼睛。

5. 当视标离眼睛足够近而无法看清时，迅速抬眼看远处的视标卡，以最快的速度看清远处视标卡上的第一排字母。

6. 当能看清远处的视标时，迅速将注视点移近到近视标卡（视标卡置于一臂远的位置），看近处视标第二排字母，重复以上步骤。

7. 尽量每次将近视标卡移得更近一些，看清远处视标的速度更快一些。

8. 然后让患者遮盖右眼，近视标卡置于左眼前一臂远的位置，重复步骤 3 ~ 6。

9. 最后将近距视标卡置于双眼一臂远的位置，然后开始阅读第一排字母，看清楚并将其慢慢移近。重复步骤 3 ~ 6。

（六）注意事项

1. 尽可能地以最快的速度看清远处的视标是非常重要的，最终要达到以 1 ~ 2 秒看清视标。

2. 当在距离眼睛前 7 ~ 8cm 的位置仍能看清近视标卡的视标时，应更换较小的视标。

3. 在上述训练中暂时不需要附加眼镜，临床医生可以根据患者的情况添加。

4. 初始训练有拥挤现象可用引导棒辅助训练。若在看远看近交替时看不清楚字母，可以眨眼。

5. 交替阅读远 / 近视标卡，保持清晰，每分钟可以将远近视标卡全部字母阅读完成。

6. 连续做 6 次视近视远注视、休息 30 秒为一个循环。

五、交替视远注视

（一）训练目的

提高视远视力的反应速度。

（二）训练设备

远用可调整文字视力表或数字视力表，注视板。

（三）适应证

调节不稳定者、调节反应滞后或超前者。

（四）训练前准备

将视力表挂在墙上与患者眼睛保持同一水平，患者尽量远离视标但要确保看清视标。

（五）训练步骤

1. 让患者面对视标而立，一脚前一脚后摇摆着前后看视标。

2. 看清楚视力表上的第一个视标。

3. 快速转移看其左边的注视板，要保证完全看清。

4. 把视线转回来看第二个字母，尽快看清楚。

5. 快速转移看其右边的注视板，要保证完全看清。

6. 把视线转回来看第三个字母，尽快看清楚，这样每隔 5 秒钟快速转换 1 次，尽量保持稳定的节奏。

7. 练习时让患者慢慢移远。

（六）注意事项

1. 隔天轮换视标，一天用大的视标，一天用小的视标，还可以调整患者离开视标的距离，要保持能够看清楚就可以了。

2. 每次 15～30 分钟，每天 1～2 次。

六、快速视近交替注视

（一）训练目的

改善近距离阅读的范围，确保患者阅读清晰和舒适。

（二）训练设备

两套近用字母视力表和数字视力表。

（三）训练前准备

1. 手持卡片将大视标放置在能够看清楚的尽量远的地方。

2. 手持卡片将小视标放置在能够看清楚的尽量近的地方。

（四）训练步骤

1. 前后来回看远近卡片，尽量快的把视标看清楚。

2. 当患者能够快速看清并迅速转换注视视标时，稍微分离两张卡片的距离，重复上述步骤。

3. 移动两张卡片，重点是将远处的卡片向外移动，如果手臂不够远，可将卡片放在桌子上。

4. 两张卡片的距离 ≥ 50cm，使用更小的视标，重复上诉步骤。

5. 迅速转换视标时，要尽量有节奏，从慢到快。

6. 训练时，尽量注意到周围物体的存在。

7. 训练 1 分钟，休息 30 秒，为了确保患者能耐受的基础上重复多次。

七、单眼反转拍训练

（一）目的

反转拍通过正镜可减少调节刺激，负镜可增加调节刺激，储备正常的调节幅度和灵活度。

（二）训练设备

1. 插片式反转拍。

2. 调节视标卡。

3. 镜片（+2.50 ~ -6.00D）。

4. 遮盖片。

（三）适应证

单眼调节灵活度下降者，左右眼调节灵活度不等者。

（四）训练前准备

调节视标置于眼前 40cm 处，调节刺激在 +2.50 ~ -6.00D 范围交替变化。插片式反转拍一面右边加 +0.50D，左边加遮盖片；另一面右边加 -0.50D，左边加遮盖片。

（五）训练步骤

1. 首先让患者戴着矫正眼镜，右眼前放 +0.50 的镜片，让患者看阅读卡上的视标（最佳视力的上一行），看清楚后翻转一面使 -0.50 的镜片在右眼前。

2. 如果 -0.50D 的镜片阅读时模糊，待患者报告能看清楚阅读卡时，迅速转动反转拍，使患者通过 +0.50D 的镜片看清视标，如此为一个循环，反复训练。

3. 每次可以增加 0.50D，正镜最大可以增加至 +2.50D，负镜最大可以增加至 -6.00D。

4. 左眼的反转拍训练，在左眼前放 +0.50D 的镜片，如同右眼训练步骤。

5. 当患者获得 +1.50D/-3.00D 交替能力时，开始训练速度。要求一分钟达到 20 次循环，并按 0.50D 逐渐增加度数直到正镜到 +2.50D，负镜到 -6.00D。

（六）注意事项

1. **训练的终点**　+2.50D/-6.00D 要保持清晰，需要达到 20cpm。

2. 如果患者感觉训练困难时可以降低调节需求，即当使用负镜时，可以将视标卡稍稍移远，直到患者感觉清晰，再移回 40cm 处，当使用正镜时，可以将视标卡稍稍移近，直到患者感觉到清晰，再移回 40cm 处。

3. 训练 1 分钟、休息 30 秒为一个循环，重复数次。确保训练的时间在能力范围之内。

八、双眼反转拍训练法

（一）目的

反转拍通过正镜可减少调节刺激，负镜可增加调节刺激，此时集合刺激保持不变，因而调节性集合的改变必然伴随着一个等同幅度但方向相反的融像性聚散改变，所以，双眼镜片摆动训练的目的不仅提高了调节灵活度，同时也提高了融像性聚散（图 4-4）。

（二）训练设备

1. 反转拍（±1.00，±1.50，±2.00，±2.50），常用的是 +2.00D 和 -2.00D。

2. 调节视标卡（20/80 ~ 20/30）。

3. 偏振片阅读卡和偏振片眼镜。

（三）适应证

调节灵活度下降者和聚散功能异常者。

（四）训练前准备

放置调节视标卡在 40cm 处，调节刺激在 0.50 ~ 4.50D 范围交替变化，而同时总集合刺激保持在 15^Δ。

（五）训练步骤

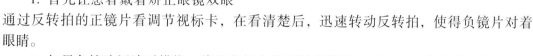

图 4-4　反转拍训练

1. 首先让患者戴着矫正眼镜双眼通过反转拍的正镜片看调节视标卡，在看清楚后，迅速转动反转拍，使得负镜片对着眼睛。

2. 如果负镜片阅读时模糊，待患者报告能看清楚阅读卡时，又迅速转动反转拍，使得患者正镜看清楚，如此反复训练。

3. 如果患者正负反转拍有一面镜片不能保持清晰，可以降低转拍的度数。比如 +2.00D 和 -2.00D 的一面不能保持清晰，可以改用 +1.50 D 和 -1.50D 或者 +1.00D 和 1.00D 的反转拍训练。最终要达到 ±2.00D 两面都要看清楚。

4. 为了防止单眼抑制，可以在调节视标卡前放置偏振片，让患者配戴偏振片眼镜。

（六）注意事项

1. 首先要单眼反转拍训练，当双眼调节灵活度之差在 2cpm 内的前提下，再做双眼反转拍训练。

2. 刚开始训练时可以选择镜片度数低一些的，比如 +1.00D 和 -1.00D，用于改变调节刺激，训练程序同镜片摆动调节灵活度测量。

3. **训练的终点**　±2.00 的反转拍可以保持视标清晰，在没有单眼抑制的情况下，达到 15 ~ 20cpm。

4. 训练 1 分钟、休息 30 秒为一个循环，重复数次。确保训练的时间在能力范围之内。

九、改良式交替遮眼训练

（一）目的

通过加正负镜片，改变患者的调节状态，在放松和紧张的状态下交替注视获得清晰视力，并改变交替频率从而训练患者调节变化的频率，改善调节变化的能力和速度。

（二）训练设备

1. 反转拍。

2. 近点文字或数字视力表。

3. 试镜架。

4. 遮盖板。

5. 试镜片。

（三）适应证

调节灵活度下降，采用前述简单的训练方式无效者。

（四）训练前准备

1. 近距阅读卡片放置在桌子上，像平时读书的状态，患者坐在桌子旁，让患者坐的尽量舒适，照明良好（灯在患者背后照入），配戴合适的习惯性眼镜。

2. 如果患者远用矫正视力达到1.0，可以直接用1.0的简化单行视标；若是弱视患者，取弱视眼的最佳矫正视力的视标，比如患者右眼1.0，左眼0.6，则取0.6的那行视标。如果视力 < 0.4，建议退出训练。

（五）训练步骤

1. 右眼前加 +0.50D 镜片，左眼前加 -0.50D 镜片，指导患者在左眼前加遮盖板，让右眼注视卡片上合适大小的视标，遮盖左眼直到右眼看清楚，再遮盖右眼直到左眼看清楚视标。

2. 接着，又在左眼前加遮盖板直到患者的右眼能看清楚，如此建立循环，连续循环20次（40次连续交替）。

3. 改变双眼前附加的镜片，右眼前加 -0.50D 镜片，左眼前加 +0.50D 镜片，重复上述步骤，完成20次连续循环。

4. 患者在上述附加镜片的基础上完成40次循环（80次连续交替）。

5. 在完成以上训练后，增加附加镜片的屈光度，如右眼前加 +1.00D，左眼前加 -1.00D，重复20次循环，左右眼交换镜片，继续完成20次循环，总共40次循环。

6. 当在 ±1.00D 水平训练顺利完成时可增加 ±0.50D，在新的水平上即 ±1.50D 时完成40次循环然后再加上 ±0.50D，在完成40次循环。

（六）注意事项

正镜和训练距离：每次改变正镜片时，要注意确定训练距离，训练距离为镜片最高度数的倒数，比如工作距离为40cm正镜最高可达 +2.50D；工作距离为33cm 时，正镜最高达 +3.00D。

十、非融像性追踪法

（一）目的

通过在双眼间有效、平稳的转换注视，打破抑制，改善调节功能。

（二）训练设备

1. 可调高度的浮球（图4-5）。

2. 试镜架。

3. 6$^\Delta$ 棱镜。

4. 镜片。

5. 节拍器。

（三）适应证

针对调节灵活度下降、调节反应滞

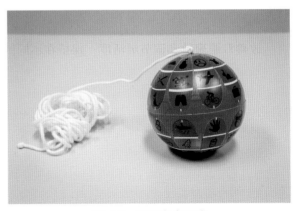

图4-5　可调高度浮球

后的一种训练方法。

（四）训练步骤

1. 患者站在一个舒适的平衡位置，使浮球高度与患者眼睛保持水平，患者眼睛和浮球的距离为 60cm。

2. 戴上与患者瞳距相同的试镜架，将一 6$^\triangle$ 垂直置于患者一眼前，使患者可以看到两个浮球。

3. 患者报告看到"重影"，"一个真实的浮球"和"一个虚假的浮球"，此时需要引导患者看到两个"两个实在的物体"。

4. 在试镜架上放置镜片，一眼正镜片，一眼负镜片，如：右眼加 +0.50D 镜片，左眼 -0.50D 镜片。

5. 此时询问患者是否看到两个浮球，一个位于上边，一个位于下边。同时引导患者注视上边的浮球上的视标，并保持其清晰。然后在节拍器敲打 8 下后注视下边的浮球，并保持其清晰。

6. 指导患者尽量在视野中可以看到两个浮球，但在训练过程中只注视一边浮球。同时告诉患者在节拍器敲打 8 下之内尽量看清浮球上的视标，在敲打 8 下之后必须注视另一浮球。

7. 节拍器每敲打 8 下，改变注视视标，并使其清晰。

8. 在若干个循环后，当患者能够快速准确的看清浮球上的视标时，左右眼交换镜片，变成右眼 -0.50D 镜片，左眼 +0.50D 镜片。重复若干个循环直至患者能快速准确的看清浮球的视标。

9. 增加镜片幅度。如右眼前加 +1.00D 镜片，左眼前加 -1.00D 镜片。重复若干个循环，再双眼交换镜片，继续若干个循环。

10. 当 +/-1.00 的镜片顺利完成，增加镜片幅度，重复上述步骤。

11. 记录患者最大的正、负球镜度数。

（五）注意事项

一次的训练时间控制在 5 分钟内。

十一、使用偏振（红绿）图片改善调节功能

（一）目的

改善双眼聚散和调节灵活度，保持在不同的融像水平下的立体视觉，体会"小而近，大而远"的感觉。

（二）训练设备

1. 偏振（红绿）眼镜、偏振（红绿）立体图（图 4-6）。

2. 双面镜　+/-0.50、+/-1.00、+/-1.50、+/-2.00、+/-2.50。

（三）适应证

调节和聚散训练达到一定要求，需要进行综合训练的患者。

（四）训练步骤

1. 患者在屈光矫正基础上配戴偏振（红绿）眼镜，将偏振（红绿）立体图放置位于

患者眼前 40cm 处。

2. 建立融像，指导患者观察立体图中哪些位置凸出，是否有小环凸出或者大环凹进。

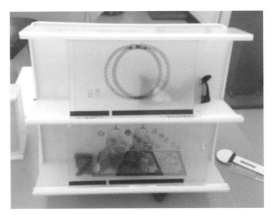

图 4-6　偏振立体图

3. 患者使用 +/- 0.50 双面镜。通过 +0.50 镜片注视立体图，保持单一、清晰、立体的视标 20 秒。然后翻转双面镜，通过 -0.50 镜片注视立体图，保持 20 秒。

4. 增加立体图的集合或发散需求，确保患者保持单一、清晰、立体的像，继续使用 +/-0.50 双面镜，直至集合需求达到 $+25^\Delta$ ~ $+30^\Delta$，发散需求达到 -12^Δ。

5. 询问患者在训练过程是否感受到"小而近，大而远"的感觉。若没有，要指导患者体会"小而近，大而远"的感觉。

6. 当 +/-0.50 双面镜顺利完成时，使用 +/-1.00 双面镜。重复上述步骤。直至 +/-2.50 的双面镜能顺利完成。

（五）注意事项

1. 当患者无法融像时，可以建议：暗示患者感觉视标在接近自己，或者退回上一个集合需求，重新建立融合。

2. 训练过程中，患者必须保持视标单一、清晰、立体。

十二、使用裂隙尺改善调节功能

（一）目的

保持在不同的融像水平下的立体视觉，改善双眼调节灵活度。

（二）训练设备

1. 裂隙尺（图 4-7）。

2. **双面镜** +/-0.50、+/-1.00、+/-1.50、+/-2.00、+/-2.50。

（三）适应证

调节和聚散训练达到一定要求，需要进行综合训练的患者。

（四）训练前准备

1. 拼装仪器。

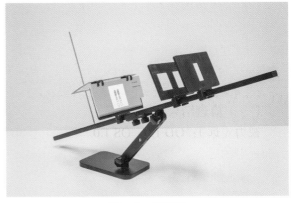

图 4-7　裂隙尺

2. 将视标本放在专用的滑板上，并根据视标本每张画片右上角的位置提示，将视标本和单孔 / 双孔的滑板放置于相应的位置。

（五）训练步骤

1. 先将视标本翻到视标 1。根据提示把训练挡板移到相应位置。

2. 将鼻尖顶在滑尺的后顶端，确认双眼通过孔隙分别看到并只看到一个视标。睁开双眼，将两个视标融合成一个图像。确保同时看到十字和圆点以及圆圈凸出或凹进去，并要求患者保持单个清晰视标 20 秒。

3. 在患者眼前添加 +/-0.50 的双面镜。先通过 +0.50 镜片注视视标，保持单一、清晰、立体。然后翻转双面镜，通过 -0.50 镜片注视视标每次注视保持 20 秒。

4. 视标本翻转到下一张视标 2，根据提示把训练挡板移到相应位置。尽可能迅速融合，并保持单一、清晰、立体的像。继续使用 +/-0.50 双面镜保持单一、清晰、立体的视标，成功后按视标顺序向下页继续训练，直至发散训练完成 7 张画片，集合训练完成12 张。

5. 当 +/-0.50 双面镜结合裂隙尺的训练可以顺利完成，可以增加双面镜的度数，如：+/-1.00、+/-1.50、+/-2.00、+/-2.50。双面镜度数需逐步递增。重复上述步骤。

（六）注意事项

1. 训练用透镜适用于近距离工作。正透镜增加集合需求，负镜片减少集合需求。

2. 训练时患者应意识到周围事物的存在。

3. 开始每次训练 2 分钟，休息半分钟。重复多次。根据每个患者的能力做适当的调整。

4. 训练的要求是每次都能将视标 1～7 张图片清晰融合，如果不能顺利完成，不要泄气。这个过程需要一定时间的训练。

5. **集合** 达到 12 张卡片，相当于 $30^{\triangle}BO$；发散：达到 7 张卡片，相当于 $17.5^{\triangle}BI$。

6. 训练过程中，患者必须保持视标单一、清晰、立体。

第四节│病例与分析

一、调节不足

患者 18 岁，主诉近距阅读 15 分钟后出现视物模糊和视疲劳，在初中就有症状，到高中后更加明显，无用药史，无全身病史。两年前体检，无异常。

（一）检查结果

视力（远）：OD 1.0；OS 1.0。

视力（近）：OD 1.0；OS 1.0。

主觉验光：OD +0.50DS，矫正视力 1.0；OS +0.50DS，矫正视力 1.0。

调节幅度：OD 7D；OS 7D。

动态检影：OD +1.00；OS +1.00。

集合近点（NPC）：7cm。

眼位：0（视远）；$+2^{\triangle}$（视近）。

融像性聚散：视远（BI）x/7/4；视远（BO）x/18/10；视近（BI）8/20/12；视近（BO）6/17/10。

聚散灵敏度：14cpm。

AC/A：6：1。

NRA/PRA：+2.50/-1.00。

单眼调节灵敏度：OD 0cpm（负镜不能通过）；OS 0cpm（负镜不能通过）。

双眼调节灵敏度：0cpm（负镜不能通过）。

外眼及其他眼部健康检查：正常。

（二）案例分析

该患者无用药史以及其他病史，他症状的出现和近距离用眼相关，由此可见是功能性问题，而不是器质性病变。由于视近有内隐斜，分析应从负融像性聚散功能（NFV）相关参数开始。但是直接参数视近 BI 和聚散灵敏度都是正常的，则可能是调节问题导致的。分析调节相关参数，可以发现患者不能通过所有需要刺激调节的测试：低 AMP，PRA，BAF 和 MAF 负镜通过困难，高调节滞后（动态检影）都表明是调节不足。

（三）处理

对于年轻的调节不足患者，首选视觉训练锻炼调节能力，提高调节幅度，改进调节灵敏度。但该患者学习紧张，用眼时间长，放弃调节训练，要求先改善视觉症状，故给予验配近用阅读眼镜，眼镜附加正度数（ADD）通过计算 PRA/NRA 及试戴结果得出，需要ADD=+0.75D。通过配戴近用眼镜，患者通常能改善症状。如果戴镜 4～6 周不能改善症状，建议进行视觉训练。该患者使用视近阅读镜，主诉症状减轻，对眼镜很满意。

（四）复查结果

调节幅度：OD 9D；OS 9D。

NRA/PRA：+2.50/-1.00。

单眼调节灵敏度：OD 4cpm；OS 4cpm。

双眼调节灵敏度：4cpm。

动态检影：OD +1.00；OS +1.00。

后续治疗需进行视觉训练，以改善自主调节功能为主。

二、调节不持久

患儿 13 岁，主诉阅读 20～30 分钟后双眼不适，视物模糊，流泪。这种症状已持续半年，曾去眼病门诊检查，未发现异常。之前无眼病史，未戴镜。身体健康，无用药史。

（一）检查结果

视力（远）：OD 1.0；OS 1.0。

视力（近）：OD 1.0；OS 1.0。

主觉验光：OD +0.25DS，矫正视力 1.0；OS +0.25DS，矫正视力 1.0。

调节幅度：OD 10D；OS 10D。

动态检影：OD +1.00；OS +1.00。

集合近点（NPC）：5cm。

眼位：0（视远）；-4$^\Delta$（视近）。

融像性聚散：视远（BI）x/6/4；视远（BO）x/16/9；视近（BI）9/15/10；视近（BO）

10/17/10。

聚散灵敏度：16cpm。

AC/A：4∶1。

NRA/PRA：+2.50/-2.25。

单眼调节灵敏度：OD 5cpm（30 秒后速度下降）；OS 5cpm（30 秒后速度下降）。

双眼调节灵敏度：4cpm（30 秒后速度下降）。

外眼及其他眼部健康检查：正常。

（二）案例分析

该患者远近隐斜正常，因此从调节参数进行分析，发现 MAF 和 BAF 有细微的异常，不仅结果低于正常值，并且在 30 分钟后变慢。对患者调节幅度进行多次检查，1 分钟内检查 10 次，发现每次幅度都在减小，最终调节幅度为 8D。这个案例中，如果没有进行调节灵敏度检查或者调节幅度检查只进行一次的话是很容易被忽视的。

（三）处理

1. 首先考虑屈光矫正，由于没有明显的屈光度数，并且 NRA/PRA，调节滞后也趋近正常，患者无需戴眼镜。因此，我们推荐患者进行视觉训练。

2. 视觉训练流程和安排如下：

（1）第一阶段：包括告知训练目的和要求；使训练者意识到训练过程中会出现的视觉反馈现象；锻炼调节幅度和刺激调节的能力；建立自主性集合；感受和体验视近和调节。

选择镜片阅读、镜片排序，hart 表训练调节功能，选择 brock 线，集合卡，可变矢量图进行集合训练。

训练终点为镜片阅读通过 +2.00/-6.00D，看清 20/30 视标，按年龄不同可适当下降；通过可变矢量图达到集合 30$^\Delta$。

（2）第二阶段：包括锻炼放松调节的能力；体验调节训练中调节反应的速度；锻炼负融像性聚散功能（NFV）幅度；锻炼正 / 负融像性聚散功能（PFV/NFV）灵敏度。

选择单眼、双眼训练反转拍，双眼浮球摆动训练等可以双眼同时训练的技术，同时进行可变矢量图发散训练，以及裂隙尺集合 / 发散训练。

训练终点为单眼 +2.00/-6.00 使用 20/30 视标达到 20cpm；双眼 +2.00/-2.00 使用 20/30 视标达到 15cpm；裂隙尺训练完成发散 7 张，集合 12 张。

（3）第三阶段：包括调节灵敏度训练与聚散功能训练相结合；聚散灵敏度训练；聚散训练与扫视追随训练相结合。

使用聚散训练设备配合 +2.00/-2.00 翻转拍进行调节与聚散的综合训练；使用救生圈卡或偏心圆卡等自由空间融像卡片进行融像并前后左右移动进行扫视与聚散功能综合训练。

训练终点为能够完成以上训练；训练过程中视远训练可使用同视机、立体镜、实体镜进行。

（四）复查

此患者经过每周 2 次视觉训练，累计 18 次训练后复查，结果如下：

调节幅度：OD 14D；OS 14D。

单眼调节灵敏度：OD 18cpm；OS 18cpm。

双眼调节灵敏度：15cpm。

动态检影：OD +0.50；OS +0.50。

训练后患者自觉症状消除，能进行长时间阅读，并不会有模糊和不适。

三、调节过度

患者 22 岁，会计师，主诉驾车或一天忙碌以后偶尔性视物模糊，有几天眼睛很累甚至不能晚上在家里看书读报。对于驾车不适，她强调在开车去上班时不明显，下班回家时会模糊。从事现工作才 1 年，逐渐感觉症状加重。一直定期眼部健康检查，均正常。最近体检身体状况良好，无用药史。

（一）检查结果

视力（远）：OD 1.0^{-2}；OS 1.0^{-2}。

视力（近）：OD 1.0；OS 1.0。

主觉验光：OD -1.00DS，矫正视力 1.0；OS -0.25DC×90，矫正视力 1.0。

调节幅度：OD 10D；OS 10D。

动态检影：OD -0.50；OS -0.50。

集合近点（NPC）：2cm。

眼位：0（视远）；+2$^{\Delta}$（视近）。

融像性聚散：视远（BI）x/6/3；视近（BO）10/20/9；视近（BI）4/16/12；视近（BO）18/25/16。

聚散灵敏度：12cpm。

梯度性 AC/A：4：1。

计算性 AC/A：6.8：1。

NRA/PRA：+1.25/-2.50。

单眼调节灵敏度：OD 3cpm（正镜通过缓慢）；OS 5cpm（正镜通过缓慢）。

双眼调节灵敏度：5cpm（正镜不能通过）。

外眼及其他眼部健康检查：正常。

（二）案例分析

由于患者近距内隐斜，可以从负融像性聚散功能（NFV）参数开始分析，发现直接与间接反映 NFV 的参数都是足够的，然而分析调节相关参数时，发现凡是要放松调节的参数结果都偏低，MEM 检影发现调节超前，在这些参数下支持诊断调节过度。

另外患者的主诉是视远视力模糊，符合调节过度的特征。在一天的工作后，她的调节系统会处于痉挛状态，所以出现视远不清。需要甄别是否是集合不足继发的调节过度。再考虑是否需要进行集合训练。

（三）处理

推荐进行调节训练，持续 15 次，为期 3 个月，训练计划如下：

1. **第一阶段**　包括告知训练目的和要求；使训练者意识到训练过程中会出现的视觉反馈信息；感受和体验发散，看远和调节放松；锻炼近距负融像性聚散（NFV）的幅度；锻炼调节幅度和调节刺激与放松的能力。

选择镜片阅读（正镜片开始）、镜片排序，hart 表训练调节功能，选择 brock 线进行视远融像训练，可变矢量图进行 BI 方向训练。

训练终点为使用镜片阅读通过 +2.00，看清 20/30 视标；通过可变矢量图达到发散 15^Δ。

2. **第二阶段** 包括提高正融像性聚散（PFV）的幅度；提高正负融像性聚散（PFV/NFV）灵敏度。

选择单眼、双眼训练反转拍，双眼浮球摆动训练等可以双眼同时训练的方法，同时进行可变矢量图集合训练，以及裂隙尺集合 / 发散训练。

训练终点为单眼 +2.00/-6.00 使用 20/30 视标达到 20cpm；双眼 +2.00/-2.00 使用 20/30 视标达到 15cpm；裂隙尺训练完成发散 7 张，集合 12 张。

3. **第三阶段** 需要进行视远负融像性聚散功能（NFV）幅度和灵敏度锻炼。

使用聚散训练设备配合 +2.00/-2.00 翻转拍进行调节与聚散的综合训练；使用救生圈卡或偏心圆卡等自由空间融像卡片进行融像并前后左右移动进行扫视与聚散功能综合训练。使用实体镜和同视机扩大视远融像范围；使用立体镜进行跳跃性聚散训练，例如立体镜 BI 画片或链条。训练过程中视远训练可使用同视机、立体镜、实体镜进行。

训练终点为能完成以上训练。

（四）复查结果

调节幅度：OD 10D；OS 10D。

NRA/PRA：+2.25/-2.50。

单眼调节灵敏度：OD 10cpm；OS 10cpm。

双眼调节灵敏度：10cpm。

动态检影：OD +0.25；OS +0.25。

训练后患者自觉症状减轻。下班和夜间症状减轻，不再出现视近阅读困难。

四、调节灵敏度不足

患儿 8 岁，主诉视物模糊，进一步追问，诉在看黑板时清晰，转而阅读或者进行近距工作时模糊，反之亦然。这是他第一次眼部健康检查，身体无殊。

（一）检查结果

视力（远）：OD 1.0；OS 1.0。

视力（近）：OD 1.0；OS 1.0。

主觉验光：OD 平光，视力 1.0；OS 平光，视力 1.0。

调节幅度：OD 13D；OS 13D。

动态检影：OD +0.50；OS +0.50。

集合近点（NPC）：5cm。

眼位：0（视远）；-2^Δ（视近）。

融像性聚散：视远（BI）x/7/3；视远（BO）10/20/10；视近（BI）9/18/10；视近（BO）10/20/10。

聚散灵敏度：13cpm。

梯度性 AC/A：4：1。

计算性 AC/A：5.2∶1。

NRA/PRA：+1.25/-1.50。

单眼调节灵敏度：OD 2cpm（正负镜通过均缓慢）；OS 5cpm（正负镜通过均缓慢）。

双眼调节灵敏度：3cpm（正负镜通过均缓慢）。

外眼及其他眼部健康检查：正常。

（二）案例分析

患者没有显著的屈光不正和器质性病变，在聚散功能方面的参数都是正常范围的，分析调节相关参数，发现调节灵敏度检查和 NRA/PRA 都低于正常值，符合看远看近转换视物不清的主诉，可以诊断为调节灵敏度不足。这种病例的特点是，往往调节幅度和集合近点都正常，但如果只测试调节幅度、集合近点，就会遗漏很多视功能疾病的诊断。

（三）处理

建议患者进行调节灵敏度的视觉训练，选择反转拍、Hart 表等进行训练。

（四）复查

经过每周 2 次训练，共计 21 次训练，患者症状有明显减轻。检查结果如下：

调节幅度：OD 15D；OS 15D。

NRA/PRA：+2.25/-2.50。

单眼调节灵敏度：OD 12cpm；OS 12cpm。

双眼调节灵敏度：12cpm。

动态检影：OD +0.50；OS +0.50。

（汪育文）

参考文献：

1. Scheiman M，Wick B.Clinical Management of Binocular Vision：Heterophoric，accommodative，and eye movement disorders.4th edn.J.B.Lippincott：Philadelphia，2014.

2. 王光霁，崔浩，陈洁.双眼视觉学.北京：人民卫生出版社，2011.

3. Hoffman L，Cohen A，Feuer G.Effectiveness of nonstrabismic optometric vision training in a private practice.J Am Optom Arch Am Acad Op，1973，50：813-816.

4. Scheiman M，Gallaway M，Coulter R，et al.Prevalence of vision and ocular disease conditions in a clinical pediatric population.JAm Optom Assoc，1996，67：193-202.

5. Porcar E，Martinez-Palomera A.Prevalence of general binocular dysfunctions in a population of university students.Optom Vis Sd，1997，74：111-113.

6. Hofstetter HW.Useful age-amplitude formula.Opt World，1950，38：42-45.

7. Duane A.Anomalies of accommodation clinically considered.Trans Am Ophthalmol Soc，1915，1：386-400.

8. Duke-ElderS，Abrams D.Anomalies of accommodation.Systems of ophthalmology，vol5：Ophthalmic optics and refraction.St.Louis：Mosby，1970：451-486.

9. Daum KM.Accommodative dysfunction.Doc Ophthalmol，1983，55(3)：177-198.

10. Wick B，Hall P.Relation among accommodative facility，lag，and amplitude in elementary school children.Am J Optom Physiol Opt，1987，64(8)：593-598.

11. Borsting E，Rouse M，Chu R.Measuring ADHD behaviors in children with symptomatic accommodative dysfunction or convergence insufficiency：a preliminary study.Optometry，2005，76：588-592.

12. Palomo-Alvarez C，Puell MC.Accommodative function in school children with reading difficulties. Graefes Arch Oin Exp Ophthalmol，2008，246：1769-1774.

13. Cooper J.Accommodative dysfunction//Amos JF.Diagnosis and management in vision care.Boston，MA：Butterworth-Heineman，1987：431-454.

14. Suchoff IB，Petito GT.The efficacy of visual therapy：accommodative disorders and non strabismic anomalies of binocular vision.J Am Optom Assoc，1986，57：119-125.

15. AOA Future of Visual Development/Performance Task Force.The efficacy of optometric vision therapy.The 1986/1987. J Am Optom Assoc，1988，59：95-105.

16. Ciuffreda K.The scientific basis for and efficacy of optometric vision therapy in nonstrabismic accommodative and binocular vision disorders.Optometry，2002，73：735-762.

17. Rouse MW.Management of binocular anomalies：efficacy of vision therapy in the treatment of accommodative deficiencies.Am J Optom Physiol Opt，1987，64：415-420.

18. Scheiman M，Cotter 5，Kulp MT，et al.Treatment of accommodative dysfunction in children：results from a randomized clinical trial.Optom VJS Sci，2011，88(11)：1343-1352.

19. Uu JS，Lee M，Jangj，et al.Objective assessment of accommodative orthoptics：1 dynamic insufficiency.Am J Optom Physiol Opt，1979，56：285-294.

20. Provine RR，Enoch M.On voluntary ocular accommodation.Percept Psychophys，1975，17：209-212.

21. Bobier WR，SivakjG.Orthoptic treatment of subjects showing slow accommodative responses.Am J Optom Physiol Opt，1983，60(8)：678-687.

22. Cornsweet TN，Crane HD.Training the visual accommodation system.Vision Res，1973，13(3)：713-715.

23. Weisz CL.Clinical therapy for accommodative responses：transfer effects upon performance.J Am Optom Assoc，1979，50：209-216.

24. Hoffman LG.The effect of accommodative deficiencies on the developmental level of perceptual skills. Am J Optom Physiol Opt，1982，59：254-262.

25. Daum KM.Accommodative insufficiency.Am J Optom Physiol Opt，1983，60(5)：352-359.

26. Wold RM，Pierce JR，Keddington). Effectiveness of optometric vision therapy.J Am Optom Assoc，1978，49：1047-1053.

第五章

非斜视性双眼视异常与视觉训练

【导读】非斜视性双眼视异常是常见的双眼视异常之一，可严重影响患者的正常学习工作和生活。非斜视性双眼视异常的种类较多，本章将系统介绍非斜视性双眼视异常各亚类的症状、体征和治疗原则，并重点阐述其视觉训练方法。

第一节 | 概述

日常生活中，我们的双眼要实现视物清晰、舒适和持久，需要视觉系统根据不同的目标距离协调集合与调节，并保持足够的储备与灵活性。当集合与调节不能匹配，或储备、灵活性不够时，就可能出现双眼视觉异常。双眼视觉异常分为斜视性和非斜视性两大类。

非斜视性双眼视异常通常是隐匿的。患者在双眼保持融像状态时，眼位为正位，并未破坏双眼单视。但随着用眼时间增加，逐渐显现异常症状，如眼痛、头痛、视物模糊、偶有复视或阅读跳行，严重者可能伴随全身症状。

非斜视性双眼视异常主要包含以下八类：集合不足、发散不足、基本型内隐斜、基本型外隐斜、集合过度、发散过度、融像性聚散障碍、垂直位双眼平衡失调。非斜视性双眼视异常的发病率约为 8%，各个亚型的发病率有所不同，在后续各小节中均有介绍。

诊断非斜视性双眼视异常，需首先进行全面的调节及双眼视功能检查，其检查项目及测量方法主要包含：

（一）调节检查

调节幅度、调节灵敏度、正负相对调节、调节反应。详见调节异常视觉训练相关章节。

（二）双眼视功能检查

1. 远近距离的隐斜方向、幅度及 AC/A 值（遮盖试验结合棱镜排、综合验光仪上使用 von Graefe 法）。

2. 正负融像性聚散功能（使用棱镜排测量阶梯聚散，或综合验光仪上使用 Risley 旋转棱镜测量平滑聚散）。

3. 集合近点（使用不同大小的视标或笔灯结合红色镜片）。

4. 感觉融像功能，主要包括立体视和抑制检查（使用随机点立体图测量立体视功能，使用 Worth 四点灯测量远近融像功能）。

双眼视功能检查的正常值通常以 Morgan 值为标准，如表 5-1 所示。

表 5-1　双眼视功能检查正常值

检测项目	正常值	标准差
遮盖试验		
视远	1^Δ 外隐斜	$\pm 2^\Delta$
视近	3^Δ 外隐斜	$\pm 3^\Delta$
远水平隐斜	1^Δ 外隐斜	$\pm 2^\Delta$
近水平隐斜	3^Δ 外隐斜	$\pm 3^\Delta$
AC/A 比率	4：1	$\pm 2^\Delta$
平滑聚散检测		
底朝外（视远）	模糊：9	± 4
	破裂：19	± 8

检测项目	正常值	标准差
	恢复:10	±4
底朝内(视远)	破裂:7	±3
	恢复:4	±2
底朝外(视近)	模糊:17	±5
	破裂:21	±6
	恢复:11	±7
底朝内(视近)	模糊:13	±4
	破裂:21	±4
	恢复:13	±5
阶梯聚散检测		
7 ~ 12 岁儿童		
底朝外(视近)	破裂:23	±8
	恢复:16	±6
底朝内(视近)	破裂:12	±5
	恢复:7	±4
成人		
底朝外(视远)	破裂:11	±7
	恢复:7	±2
底朝内(视远)	破裂:7	±3
	恢复:4	±2
底朝外(视近)	破裂:19	±9
	恢复:14	±7
底朝内(视近)	破裂:13	±6
	恢复:10	±5
聚散灵活度测量(cpm)		
12 底朝外 /3 底朝内	15.0	±3
集合近点(cm)		
调节视标	破裂:5	±2.5
	恢复:7	±3
点光源 / 红 - 绿镜片	破裂:7	±4.0
	恢复:10	±5.0

第二节 | 集合不足

一、定义及临床表现

集合不足的特征是视远隐斜正常或低度外隐斜，而视近高度外隐斜。集合不足是最常见的非斜视性双眼视异常。集合不足的总人口发病率为 3% ~ 5%。

（一）集合不足的症状

集合不足的大多数症状都与阅读或其他近距离工作有关。常见症状有：短时间阅读或其他近距离工作后出现眼疲劳、眼痛、头疼、复视、视物模糊、聚焦困难，字体发生跳动，眼部牵拉感，无法集中注意力，患者避免近距离阅读。有些患者没有任何视觉疲劳症状，因为他们避免近距离工作，或高疼痛阈值，或阅读时遮盖一只眼。

（二）集合不足型视疲劳问卷

问诊中可采用集合不足型视疲劳问卷（convergence insufficiency symptom survey，CISS）进行初步判断。CISS问卷共有15个问题，满分60分。患者用从不（0分）、偶尔（1分）、有时（2分）、经常（3分）、一直（4分）这五个描述症状的频率来回答这份问卷，15个问题的总分越高表示症状越严重。对于 9 ~ 17 岁的儿童，评分 ≥ 16 分有临床意义；对于 > 18 岁的成人，评分 ≥ 21 分有临床意义。

（三）集合不足的体征

1. 视近外隐斜度数大于视远外隐斜度数；视近发生外斜或外隐斜的频率高于视远。

2. AC/A 比率偏低，一般小于 3∶1。

3. 集合近点（near point of convergence，NPC）后退，集合不足的 NPC 值尚不确定，但一般 NPC 大于 10 ~ 12cm。

（四）集合不足的双眼视及调节检测指标

1. **直接指标** 近距正融像性聚散（positive fusional vergence，PFV）低，聚散灵敏度下降，使用底朝外（BO）的三棱镜时更明显。

2. **间接指标** 测量双眼调节灵敏度（binocular accommodative facility，BAF）时，正镜片通过困难；负相对调节（NRA）偏低；双眼调节反应（BCC）< +0.25D。可能是由于 PFV 降低，需通过刺激调节来增加调节性聚散量，从而达到双眼单视。

二、集合不足的治疗

（一）屈光矫正

在处理所有双眼视和调节功能障碍、眼球运动异常中，首先考虑的处理方法就是矫正屈光不正。确定屈光不正矫正处方时，应考虑患者的 AC/A 比率、调节和聚散情况、屈光矫正对眼球聚散的影响。对于一个集合不足近视患者来说，可处方最大可接受的负镜片。对于一个集合不足远视患者来说，如果给予远视全矫，则可能导致外隐斜视度增加，加重患者的视疲劳症状。在这种情况下，可给予远视部分矫正，再进行视觉训练。一旦患者的 PFV 和 NPC 提高了，再增加正球镜的量。

（二）棱镜

如果集合不足患者存在垂直性眼位偏斜时，应首先考虑对垂直性眼位偏斜进行矫正。确定矫正垂直性偏斜的棱镜处方是根据相联性隐斜测量结果（采用注视视差进行测量）。

由于集合不足患者进行视觉训练是非常有效的，所以在大多数情况下，集合不足患者是不需要处方水平方向上的 BI 棱镜。但是有很多因素会影响视觉训练的预后，包括依从性、年龄、经济情况和时间问题等，若无法合作或不愿意进行视觉训练等，棱镜则是较好的选择。

（三）视觉训练

集合不足的视觉训练大约包括 12 ~ 24 次的医院训练，训练的次数取决于严重程度、患者的年龄和训练依从性。依从性好的患者只需要完成 12 次的医院训练。训练刚开始时，难度宜低，以使患者容易达到训练目标。针对每个患者制订切实可行的训练计划和目标，但要有一定的灵活性。训练流程包含三个阶段，每一阶段的训练目标如表 5-2 所示。

表 5-2　集合不足的视觉训练阶段性目标

第一阶段：
与患者建立良好的工作关系
让患者意识到视觉训练过程中不同的反馈现象
让患者能够完成自主集合和发散
增进正融像性集合力(PFV)，重点训练平滑 PFV，使其达到正常值
增强调节幅度和调节灵敏度，能自主地刺激和放松调节
第二阶段：
增进负融像性集合力(NFV)，重点训练平滑 NFV，使其达到正常值
增进正融像性集合力(PFV)，重点训练跳跃 PFV，使其达到正常值
增进负融像性集合力(NFV)，重点训练跳跃 NFV，使其达到正常值
第三阶段：
让患者能在集合需求和发散需求之间自主转换
将聚散运动与调节训练结合在一起
将聚散运动与眼球扫视、追随运动相结合

具体训练流程如下：

1. 阶段一　由于视觉训练需要医患之间的沟通交流与合作，所以在第一阶段，首先与患者建立良好的工作关系对训练的成功至关重要。沟通的内容可包括视觉训练的必要性、视觉训练的目标等。

在第一阶段，要让训练者意识到视觉训练过程中不同的反馈现象。如果患者能很好地理解 9 种反馈信息，比如定位、视差、复视等，训练将会进步更快。

第一阶段需要完成的目标：

（1）在 5cm 至 6m 的距离，能够完成自主集合和发散。训练项目包括线珠训练（Brock string）、无珠训练（bug on string）、三点卡（red/green barrel card）。

（2）增进正融像性聚散功能，将正融像范围增加至 $30^\triangle$。训练项目包括可变红绿矢量图（variable tranaglyph）、可变偏振矢量图（variable vectograms）、可变镜面立体镜（variable prismatic stereoscope）。

（3）增加调节幅度和调节灵敏度，使用翻转拍 +2.00D/-2.00D，阅读距离为 40cm，视标大小对应的视力为 0.7（20/30），完成 12 周 / 分钟。如果调节功能是正常的，则不需要花费太多时间来训练调节功能。训练项目包括球镜排序（lens sorting）、跳跃球镜训练（loose lens rock）、Hart 表（Hart chart procedures）。

2. **阶段二**　在第一阶段已经完成了改善平滑性正融像性聚散功能，在第二阶段，就要着重强调增进跳跃性融像性聚散力。改变聚散需求的方法有以下六种：

（1）从注视视标卡变化为注视其他目标。

（2）遮盖和去遮盖一只眼睛。

（3）块状棱镜或反转棱镜。

（4）反转透镜。

（5）两个不同的矢量图放置在布鲁士架上（dual Polachrome illuminated trainer）。

（6）偏振或红 / 绿反转拍。

在第一阶段，并不强调训练的速度。然而，在第二阶段，我们应该强调融合训练的速度和正确率。并且，在这一阶段，我们需要通过训练来增加负融像性聚散功能。

第二阶段需要完成的目标：

（1）使用裂隙尺（aperture rule）的 12 号集合训练卡片和 6 号发散训练卡片，保持视标清晰、融合。

（2）偏心环卡（eccentric circle）和自由空间融合卡（free space fusion card），使用交叉融合两卡分离到 12cm；使用非交叉融合两卡分离到 6cm，保持视标清晰、融合。

3. **阶段三**　在第一阶段和第二阶段，患者都是分开训练集合或发散功能。在第三阶段，需要训练患者在集合需求和发散需求之间转换。

第三阶段需要完成的目标：

（1）完成集合到发散的转换。在 25$^\triangle$BO/15$^\triangle$BI 跳跃变化时保持融合，完成次数为 10 周 / 分钟。训练项目包括偏振翻转拍协同偏振矢量图训练（vectograms with polaroid flippers）、红绿翻转拍协同红绿矢量图训练（Tranaglyph with red/green flippers）。也可以使用偏心环卡和自由空间融合卡，从集合运动转换到发散运动，强调每分钟完成的次数。

（2）将聚散运动与眼球转动、扫视运动相结合。训练项目包括线珠旋转训练（Brock string with rotation）、旋转或横向运动的偏心环卡和自由空间融合卡，也可以采用旋转运动的电脑程序训练。

视觉训练的最终目的是消除患者的症状，使患者的双眼视和调节检查结果接近正常值。在训练中期和训练结束时，我们都需要进行重新评估。第一次重新评估的时间可以安排在患者开始训练跳跃性聚散的时候，比如裂隙尺。所有的双眼视和调节功能检查结果都需要与训练前的检查结果进行比较。

4. **家庭训练的维持**　当患者达到了停止训练的标准以后，还应进行家庭训练，并定期监测以防止回退。具体训练流程如下：

（1）在医院训练结束后的前 3 个月，患者可以进行软件训练、偏心环卡和自由空间融合卡训练，每周训练 3 次，每次 10～15 分钟。3 个月训练结束时重新评估患者的双眼视和调节功能。

（2）如果重新评估的结果正常，患者无眼部不适症状，家庭训练的次数可适当减少。在接下来的 6 个月，患者继续进行上述训练，每周训练 1 次，每次 5 ~ 10 分钟。6 个月训练结束时重新评估患者的双眼视和调节功能。

（3）如果重新评估的结果正常，患者无眼部不适症状，患者可在每个月的第一天进行上述训练。如果患者能够很好地完成训练任务，这个月则不需要再进行家庭训练。如果患者不能完成预期的训练任务，感觉有回退的现象，则继续进行上述训练，并进行每年常规复诊。

（四）手术

由于屈光矫正、棱镜、视觉训练对集合不足的治疗非常有效，因而手术是没有必要的。

三、病例

一大学生，22 岁，男，主诉近距离阅读 10 分钟后眼痛、头痛，看远处黑板上的字模糊不清，需 2 ~ 3 分钟后才能慢慢看清楚黑板上的字。每天下午到晚上的症状会更加严重。患者从未进行过任何眼部检查及治疗，未进行过任何屈光矫正，其全身健康状况良好，眼部健康状况良好。

屈光检查及双眼视功能检查结果列举如下：

裸眼远视力：OU：1.0（20/20）。

裸眼近视力：OU：1.0（20/20）。

NPC：调节视标检查结果 12cm；笔灯检查结果 20cm。

遮盖试验：远：正位。

　　　　　　近：9$^\Delta$ 外隐斜。

主觉验光：OD：-0.25D，1.0（20/20）。

　　　　　　OS：-0.20/-0.25×180，1.0（20/20）。

使用综合验光仪检查：

远水平隐斜：1$^\Delta$ 外隐斜。

近水平隐斜：10$^\Delta$ 外隐斜。

视远 BI：X/8/4。

视远 BO：10/20/9。

AC/A 值：梯度法 2∶1。

计算法 2.6∶1。

视近 BI：12/20/11。

视近 BO：4/7/3。

聚散灵敏度：2cpm，BO 面速度较慢。

NRA：+1.00D。

PRA：-2.25D。

调节幅度（移近法）：OD：10D；OS：10D。

MAF：OD：0cpm，正镜通过困难；OS：0cpm，正镜通过困难。

BAF：0cpm，正镜通过困难。

MEM：-0.50D。

分析：

由于患者存在较大的视近外隐斜度隐斜，因此需要分析反映正融像性功能的指标。该患者的直接指标如 NPC 后退，近距 PFV 和聚散灵敏度均下降，间接指标（NRA，BAF）也下降。此外该患者 AC/A 值偏低，因此可诊断为集合不足。

由于患者还存在单眼和双眼调节灵敏度下降，正镜片通过困难，MEM 下降，所以患者还存在继发性调节过度。分析可能是由于 PFV 降低，患者需要通过刺激调节来增加调节性聚散量，从而达到双眼单视。

处理：

由于患者存在继发性的调节过度，所以暂时不进行屈光矫正。视觉训练对集合不足的治疗非常有效，按照本节中集合不足的视觉训练方法，详细制订训练计划。该患者通过20 次医院训练后，双眼视功能部分指标改善如下：

NPC：5cm。

视近：$8^\triangle$ 外隐斜。

视近 BO：20/34/18。

聚散灵敏度：10cpm。

MAF：OD：12cpm；OS：11cpm。

BAF：11cpm。

此后，患者改为家庭维持训练，不适症状完全缓解。

（伍　叶）

第三节 | 发散不足

一、定义及临床表现

发散不足的特征是视远内隐斜而视近眼位正常，AC/A 比率低。在所有的非斜视性双眼视异常中，发散不足是最少见的。

（一）发散不足的症状

发散不足最常见症状就是间歇性复视，主要是视远复视，随着疲劳程度加重，复视更加严重。可能还有眼疲劳、视物模糊、头疼、晕车和恶心等其他症状。

（二）发散不足的体征

1. 视远内隐斜明显大于视近。发散不足的视远眼位偏斜可以是内隐斜、间歇性内斜视或恒定性内斜视。

2. 视远发生内斜或内隐斜的频率高于视近。例如，两个患者都存在视远间歇性内斜视，但是他们眼位偏斜的时间比例不同。一个患者可能有95%的时间存在间歇性内斜视，而另一个患者只有 5% 的时间存在间歇性内斜视。这种眼位偏斜时间比例的巨大差异需要完全不同的治疗计划。

3. AC/A 比率低（计算性 AC/A 比率一般小于 3：1）。

4. 视远负融像性聚散（negative fusional vergence，NFV）低。

5. 无明显屈光异常。

二、发散不足的治疗

（一）屈光矫正

在处理所有双眼视和调节功能障碍时，首先考虑的处理方法就是矫正屈光不正。无论 AC/A 比率高或低，由于在视远的调节水平应该是最低的，在主觉验光处方基础上增加或减少负镜，不会减少调节或调节性集合。所以改变球镜度数对于视远内隐斜并不可取。但是对于一个发散不足远视患者来说，可处方能够达到最佳矫正视力的最高度数正镜片，可尽量减少眼位的偏斜度。

（二）棱镜

如果发散不足患者存在垂直性偏斜时，应首先考虑对垂直性偏斜进行矫正。大多数情况下，发散不足的首选治疗方法为处方 BO 棱镜。确定矫正水平性偏斜的棱镜处方可以有两种方法：第一，根据分离性隐斜测量结果，如 von Graefe 法，然后根据 Sheard 准则来进行分析。第二，最理想的方法是根据相联性隐斜测量结果，采用注视视差分析方法。水平位相联性隐斜通常小于水平位分离性隐斜。临床上认为采用相联性隐斜测量结果作为棱镜处方更为可靠。

发散不足主要造成视远复视，棱镜处方可只用于与视远相关的视觉任务。然而，如果发散不足患者的视近 PFV 足以补偿因视近而增加的集合刺激量时，BO 棱镜处方也可以全天配戴且不会诱发视近问题。如果不能耐受视近配戴 BO 棱镜处方，可以进行视觉训练：同时增加 PFV 和 NFV 的范围。

（三）视觉训练

如果棱镜处方不能完全消除患者的视觉症状，视觉训练也是很有必要的。可以根据以下三个指导原则进行视觉训练：

1. 训练从近距离开始，较低难度，逐步向更远的距离进行训练。

2. 训练从周边融像视标开始，逐步向中央融像视标训练。

3. 训练从三级刺激视标开始，逐步向二级、一级刺激视标训练。

总体的训练目标为改进视远负融像性聚散，提高聚散敏捷度，最终消除患者的视觉疲劳症状。训练流程包含三个阶段，每一阶段的训练目标如表 5-3 所示。

表 5-3　发散不足的视觉训练阶段性目标

第一阶段：
与患者建立良好的工作关系
让患者意识到视觉训练过程中不同的反馈现象
让患者能够完成自主集合和发散
增进近距负融像性集合力(NFV),重点训练平滑 NFV,使其达到正常值
增强调节幅度和调节灵敏度,能自主地刺激和放松调节

续表

第二阶段：

增进正融像性集合力（PFV），重点训练平滑 PFV，使其达到正常值

增进近距负融像性集合力（NFV），重点训练跳跃 NFV，使其达到正常值

增进正融像性集合力（PFV），重点训练跳跃 PFV，使其达到正常值

第三阶段：

增进中间距离和远距离负融像性集合力（NFV），重点训练平滑 NFV，使其达到正常值

增进中间距离和远距离负融像性集合力（NFV），重点训练跳跃 NFV，使其达到正常值

具体训练流程如下：

1. **阶段一**　由于视觉训练需要医患之间的沟通交流与合作，所以在第一阶段，首先与患者建立良好的工作关系对训练的成功至关重要。沟通的内容可包括发散的概念、视觉训练的目标以及重要性等。

在第一阶段，要让训练者意识到视觉训练过程中不同的反馈现象。如果患者能很好地理解 9 种反馈信息，比如定位、视差、复视等，训练将会进步更快。虽然发散不足视觉训练的最终目标是改进视远负融像性聚散，但是训练初期阶段首先从训练视近负融像性聚散更容易成功。

第一阶段需要完成的目标：

（1）增进视近负融像性聚散功能，将负融像范围增加至 15^Δ。训练项目包括线珠训练（Brock string）、可变红绿矢量图（variable tranaglyph）、可变偏振矢量图（variable vectograms），从周边融像视标图片开始训练，也可以采用计算机随机点视觉训练视觉程序进行训练。

（2）增加调节灵敏度，使用翻转拍 +2.00/-2.00D，阅读距离为 40cm，视标大小对应视力为 0.7（20/30），完成 12 周 / 分钟。如果调节功能是正常的，则不需要花费太多训练调节功能。训练项目包括球镜排序（lens sorting）、梯度球镜训练（loose lens rock）、Hart 表（Hart chart procedures）。

2. **阶段二**　在第一阶段已经完成了改善视近平滑负融像性聚散功能，在第二阶段，就要着重强调增进跳跃融像性聚散力。在第一阶段，并不强调训练的速度。然而，在第二阶段，我们应该强调提高聚散性融像的速度。此外，在这一阶段，我们需要通过训练来增加正融像性聚散幅度和敏捷度。

第二阶段需要完成的目标：

（1）使用裂隙尺的 12 号集合训练卡片和 6 号发散训练卡片，保持视标清晰、融合。

（2）偏心环卡和自由空间融合卡，使用交叉融合两卡分离到 12cm；使用非交叉融合两卡分离到 6cm，保持视标清晰、融合。

3. **阶段三**　在第一阶段和第二阶段，患者都是训练的视近集合或发散功能。在第三阶段，需要训练患者视远融像性聚散功能。

第三阶段需要完成的目标：

（1）将可变红绿矢量图、可变偏振矢量图和偏心环卡的训练工作距离从 40cm 增加至 1m。一旦能够顺利完成 1m 距离的训练内容，则继续增加训练工作距离。为了进行远距离的训练，可以将可变红绿矢量图和可变偏振矢量图片通过投影仪投射在远处屏幕上，或使

用更大尺寸印刷版的偏心环卡（21.5cm×28cm）。

（2）发散不足主要造成视远复视，如果发散不足患者的视近 PFV 不足以补偿因视近而增加的集合刺激时，BO 棱镜处方全天配戴会诱发视近不适症状。如果不能耐受视近配戴 BO 棱镜处方，可以进行视觉训练增加 PFV 的范围，其训练内容与集合不足训练流程类似。

在训练中期和训练结束时，我们都需要进行一次重新评估。所有的双眼视和调节功能检查结果都需要与训练前的检查结果进行比较，并了解患者目前的不适症状是否有好转。

4. **家庭训练的维持**　当患者达到了停止训练的标准以后，还应进行家庭训练，并定期监测以防止回退。

（四）手术

屈光矫正、棱镜、视觉训练对发散不足的治疗比较有效。只有在极少数情况下，当棱镜治疗无效时才考虑手术治疗。

三、病例

一公司职员，32 岁，女，从事财务工作，主诉偶尔复视 3 年，主要是看远距离幻灯片或者看电视时会发生复视，随着疲劳程度加重，复视更加严重。患者 2 年前曾做过眼部检查，未发现任何问题。其全身健康状况良好，眼部健康状况良好。

屈光检查及双眼视功能检查结果列举如下：

裸眼远视力：OU：1.0（20/20）。

裸眼近视力：OU：1.0（20/20）。

NPC：调节视标检查结果 5cm；笔灯检查结果 5cm。

遮盖试验：远：10^Δ 内隐斜。

　　　　　　近：正位。

主觉验光：OD：+0.50；1.0（20/20）。

　　　　　　OS：+0.50；1.0（20/20）。

使用综合验光仪检查：

远水平隐斜：10^Δ 内隐斜。

近水平隐斜：1^Δ 内隐斜。

视远 BI：X/2/-2。

视远 BO：12/29/13。

AC/A 值：梯度法 2∶1。

　　　　　计算法 2.4∶1。

视近 BI：10/20/12。

视近 BO：16/22/14。

NRA：+2.50D。

PRA：-2.25D。

调节幅度（移近法）：OD：13D；OS：13D。

MAF：OD：10cpm；OS：10cpm。

BAF：9cpm。

MEM：+0.50D。

分析：

由于患者偶尔复视已有 3 年，且存在较大的视远内隐斜，视远 NFV 下降，此外该患者 AC/A 值较低，因此可诊断为发散不足。

处理：

虽然患者的 AC/A 值较低，但是还是给予屈光矫正，能稍微减少视远的内隐斜度。并根据相联性隐斜检查结果给予患者 BO 棱镜处方。具体处方为：

OD：+0.50D，3^ΔBO。

OS：+0.50D，3^ΔBO。

该患者配戴该眼镜之后，视远内隐斜度为 2^ΔBO，复视症状改善极为明显。

（伍　叶）

 第四节 | 基本型内隐斜

一、定义及临床表现

基本型内隐斜的特征是视远和视近均有内隐斜，度数基本相等（差异不超过 5^Δ），AC/A 比率大致正常。Scheiman 等研究 1650 名 6~18 岁儿童发现基本型内隐斜的发病率为 0.7%。

（一）基本型内隐斜的症状

由于视远和视近均有内隐斜，所以基本型内隐斜常见症状可以是近距离工作后视疲劳、头痛、视物模糊、复视、嗜睡、注意力难以集中、理解能力下降等症状，也可能有远距离工作后视力模糊或复视，如开车、看电视、上课等。

（二）基本型内隐斜的体征

1. 视远和视近均有内隐斜，两者基本相等。一般情况下，如果视远和视近的眼位偏斜度相差小于 5^Δ，则认为视远和视近的眼位偏斜度相等。眼位偏斜可以是内隐斜、间歇性内斜视或恒定性内斜视。

2. 计算性 AC/A 比率大致正常。

3. 视远和视近的负融像性聚散低。

4. 间接评估 NFV 的值也会降低，如测量双眼调节灵敏度时，负镜片通过困难；PRA 偏低。可能是由于 NFV 降低，需要放松调节来减少调节性聚散量，来达到双眼单视。

5. 通常伴随远视。

二、基本型内隐斜的治疗

（一）屈光矫正

对于基本型内隐斜的远视患者来说，最好进行睫状肌麻痹验光，处方能达到最佳矫正视力的最高度数正镜片。

由于基本型内隐斜的 AC/A 比率处于正常值，给予正球镜附加还是有一定效果。使用正球镜附加的目的是给予最小量的正镜来消除患者的症状，改善调节或聚散系统的需求。通过综合分析 NRA/PRA、调节反应、AC/A 值和视差分析等来计算基本型内隐斜患者的正球镜附加量。

（二）棱镜

如果存在垂直性偏斜，应首先考虑对垂直性偏斜进行矫正。基本型内隐斜的首选治疗方法为处方 BO 棱镜。确定矫正水平位偏斜的棱镜处方可以根据视远和视近的相联性隐斜测量结果。如果远距和近距相联性隐斜度数不相等，将较低度数作为棱镜处方。

（三）视觉训练

基本型内隐斜的另一种治疗方法是视觉训练，以改进视远和视近负融像性聚散功能。视远和视近的内隐斜度数越大，视觉训练就越有必要。基本型内隐斜的视觉训练包括 12 ~ 24 次的医院训练，训练的次数取决于患者的年龄、目的和训练依从性。整个训练方案与集合过度的训练方案类似，不同之处在于基本型内隐斜在第二、三阶段需要进行中间距离和远距离的视觉训练。训练流程包含三个阶段，每一阶段的训练目标如表 5-4 所示。

表 5-4　基本型内隐斜的视觉训练阶段性目标

第一阶段：
与患者建立良好的工作关系
让患者意识到视觉训练过程中不同的反馈现象
让患者能够完成自主集合和发散
增进视近负融像性集合力（NFV），重点训练平滑 NFV，使其达到正常值
增强调节幅度和调节灵敏度，能自主地刺激和放松调节
第二阶段：
增进正融像性集合力（PFV），重点训练平滑 PFV，使其达到正常值
增进负融像性集合力（NFV），重点训练跳跃 NFV，使其达到正常值
增进正融像性集合力（PFV），重点训练跳跃 PFV，使其达到正常值
增进中间距离负融像性集合力（NFV），使其达到正常值
第三阶段：
让患者能自主地在集合需求和发散需求之间转换
将聚散运动与调节训练结合在一起
将聚散运动与眼球扫视、追随运动相结合
增进远距离负融像性集合力（NFV），使其达到正常值

具体训练流程如下：

1. 阶段一　由于视觉训练需要医患之间的沟通交流与合作，所以在第一阶段，首先

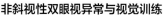
与患者建立良好的工作关系对训练的成功至关重要。沟通的内容包括发散的概念、视觉训练的目标以及重要性等。

第一阶段需要完成的目标：

（1）在5cm至6m的距离，能够完成自主集合和发散。训练项目包括线珠训练（Brock string）、无珠训练（bug on string）。

（2）增进视近负融像性聚散功能，将BI融合范围增加至15$^\triangle$。训练项目包括可变红绿矢量图（variable tranaglyph）、可变偏振矢量图（variable vectograms），从周边融像视标图片开始训练，如tranaglyph 515或者quoit vectogram。也可以采用随机点视觉训练程序训练发散功能。

（3）如果基本型内隐斜患者存在调节功能障碍，则需要通过视觉训练增加调节幅度和调节灵敏度，使用反转拍+2.00/-2.00，阅读距离为40cm，视标大小对应视力为0.7（20/30），完成12周/分钟。如果调节功能是正常的，则不需要花费太多时间训练调节功能。训练项目包括球镜排序（lens sorting）、跳跃球镜训练（loose lens rock）、Hart表（Hart chart procedures）。

2. 阶段二 在第一阶段已经完成了改善平滑性视近负融像性聚散功能，在第二阶段，就要着重强调增进跳跃性融像性聚散力。在第一阶段，并不强调训练的速度。然而，在第二阶段，我们应该强调提高聚散性融像的速度。并且，在这一阶段，我们需要通过训练来增加正融像性聚散幅度和敏捷度。

第二阶段需要完成的目标：

（1）使用裂隙尺的12号集合训练卡片和6号发散训练卡片，保持视标清晰、融合。

（2）偏心环卡和自由空间融合卡，使用交叉融合两卡分离到12cm；使用非交叉融合两卡分离到6cm，保持视标清晰、融合。

（3）增进正融像性聚散功能，将BO融合范围增加至20$^\triangle$。训练项目包括可变红绿矢量图（variable tranaglyph）、可变偏振矢量图（variable vectograms），从周边融像视标图片开始训练。也可以采用计算机随机点视觉训练视觉程序训练集合功能。

（4）提高中间距离负融像性聚散功能，将BI融合范围增加至10$^\triangle$。将红绿矢量图或偏振矢量图的训练工作距离从40cm增加至3m。为了进行中间距离的训练，可以将红绿立体图和偏振片立体图片通过投影仪投射在远处屏幕上。也可以使用立体镜来进行中间距离的融像性聚散训练，例如：Brewster立体镜（Brewster-type stereoscopes）可以任意改变视觉训练的工作距离。

3. 阶段三 在第一阶段和第二阶段，患者都是单独训练集合或发散功能。在第三阶段，需要训练患者在集合需求和发散需求之间转换，并将聚散运动与眼球转动、扫视运动相结合。

第三阶段需要完成的目标：

（1）完成集合到发散的转换。在25$^\triangle$BO/15$^\triangle$BI跳跃变化时保持融合，完成次数为10周/分钟。训练项目包括偏振翻转拍协同偏振矢量图训练（vectograms with polaroid flippers）、红绿翻转拍协同红绿矢量图训练（tgranaglyph with red/green flippers）。也可以使用偏心环卡片和自由空间融合卡，从集合运动转换到发散运动，强调每分钟完成的次数。

（2）将聚散运动与眼球转动、扫视运动相结合。训练项目包括线珠旋转训练（Brock string with rotation）、旋转或横向运动的偏心环卡、自由空间融合卡和旋转的救生圈卡，也可以采用旋转运动的计算机视觉训练程序。

（3）改进远距离负融像性聚散功能。将红绿立体图、偏振片立体图和大尺寸印刷版的偏心环卡片的训练工作距离从 3m 增加至 6m。

4. 家庭训练的维持　当患者达到了停止训练的标准以后，还应进行家庭训练，并定期监测以防止回退。

（四）手术

由于屈光矫正、棱镜、视觉训练对基本型内隐斜的治疗非常有效，手术则是没有必要的。

三、病例

一名 13 岁初中生，男，因在学校看黑板间歇性复视、眼痛、头痛就诊。这种视疲劳症状已有 4 年，但从未进行过任何治疗。患儿全身健康状况良好，眼部健康状况良好。

屈光检查及双眼视功能检查结果列举如下：

裸眼远视力：OU：1.0（20/20）。

裸眼近视力：OU：1.0（20/20）。

NPC：调节视标检查结果 < 5cm；笔灯检查结果 < 5cm。

遮盖试验：远：20$^\Delta$ 内隐斜。

　　　　　　近：18$^\Delta$ 内隐斜。

主觉验光：OD：+1.50，1.0（20/20）。

　　　　　　OS：+1.50，1.0（20/20）。

使用综合验光仪检查：

远水平隐斜：21$^\Delta$ 内隐斜。

近水平隐斜：20$^\Delta$ 内隐斜。

视远 BI：复视。

视远 BO：复视。

AC/A 值：梯度法 5：1。

　　　　　计算法 5.6：1。

视近 BI：X/2/-6。

视近 BO：X/30/16。

聚散灵敏度：0cpm，BI 面复视。

NRA：+2.50D。

PRA：-0.50D。

调节幅度（移近法）：OD：12D；OS：12D。

MAF：OD：8cpm；OS：9cpm。

BAF：-2.00D 一面存在复视。

MEM：+1.25D。

分析：

由于患者的视远和视近内隐斜度数均较大，因此需要分析反映负融像性功能的指标。该患者的直接指标（视远和视近 NFV，聚散灵敏度）均下降，间接指标（PRA，BAF）也下降。此外该患者 AC/A 值大致正常，因此可诊断为基本型内隐斜。

处理：

由于患者的梯度 AC/A 比率为 5：1，给予远视全部矫正，则视远的内隐斜视度减至 13.5$^\Delta$，视远的内隐斜视度减至 12.5$^\Delta$。并根据相联性隐斜检查结果给予患者 BO 棱镜处方为 5$^\Delta$BO。具体处方为：

OD：+1.50D，2.5$^\Delta$BO。

OS：+1.50D，2.5$^\Delta$BO 双眼近附加为 +1.00D。

该患者配戴该眼镜之后 1 个月复诊，复视症状已完全改善，故不需要做额外的治疗。

（伍　叶）

第五节｜基本型外隐斜

一、定义及临床表现

基本型外隐斜的特征是视远和视近均有外隐斜，两者基本相等，AC/A 比率大致正常。Scheiman 等研究 1650 名 6～18 岁儿童发现基本型外隐斜的发病率为 0.3%。

（一）基本型外隐斜的症状

由于视远和视近均有外隐斜，所以基本型外隐斜的常见症状可以是近距离工作后视疲劳、头痛、视物模糊、复视、嗜睡、注意力难以集中、理解能力下降等症状，也可能有远距离工作后视力模糊或复视，如开车、看电视、教室上课等。

（二）基本型外隐斜的体征

1. 视远和视近均有外隐斜，两者基本相等。一般情况下，如果视远和视近的眼位偏斜度相差小于 5$^\Delta$，则认为视远和视近的眼位偏斜度相等。

2. 计算性 AC/A 比率大致正常。

3. NPC 后退。

4. 视远和视近的 PFV 均低。

5. 间接评估 PFV 的值也会降低，如测量双眼调节灵敏度时，正镜片通过困难，NRA 偏低，BCC < +0.25D。可能是由于 PFV 降低，需要通过刺激调节来增加调节性聚散量，来达到双眼单视。

二、基本型外隐斜的治疗

（一）屈光矫正

对于基本型外隐斜近视患者来说，可处方最大可接受负镜片。对于基本型外隐斜远视患者来说，当远视屈光度 ≤ +1.50D 时，可在视觉训练取得一定进步之后再给予远视矫正。当远视屈光度 > +1.50D 时，如果给予远视全矫，则可能导致外隐斜视度增加，从而加重患者的视疲劳症状。在这种情况下，可先给予远视部分矫正，再进行视觉训练。一旦患者的 PFV 和 NPC 提高了，再增加正球镜的量。

由于基本型外隐斜的 AC/A 比率处于正常值，给予球性附加镜还是有一定效果。对于内隐斜使用正附加镜时，常常以双光镜的形式全天配戴。对于外隐斜来说，附加负镜基本上不是全天配戴，而是用于视觉训练用。比如：高度外隐斜、间歇性外斜视或恒定性外斜视在视觉训练的初期阶段常常融像困难，使用负镜片附加的目的是利用调节性集合来降低眼位偏斜，提高融像性聚散力，从而有利于融像。

（二）棱镜

如果存在垂直性偏斜，应首先考虑对垂直性偏斜进行矫正。基本型外隐斜患者进行视觉训练是非常有效的。所以大多数情况下，基本型外隐斜是不需要处方 BI 棱镜。但是当外隐斜度数较大时（ > 30$^\triangle$），视觉训练结束后部分患者可能还是会有一定视觉症状，这时可以处方 BI 棱镜。

（三）视觉训练

基本型外隐斜的视觉训练包括 12 ~ 24 次的医院训练，如果是恒定性外斜视，训练时间可能会更长。训练的次数取决于患者的年龄、动机和训练依从性。整个训练方案与集合不足的训练方案类似，不同之处在于基本型外隐斜在第二、三阶段需要进行中间距离和远距离的视觉训练。训练流程包含四个阶段，每一阶段的训练目标如表 5-5 所示。

表 5-5　基本型外隐斜的视觉训练阶段性目标

第一阶段：
与患者建立良好的工作关系
让患者意识到视觉训练过程中不同的反馈现象
让患者能够完成自主集合和发散
增进正融像性集合力（PFV），重点训练平滑 PFV，使其达到正常值
增强调节幅度和调节灵敏度，能自主地刺激和放松调节
第二阶段：
增进负融像性集合力（NFV），重点训练平滑 NFV，使其达到正常值
增进正融像性集合力（PFV），重点训练跳跃 PFV，使其达到正常值
增进负融像性集合力（NFV），重点训练跳跃 NFV，使其达到正常值
增进中间距离正融像性集合力（PFV），使其达到正常值
第三阶段：
让患者能自主地在集合需求和发散需求之间转换
将聚散运动与调节训练结合在一起
将聚散运动与眼球扫视、追随运动相结合
增进远距离正融像性集合力（PFV），使其达到正常值

具体训练流程如下：

1. 阶段一　由于视觉训练需要医患之间的沟通交流与合作，所以在第一阶段，首先

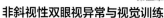

与患者建立良好的工作关系对训练的成功至关重要。沟通的内容包括集合的概念、视觉训练的目标以及重要性等。

第一阶段需要完成的目标：

（1）在5cm至6m的距离，能够完成自主集合和发散。训练项目包括线珠训练（Brock string）、无珠训练（bug on string）、三点卡（red/green barrel card）。

（2）增进正融像性聚散功能，将BO融合范围增加至$30^\triangle$。训练项目包括可变红绿矢量图（variable tranaglyph）、可变偏振矢量图（variable vectograms）、可变镜面立体镜（variable prismatic stereoscope）。

（3）如果基本型外隐斜患者存在调节功能障碍，则需要通过视觉训练增加调节幅度和调节灵敏度，使用翻转拍+2.00/-2.00，阅读距离为40cm，0.7（20/30）视力卡，完成12周/分钟。如果调节功能是正常的，则不需要花费太多时间训练调节功能。训练项目包括球镜排序（lens sorting）、跳跃球镜训练（loose lens rock）、Hart表（Hart chart procedures）。

2. 阶段二 在第一阶段已经完成了改善视近平滑正融像性聚散功能，在第二阶段，就要着重强调增进跳跃融像性聚散力。在第一阶段，并不强调训练的速度。然而，在第二阶段，我们应该强调提高聚散性融像的速度。并且，在这一阶段，我们需要通过训练来增加负融像性聚散幅度和敏捷度。

第二阶段需要完成的目标：

（1）使用裂隙尺的12号集合训练卡片和6号发散训练卡片，保持视标清晰、融合。

（2）偏心环卡和自由空间融合卡，使用交叉融合两卡分离到12cm；使用非交叉融合两卡分离到6cm，保持视标清晰、融合。

（3）改进中间距离融像性聚散功能，将BO融合范围增加至$20^\triangle$，BI融合范围增加至$10^\triangle$。将红绿矢量图、偏振片矢量图的训练工作距离从40cm增加至3m。为了进行中距离的训练，可以将红绿矢量图和偏振片矢量图片通过投影仪投射在远处屏幕上，或使用更大尺寸印刷版的偏心环卡片（21.5cm×28cm）。也可以使用立体镜来进行中间距离的融像性聚散训练，例如：Brewster型立体镜（Brewster-type stereoscopes）可以任意改变视觉训练的工作距离。

3. 阶段三 在第一阶段和第二阶段，患者都是单独训练集合或发散功能。在第三阶段，需要训练患者在集合需求和发散需求之间转换，并将聚散运动与眼球转动、扫视运动相结合。

第三阶段需要完成的目标：

（1）完成集合到发散的转换。在$25^\triangle$BO/$15^\triangle$BI跳跃变化时保持融合，完成次数为10周/分。训练项目包括偏振翻转拍协同偏振矢量图训练（vectograms with polaroid flippers）、红绿翻转拍协同红绿矢量图训练（tranaglyph with red/green flippers），镜片翻转时，集合需求和发散需求之间得以转换。也可以使用偏心环卡和自由空间融合卡，从集合运动转换到发散运动，强调每分钟完成的次数。

（2）将聚散运动与眼球转动、扫视运动相结合。训练项目包括线珠旋转训练（Brock string with rotation）、旋转或横向运动的偏心环卡、自由空间融合卡和旋转的救生圈卡，也可以采用旋转运动的计算机视觉训练程序。

（3）改进远距离正融像性聚散功能。将红绿立体图、偏振片立体图或大尺寸印刷版的偏心环卡片的训练工作距离从 3m 增加至 6m。

4. 家庭训练的维持 当患者达到了停止训练的标准以后，还应进行家庭训练，并定期监测以防止回退。

（四）手术

由于透镜、棱镜、视觉训练对基本型外隐斜的治疗非常有效，手术则是没有必要的。但是当外隐斜视度较大时（>30$^\triangle$），部分患者通过透镜、棱镜、视觉训练可能不会完全消除疲劳症状，这时可以考虑手术治疗。

三、病例

一名大学生，20 岁，女，主诉阅读 20 分钟后视疲劳、头痛。患者自诉有近视眼镜，但是很少配戴。患者从未进行过任何眼部检查及治疗，未进行过任何屈光矫正，其全身健康状况良好，眼部健康状况良好。

屈光检查及双眼视功能检查结果列举如下：

裸眼远视力：OD：0.5（20/40），OS：0.4（20/50）。

裸眼近视力：OU：0.8（20/25）。

NPC：调节视标检查结果 15cm；笔灯检查结果 18cm。

遮盖试验：远：11$^\triangle$ 外隐斜。

　　　　　　近：10$^\triangle$ 外隐斜。

主觉验光：OD：-1.25D，1.0（20/20）。

　　　　　　OS：-1.50D，1.0（20/20）。

使用综合验光仪检查：

远水平隐斜：10$^\triangle$ 外隐斜。

近水平隐斜：9$^\triangle$ 外隐斜。

视远 BI：X/12/6。

视远 BO：7/14/4。

AC/A 值：梯度法 5∶1。

　　　　　　计算法 5.4∶1。

视近 BI：13/22/11。

视近 BO：8/16/9。

聚散灵敏度：2cpm，BO 面速度较慢。

NRA：+1.00D。

PRA：-3.25D。

调节幅度（移近法）：OD：10.5D；OS：10.5D。

MAF：OD：0cpm，正镜通过困难；OS：0cpm，正镜通过困难。

BAF：0cpm，正镜通过困难。

MEM：-0.75D。

分析：

由于患者的视远和视近外隐斜视度较大，因此需要分析反映正融像性聚散的指标。该患者的直接指标如NPC后退，视远和视近PFV以及聚散灵敏度均下降，间接指标（NRA，BAF）也下降。此外该患者AC/A比率正常，因此可诊断为基本型外隐斜。

由于患者还存在单眼和双眼调节灵敏度下降，正镜片通过困难，MEM下降，所以患者还存在继发性调节过度。可能是由于PFV降低，需要刺激调节来增加调节性聚散量，来达到双眼单视。

处理：

由于患者还存在继发性的调节过度，所以暂时不进行屈光矫正。视觉训练对基本型外隐斜的治疗非常有效，按照本节中基本型外隐斜的视觉训练方法，详细制订训练计划。该患者通过24次医院训练后，不适症状得到明显缓解。此时，则需给予屈光矫正处方，具体处方如下：

OD：-1.25D。

OS：-1.50D。

此后患者改为家庭维持训练，不适症状完全缓解。

（伍　叶）

第六节 │ 集合过度

一、定义及临床表现

集合过度的特征是视近内隐斜，视远正位或低至中度内隐斜，负融像性集合力（NFV）下降，高AC/A值。在非斜视性双眼视异常中，集合过度是较为常见的异常类型之一。

Hokoda调查发现有视觉疲劳症状的人群中，集合过度的发病率为5.9%。Scheiman对1650名5～18岁青少年调查，发现集合过度的发病率为8.2%。Porcar等研究发现，大学生人群中集合过度的发病率为1.5%。

（一）集合过度的症状

通常与阅读或其他近距离工作有关。常见症状有：短时间阅读或其他近距离工作后出现眼疲劳、眼痛、头疼、视物模糊、复视、困倦、注意力不集中、阅读理解力下降等。部分集合过度的患者可能并无主观症状，这是由于患者已存在单眼抑制或避免近距离工作、高疼痛阈值或阅读时遮盖一只眼。因此，临床工作中，如果集合过度的患者无主观症状，视光师需主动询问患者是否有避免近距离工作的习惯。

（二）集合过度的体征

1. 通常伴随远视。

2. 视近内隐斜量高于视远、视近发生内隐斜的频率高于视远。

3. 高AC/A值，采用计算法得出AC/A值通常高于7∶1。

（三）集合过度的双眼视及调节检测指标

1. **直接指标**　视近平滑负融像性聚散力（smooth NFV）下降、视近跳跃负融像性聚散力（jump NFV）下降。

2. 间接指标　正相对调节（PRA）低、双眼调节灵敏度测量时负片通过困难、MEM法调节滞后测量显示高滞后量。

二、集合过度的治疗

（一）屈光矫正

双眼视及调节异常的处理方法中，首先考虑的处理方法是矫正屈光不正。对于集合过度的患者，如果存在远视，屈光矫正时务必使用最大正镜。对于张力性调节较强的集合过度患者，需采用睫状肌麻痹验光确定处方。

（二）正近附加

由于集合过度患者 AC/A 值高，采用正近附加可以有效减轻视近内隐斜。表 5-6 提示了适宜和不宜使用正近附加的因素。实际操作中，如何确定近附加量？AC/A 比值、MEM法测量结果、注视视差分析、正负相对调节分析等方法都可以协助确定近附加量。比如，根据患者的近距离分离性内隐斜量和 AC/A 值来计算近附加，正近附加 = 内隐斜量 /（AC/A 值）。再比如，应用注视视差测量值，近附加量为将注视内视差减少至零的最小正度数。实际操作时，尽量参考多种方法的结果来确定近附加度数，避免使用某一种单一方法确定近附加值，以减小误差。

表 5-6　适宜与不宜使用正近附加的因素

	适宜使用正近附加	不宜使用正近附加
AC/A 值	高	低
屈光不正	远视	近视
视近隐斜	内隐斜	外隐斜
正 / 负相对调节	低 PRA	低 NRA
视近 BO	正常至高	低
MEM 测量结果	高	低
调节幅度	低	正常
调节灵敏度	负片通过困难	正片通过困难

（三）棱镜

如果集合过度的患者存在垂直性偏斜，应首先考虑对垂直性偏斜进行矫正。确定矫正垂直性偏斜的棱镜处方可参考相联性隐斜测量结果。

由于集合过度的患者 AC/A 值高，通常采用近附加可以有效减小视近内隐斜，故而较少使用水平缓释棱镜。如果患者存在较高的张力性集合力，如存在中度或高度视远内隐斜，则需要为患者使用底向外的缓释棱镜。是否使用水平缓释棱镜还取决于患者是否存在视远相关的不适症状。采用注视视差测量可有效确定缓释棱镜的量。

（四）视觉训练

如果集合过度患者的负融像性集合力 NFV 严重下降，内隐斜的量很大，或者患者配戴眼镜、使用近附加后仍有不适症状，则应考虑使用视觉训练。集合过度的视觉训练包括 12～24 次医院训练。如患者已采用合适的屈光矫正和近附加，视觉训练的次数可以适当减少。训练的次数也取决于患者的年龄和依从性。训练流程包含三个阶段，每一阶段的训练目标如表 5-7 所示。

表 5-7　集合过度的视觉训练阶段性目标

第一阶段：

　与患者建立良好的工作关系

　让患者意识到视觉训练过程中不同的反馈现象

　让患者能够完成自主集合和发散

　增进负融像性集合力（NFV），重点训练平滑 NFV，使其达到正常值

　增强调节幅度和调节灵敏度，能自主地刺激和放松调节

第二阶段：

　增进正融像性集合力（PFV），重点训练平滑 PFV，使其达到正常值

　增进负融像性集合力（NFV），重点训练跳跃 NFV，使其达到正常值

　增进正融像性集合力（PFV），重点训练跳跃 PFV，使其达到正常值

第三阶段：

　让患者能自主地在集合需求和发散需求之间转换

　将聚散运动与调节训练结合在一起

　将聚散运动与眼球扫视、追随运动相结合

具体训练流程如下：

1. 第一阶段的目标是要教会患者感受双眼发散并拥有双眼自主发散的能力。通过这一阶段的训练，患者可以在不同距离之间自主集合和发散。常用的训练项目包括线珠训练（Brock string）、无珠训练（bug on string）。

集合过度的患者 BI 模糊点、破裂点及恢复点值通常偏低。因此第一阶段的另一重要目标是增进负融像性集合力 NFV，重点训练平滑 NFV。其训练项目包括可变红绿矢量图（variable tranaglyph）、可变偏振矢量图（variable vectograms）、可变棱镜实体镜（variable prismatic stereoscope）。

此外，第一阶段的最后一个目标是使调节幅度正常化，能自主地刺激和放松调节。其训练项目包括球镜排序（lens sorting）、跳跃球镜训练（loose lens rock）、Hart 表（Hart chart procedures）。

当患者通过训练后达到以下目标时，第一阶段训练即可终止：

（1）使用线珠训练时，能够在 3m 距离准确发散。

（2）使用可变矢量图或其他发散训练设备时，能够在 40cm 处将负融像集合力增至 15^{Δ}。

（3）使用 ±2.00D 翻转镜片，注视 0.7（20/30）视标，单眼调节敏捷度达到 12cpm。

2. 第二阶段训练中，重点强调跳跃性 NFV 的训练。其训练项目包括不可变红绿矢量图（nonvariable tranaglyphs）、裂隙尺（aperture rule）、偏心环卡（eccentric circles）、自由空间融合卡（free space fusion cards）、救生圈卡（lifesaver cards）以及软件训练。与第一阶段不同的是，第二阶段的训练重点更多侧重于融像的质，而非量。因此融像的速度和准确性尤为重要。

第二阶段的另一个目标是增进正融像性集合力 PFV，重点训练跳跃 PFV，使其达到正常值。

当患者通过训练后达到以下目标时，第二阶段训练即可终止：

（1）使用裂隙尺训练时，注视 12 号集合训练卡片和 6 号发散训练卡片，能够保持视标清晰、融合。

（2）使用偏心环卡或自由空间融合卡训练时，两个视标分开 12cm 时，能够实现集合，视标清晰融合；两个视标分开 6cm 时，能够实现发散，视标清晰融合。

3. 在第一阶段和第二阶段，患者是分开训练发散或集合功能。在第三阶段，需要训练患者在集合需求和发散需求之间变换，让患者能自主地在集合和发散需求之间转换。其训练项目包括偏振翻转拍协同偏振矢量图训练（vectograms with polaroid flippers）、红绿翻转拍协同红绿矢量图训练（tranaglyphs with red/green flippers）等。在训练的过程中，尤其要重视患者从集合到发散变换的速度。

此外，这一阶段还要将聚散运动与眼球扫视及追随运动结合在一起。其训练项目包括线珠旋转训练（Brock string with rotation）、自由空间融合卡旋转训练（free space fusion cards with rotation）、救生圈旋转训练（lifesaver cards with rotation）以及软件训练。

当患者通过训练后，能够在偏心环卡或自由空间融合卡缓慢转动时保持清晰单一融像，则第三阶段训练可终止。

4. **家庭训练的维持**　当患者达到了停止训练的标准以后，还应进行家庭训练，并定期监测以防止回退。具体训练流程如下：

（1）在医院训练结束后的前 3 个月，患者可以进行软件训练、偏心环卡和自由空间融合卡训练，每周训练 3 次，每次 10 ~ 15 分钟。3 个月训练结束时重新评估患者的双眼视和调节功能。

（2）如果重新评估的结果正常，患者无眼部不适症状，家庭训练的次数可适当减少。在接下来的 6 个月，患者继续进行上述训练，每周训练 1 次，每次 5 ~ 10 分钟。6 个月训练结束时重新评估患者的双眼视和调节功能。

（3）如果重新评估的结果正常，患者无眼部不适症状，患者可在每个月的第一天进行上述训练。如果能够很好地完成训练任务，这个月则不需要再进行家庭训练。如果患者不能完成预期的训练任务，感觉有回退的现象，则继续进行上述训练，并进行每年常规复诊。

（五）**手术**

由于屈光矫正、正镜附加、棱镜、视觉训练对集合过度的治疗非常有效，手术极少运用。

三、病例

一高中生，17 岁，女，主诉近距离阅读 10 分钟后眼痛、头痛、视物模糊。她在 1 年前进行过视功能检查，视光师给予验配双光镜。然而其视觉不适症状并未得到完全缓解。其全身健康状况良好，眼部健康状况良好。

屈光检查及双眼视功能检查结果列举如下：

裸眼远视力：OU：1.0（20/20）。

裸眼近视力：OU：1.0（20/20）。

NPC：调节视标检查结果 5cm；笔灯检查结果 5cm。

遮盖试验：远：正位。

近：16$^\triangle$ 内隐斜。

主觉验光：OD：平光 1.0（20/20）。

OS：平光 1.0（20/20）。

使用综合验光仪检查：

远水平隐斜：1$^\triangle$ 外隐斜。

近水平隐斜：16$^\triangle$ 内隐斜。

视远 BI：X/9/4。

视远 BO：X/21/12。

AC/A 值：梯度法 9：1。

计算法 12：1。

视近 BI：X/3/-2。

视近 BO：12/18/6。

聚散灵敏度：0cpm，BI 面复视。

NRA：+2.25D。

PRA：-0.25D 即产生复视。

调节幅度（移近法）：OD：13D；OS：13D。

MAF：OD：11cpm；OS：11cpm。

BAF：-2.00D 面存在复视。

MEM：+1.25D。

患者现在配戴的眼镜近附加为 OU +1.25D。

分析：

由于患者存在较大的视近内隐斜，因此需要分析反映负融像性聚散的指标。该患者的直接指标（视近 NFV，聚散灵敏度）均下降，间接指标（PRA，BAF，MEM）也下降。此外该患者 AC/A 值高，因此可诊断为集合过度。

处理：

根据患者的视近内隐斜、AC/A 值，可给予患者 +1.25D 近附加。然而患者现在已配戴 +1.25D 近附加，且症状未完全缓解，故而配戴近附加的同时还需近视视觉训练。按照本节中集合过度视觉训练方法，详细制订训练计划。该患者通过 20 次训练后，双眼视功能部分指标改善如下：

视近内隐斜：15^Δ 内隐斜。

视近 BI：14/18/12。

视近 BO：22/32/24。

聚散灵敏度：9cpm。

NRA：+2.50D。

PRA：-1.25D。

MEM：+1.00D。

此后，患者改为家庭维持训练，不适症状完全缓解。

（杨　必）

 # 第七节 ｜ 发散过度

一、定义及临床表现

发散过度的特征是视远高度外隐斜，视近隐斜在正常范围内，高 AC/A 值。患者可能伴有间歇性外斜视，近距离立体视功能正常。

Bair 调查发现在 1000 例内斜视术后继发的外斜患者中，有 7.5% 是发散过度型。在另一个相似的研究中，Pickwell 发现 250 例斜视患者中有 7% 被诊断为发散过度型。最近的一项研究显示发散过度型外斜的发病率更高，间歇性外斜视中有 24% 是属于发散过度型。

（一）发散过度的症状

发散过度患者最常抱怨的就是外观受到影响。许多患者的家长是因为发现孩子的眼睛偶尔外斜才带到医院检查。发散过度患者的主观症状较少，因为患者可能存在抑制或视网膜异常对应，复视偶有发生。患者可能有畏光的现象，并在强光下主动闭上一只眼睛。

（二）发散过度的体征

1. 视远外隐斜明显大于近距，两者差异可达到 $10^\Delta \sim 15^\Delta$。

2. 视远发生外斜或外隐斜的频率高于视近。

3. 高 AC/A 值（计算法）。

4. 视远和视近的正融像性集合力可能在正常范围。

5. 无明显屈光异常，但也有研究[7]发现发散过度的患者近视和屈光参差的发病率比正常人群高。

6. 可能伴随恒定性斜视。

二、发散过度的治疗

（一）屈光矫正

双眼视及调节异常的处理方法中，首先考虑的处理方法是矫正屈光不正。对于发散过度的患者，如果存在近视，屈光矫正时需足矫；如果存在远视，屈光矫正时需欠矫，以利于斜视的矫正。

（二）远距增加负镜

由于发散过度患者 AC/A 值高，减少正镜或增加负镜都可以有效减轻视远外隐斜。在增加负镜的目的是刺激调节进而增进集合。需要注意的是，增加负镜且全天配戴时，视近的调节需求也会相应增加，因此此法仅适合于学龄前儿童。如果要用于年龄更大的孩子，则需考虑使用双光镜，以保证患者视近阅读的舒适度。表 5-8 提示了适宜和不宜增加负镜的因素。

表 5-8　适宜与不宜增加负镜的因素

因素	适宜增加负镜	不宜增加负镜
AC/A 值	高	低
CA/C 值	高	低
隐斜	外隐斜	内隐斜
视近 BI	正常至高	低
调节幅度	正常	低
调节灵敏度	正片通过困难	负片通过困难
年龄	≤ 6 岁	≥ 9 岁

（三）棱镜

如果发散过度的患者存在垂直性偏斜，应首先考虑对垂直性偏斜进行矫正。确定矫正垂直性偏斜的棱镜处方可参考相联性隐斜测量结果。

由于视觉训练通常对发散过度患者十分有效，故而较少使用水平缓释棱镜。

（四）视觉训练

以下对视觉训练方案的介绍仅针对于存在外隐斜且拥有正常视网膜对应的发散过度患者。如果患者存在视远恒定性外斜视，或者患者大部分时间都存在外斜，非一致性视网膜对应则可能存在，则以下训练方案会做调整。主要的调整是取消针对病理性复视的去抑制训练。

发散过度的视觉训练包括 24 ~ 36 次医院训练。训练的次数也取决于患者的病情严重程度、年龄和依从性。发散过度的视觉训练总时长超过了其他调节或其他非斜视性双眼视功能异常，这是因为训练首先要针对视近，而后针对视远，并让患者能够感知复视。尽管发散过度的问题主要在视远，视觉训练最初却是要使视近的调节功能和融像性集合功能正常化。当视近的功能改善后，再将训练逐渐移至远距。

训练流程包含四个阶段，每一阶段的训练目标如表 5-9 所示。

表 5-9　发散过度的视觉训练阶段性目标

第一阶段：
与患者建立良好的工作关系
让患者意识到视觉训练过程中不同的反馈现象
使用有细节的三级视标（detailed third-degree targets）开始近距离的 PFV 及 NFV 训练
让患者能够感知复视
使患者的调节幅度正常化，能够正常刺激和放松调节

第二阶段：
使用二级和一级视标（second-and first-degree）训练近距离的 PFV 及 NFV
重点训练患者的视近跳跃性 PFV 和 NFV

第三阶段：
使用三级、二级和一级视标训练中间距离的 PFV 及 NFV
重点训练患者的中间距离下的跳跃性 PFV 和 NFV
让患者能自主地在集合需求和发散需求之间转换
将聚散运动与调节训练结合在一起

第四阶段：
使用三级、二级和一级视标训练 3 ~ 6m 远距离的 PFV 及 NFV
将聚散运动与调节训练结合在一起
将聚散运动与眼球扫视、追随运动相结合

具体训练流程如下：

1. 第一阶段的目标是要让视觉训练师与患者建立良好的工作关系，并让患者意识到视觉训练过程中不同的反馈机制。这一阶段最主要的是进行去抑制训练，常用的训练项目包括线珠训练（Brock string）、TV 训练卡片（TV trainer）、红绿镜片和笔灯、垂直棱镜分离法等。

需要牢记的是去抑制训练的不同目标。第一个目标是让患者能够感知病理性复视，这一训练仅针对正常视网膜对应的患者，如果患者存在非一致性视网膜对应，则仅训练生理性复视。病理性复视训练的设备包括红绿镜片和笔灯、垂直棱镜分离法。第二个目标是训练生理性复视，常用训练设备包括线珠训练、三点卡（barrel convergence card）。最后一个目标是消除患者融像过程中的中央和周边抑制，常用训练设备包括 TV 训练仪、矢量图、裂隙尺等。

此外，第一阶段还需训练患者的视近正、负融像范围。对于发散过度患者而言，首先训练正融像性集合力（PFV），再训练负融像性集合力（NFV），重点训练 PFV。所选用的训练视标通常是三级的立体视标。训练设备常包含可变矢量图、不可变矢量图、裂隙尺、自由空间融合卡、偏心环卡。

第一阶段的最后一个目标是训练患者的调节功能，使患者的调节幅度正常化，能够正常刺激和放松调节。很多情况下，发散过度会伴随一系列调节异常。调节训练非常重要，这是因为患者在逐渐建立复视感知的过程中，会使用调节性集合力来逐渐产生融像。

当患者通过训练后达到以下目标时，第一阶段训练即可终止：

（1）使用线珠训练时，能够在视近和视远感知生理性复视。

（2）使用三级融像视标视近训练时，能够在 30^{Δ}BO 和 15^{Δ}BI 实现融像。

（3）使用 ±2.00D 翻转镜片，注视 0.7（20/30）视标，单眼调节敏捷度达到 12cpm。

2. 第二阶段训练中，一旦患者已经可以在视近对三级融像视标正常融像，则需采用二级（平面融像，flat fusion）和一级（superimposition）视标进行视近融像功能训练，包括正融像性聚散（PFV）和负融像性聚散（NFV）。常用的训练设备包括裂隙尺、救生圈卡、平面镜训练、立体视训练设备、电脑训练软件。在这一阶段，要重点训练患者的视近跳跃性 PFV 和 NFV。

当患者通过训练后达到以下目标时，第二阶段训练即可终止：

（1）使用二级及一级融像视标视近训练时，能够在 30^{Δ}BO 和 15^{Δ}BI 实现融像。

（2）使用裂隙尺训练时，能够对卡片 12 产生集合性融像，对卡片 6 产生分开性融像。

（3）使用偏心环或自由空间融合训练卡时，能够在 12cm 间距下产生集合性融像，6cm 间距产生发散性融像。

3. 第三阶段的主要目标是针对中间距离进行训练。这一阶段是将近距离的训练放在中间距离再次进行操作。最为有效的训练设备是将矢量图投影到墙上或屏幕上进行训练。其他常用设备包括立体镜（stereoscopes），使用 Brewster 型立体镜（Brewster-type stereoscopes）时，工作距离可以根据需求改变。

这一阶段的另一个重要目标是训练患者中间距离的跳跃性正负融像性聚散，最常用的训练设备包括大尺寸的偏心环卡、跳跃性立体图（jump duction stereograms）。

当患者通过训练后达到以下目标时，第三阶段训练即可终止：

患者在中间距离使用三级、二级及一级融像视标训练时，能够在 20^{Δ}BO 和 10^{Δ}BI 实现融像。

4. 第四阶段的主要目标是使用三级、二级和一级融像视标训练 3～6m 的正负融像范围，其中最困难的是使用一级视标进行远距融像功能训练。第三阶段中使用的训练设备在第四阶段都适用。第四阶段的另一个常用训练设备是实体镜追随训练。

第四阶段的另一个重要目标是将聚散运动与眼球扫视、追随运动相结合。其训练设备与集合过度患者在该阶段所用的设备相同。

当患者通过训练后达到以下目标时，第四阶段训练即可终止：

患者在远距使用二级及一级融像视标训练时，能够在 20^{Δ}BO 和 10^{Δ}BI 实现融像。

当患者达到了停止训练的标准以后，还应进行家庭训练，并定期监测以防止回退。

（五）手术

当患者眼位偏斜较大，患者依从性不强，且不愿意使用非手术方法，则可考虑采用手术治疗。当患者的斜视度超过 30^{Δ}～35^{Δ}，手术结合术后视觉训练可以实现良好的治疗效果。然而既往文献报道显示，发散过度患者采用手术治疗后，双眼视功能恢复的比率不尽如人意。故而，手术仅适用于透镜、棱镜既视觉训练无效时，在这种情况下，手术治疗的成功率较高。

三、病例

一名 9 岁小学生，因其家长发现左眼偶有外斜而来医院就诊。据家长反馈，最早在孩子2岁时就发现左眼偶尔外斜，尤其是在孩子比较疲惫的时候，或者一天结束的时候出现。患儿觉得视力清晰，且无复视。患儿全身状况良好，眼部健康正常。

屈光检查及双眼视功能检查结果列举如下：

裸眼远视力：OU：1.0（20/20）。

裸眼近视力：OU：1.0（20/20）。

NPC：调节视标检查结果8cm；笔灯检查结果8cm。

遮盖试验：远：20^Δ，间歇性，左眼外斜。

近：6^Δ外隐斜。

主觉验光：OD：平光1.0（20/20）。

OS：平光1.0（20/20）。

使用综合验光仪检查：

远水平隐斜：左眼抑制。

近水平隐斜：5^Δ外隐斜。

视远BI：左眼抑制。

视远BO：左眼抑制。

AC/A值：梯度法4:1。

计算法12:1。

视近BI：11/17/12。

视近BO：X/15/10。

NRA：+1.75D。

PRA：-1.50D。

调节幅度（移近法）：OD：13D；OS：13D。

MAF：OD：4cpm；OS：4cpm。

BAF：3cpm。

MEM：+0.25D。

分析：

遮盖试验显示患者视远有较大外斜，且明显大于视近，计算性AC/A值高。进而分析患者的视远正融像性功能，PFV异常，因此可以诊断为发散过度。此外，调节检测指标反映该患者刺激和放松调节都有异常，该患者NRA、PRA、BAF、MAF均低。

处理：

该患者无屈光异常，故不需要配镜。针对发散过度和调节异常，为患者制订了22次，为期3个月的医院训练。3个月后，双眼视功能检查结果如下：

遮盖试验：远：16^Δ外隐斜。

近：4^Δ外隐斜。

主觉验光：OD：平光1.0（20/20）。

OS：平光1.0（20/20）。

使用综合验光仪检查：

远水平隐斜：14^Δ外隐斜。

近水平隐斜：4^Δ外隐斜。

视远 BI：X/10/3。

视远 BO：14/28/16。

AC/A 值：梯度法 5：1。

　　　　　计算法 10：1。

视近 BI：16/24/14。

视近 BO：X/35/20。

NRA：+2.50D。

PRA：-2.50D。

调节幅度（移近法）：OD：13D；OS：13D。

MAF：OD：14cpm；OS：14cpm。

BAF：10cpm。

MEM：+0.25D。

此后，患者改为家庭维持训练，不适症状完全缓解。

（杨　必）

 # 第八节│融像性聚散障碍

一、定义及临床表现

融像性聚散障碍的特征是视远及视近隐斜均在正常范围，AC/A 值正常，但正、负融像范围均低于正常值。其主要病因是感觉性融像功能障碍，可能的原因包括：未矫正的屈光不正或屈光参差、少量的垂直斜视、一些潜在的全身性疾病。

Scheiman 调查了 1650 名 5 ～ 18 岁的青少年，发现融像性聚散障碍的发病率为 0.6%。Porcar 等的研究显示其发病率为 1.5%。基于既往的研究结果，融像性聚散障碍的发病率明显低于集合不足或集合过度。

（一）融像性聚散障碍的症状

融像性聚散障碍患者的症状与近距离阅读或近距离工作有关。最常见的主诉是短时间阅读后眼痛、头痛、视物模糊、注意力不集中。部分患者可能没有任何症状，然而可能是由于患者存在抑制，或主观避免近距离工作，或阅读时闭上一只眼。因此，当患者无任何异常症状时，视光师需要询问患者是否存在避免近距离工作的情况。

（二）融像性聚散障碍的体征

1. AC/A 值正常。

2. 视远及视近隐斜在正常范围。

3. 视远和（或）视近 PFV、NFV 低下。

4. NRA、PRA 低下。

5. 双眼调节敏捷度测量时，正片、负片通过均困难。

6. 调节幅度正常。

7. 可能伴随间歇性中心抑制。

（三）融像性聚散障碍的双眼视及调节检测指标

1. **直接指标** 视远和（或）视近 PFV、NFV 低下，如果该指标正常，则需要测量聚散敏捷度。患者可能存在融像范围正常，而聚散敏捷度低下。

2. **间接指标** NRA、PRA、双眼调节敏捷度均低下。此类患者单眼调节敏捷度正常，提示患者的问题在聚散系统，而不在调节。

二、融像性聚散障碍的治疗

（一）屈光矫正

融像性聚散障碍可能见于未矫正屈光不正或有潜伏性远视的患者。因此，如果患者存在潜伏性远视，应采用睫状肌麻痹验光，充分矫正屈光不正。

（二）棱镜

如果融像性聚散障碍的患者存在垂直性偏斜，应首先考虑对垂直性偏斜进行矫正，然后再进行视觉训练。确定矫正垂直性偏斜的棱镜处方可参考相联性隐斜测量结果。

由于融像性聚散障碍的患者视远及视近隐斜均在正常范围，故而较少使用水平缓释棱镜。

（三）视觉训练

融像性聚散障碍患者的视觉训练包括 12～24 次医院训练。训练的次数也取决于患者的年龄和依从性，积极性较强的患者通常仅需要 10～12 次医院训练。训练流程包含三个阶段，每一阶段的训练目标如表 5-10 所示。

表 5-10　融像性聚散障碍的视觉训练阶段性目标

第一阶段：
与患者建立良好的工作关系
让患者意识到视觉训练过程中不同的反馈现象
让患者能够完成自主集合和发散
增进正、负融像性聚散，重点训练平滑 PFV 和平滑 NFV，使其达到正常值
增强调节幅度和调节灵敏度，能自主地刺激和放松调节
第二阶段：
增进正融像性聚散（PFV），重点训练跳跃 PFV，使其达到正常值
增进负融像性聚散 NFV，重点训练跳跃 NFV，使其达到正常值
第三阶段：
让患者能自主地在集合需求和发散需求之间转换
将聚散运动与调节训练结合在一起
将聚散运动与眼球扫视、追随运动相结合

具体训练流程如下：

1. 第一阶段的基本目标是使患者的正、负融像范围正常化。由于 PFV 训练更容易，所以通常先训练患者的正融像性集合功能。

这一阶段的第一个目标是教会患者感受集合，患者要实现在 5cm 到 6m 之间自主的集合和发散。最常用的训练设备包括线珠训练、无珠训练（bug on string）、三点卡（red/green barrel card）。与此同时，需要训练患者的 PFV，重点训练平滑 PFV 功能。常用训练设备包括可变红绿矢量图、可变偏振矢量图、可变镜面立体镜（variable prismatic stereoscope）。当患者的 PFV 有进步后，采用同样的训练设备训练患者的 NFV。

尽管大部分融像性聚散障碍的患者调节功能无异常，调节功能训练在第一阶段也有应用。因为正常的调节功能利于聚散功能的训练。如果患者伴随调节功能异常，则调节功能训练是必需的，常用的训练设备包括：球镜排序（lens sorting）、跳跃球镜训练（loose lens rock）、Hart 视力表。

当患者通过训练后达到以下目标时，第一阶段训练即可终止：

（1）能够自主集合。

（2）使用可变矢量图或其他类似训练设备时，能够在 30$^\triangle$BO 和 15$^\triangle$BI 实现融像。

（3）使用 ±2.00D 翻转镜片，注视 0.7（20/30）视标，单眼调节敏捷度达到 12cpm。

2. 第二阶段训练中，重点强调跳跃性 PFV 和 NFV 的训练。常用的训练项目包括不可变红绿矢量图（nonvariable tranaglyphs）、裂隙尺（aperture rule）、偏心环卡（eccentric circles）、自由空间融合卡（free space fusion cards）、救生圈卡（lifesaver cards）以及软件训练。与第一阶段不同的是，第二阶段的训练重点更多侧重于融像的质，而非量。因此融像的速度和准确性尤为重要。

当患者通过训练后达到以下目标时，第二阶段训练即可终止：

（1）使用裂隙尺训练时，注视 12 号会聚训练卡片和 6 号发散训练卡片，能够保持视标清晰、融合。

（2）使用偏心环卡或自由空间融合卡训练时，两个视标分开 12cm 时，能够实现集合，视标清晰融合；两个视标分开 6cm 时，能够实现发散，视标清晰融合。

3. 在第三阶段，需要训练患者在集合需求和发散需求之间变换，让患者能自主地在集合和发散需求之间转换。其训练项目包括偏振翻转拍协同偏振矢量图训练（vectograms with polaroid flippers）、红绿翻转拍协同红绿矢量图训练（tranaglyphs with red/green flippers）等。在训练的过程中，尤其要重视患者从集合到发散变换的速度。

此外，这一阶段还要将聚散运动与眼球扫视及追随运动结合在一起。其训练项目包括线珠旋转训练（Brock string with rotation）、自由空间融合卡旋转训练（free space fusion cards with rotation）、救生圈旋转训练（lifesaver cards with rotation）以及软件训练。

当患者通过训练后，能够在偏心环卡或自由空间融合卡缓慢转动时保持清晰单一融像，则第三阶段训练可终止。

当患者达到了停止训练的标准以后，还应进行家庭训练，并定期监测以防止回退。

（四）手术

融像性聚散障碍的患者不需要手术治疗。

三、病例

一名 16 岁高中生,因视疲劳就诊,阅读 15 分钟左右就会出现眼痛、视物模糊,既往经眼科医生检查未发现器质性病变。全身健康状况良好,眼部健康状况良好。

屈光检查及双眼视功能检查结果列举如下:

裸眼远视力:OU:1.0(20/20)。

裸眼近视力:OU:1.0(20/20)。

NPC:调节视标检查结果 5cm;笔灯检查结果 5cm。

遮盖试验:远:正位。

　　　　　　近:2^Δ 外隐斜。

主觉验光:OD:+0.50D　1.0(20/20)。

　　　　　　OS:+0.50D　1.0(20/20)。

使用综合验光仪检查:

远水平隐斜:正位。

近水平隐斜:2^Δ 外隐斜。

视远 BI:X/4/2。

视远 BO:5/9/6。

AC/A 值:梯度法 4:1。

　　　　　　计算法 4.5:1。

视近 BI:3/6/3。

视近 BO:6/10/2。

聚散灵敏度:3cpm,BI 与 BO 面通过均困难。

NRA:+1.25D。

PRA:-1.00D。

调节幅度(移近法):OD:12D;OS:12D。

MAF:OD:12cpm;OS:12cpm。

BAF:2cpm。

MEM:+0.25D。

分析:

由于患者视远及视近隐斜均在正常范围,且调节检查显示单眼指标均正常,而双眼指标异常,NRA 和 PRA 低下,双眼调节灵敏度低下,提示该患者为融像性聚散障碍。

处理:

由于患者屈光异常不明显,且无垂直眼位偏斜,故而未给予配镜。建议患者进行视觉训练。

该患者通过 16 次医院训练后,双眼视功能部分指标改善如下:

视远 BO:X/20/16。

视近水平隐斜:2^Δ 外隐斜。

视近 BI:16/26/20。

视近 BO:22/32/26。

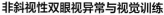

聚散灵敏度：14cpm。

NRA：+2.50D。

PRA：-2.50D。

BAF：11cpm。

此后，患者改为家庭训练，症状完全改善，可正常阅读。

（杨　必）

 第九节 ｜ 垂直位双眼平衡失调

一、定义及临床表现

垂直位双眼平衡失调的特征是双眼视功能检查时发现垂直位平衡异常，且多种方法检测结果恒定，如遮盖试验时检测到眼球垂直移动、von Graefe 法、Maddox 杆等方法。

如果患者存在高度屈光不正，需确保综合验光仪的镜头或验光盘无倾斜，从而避免镜片诱发的垂直隐斜。

1. 垂直位双眼平衡失调的症状 患者可能抱怨视物时存在头痛、眼痛、牵拉感、阅读跳行、垂直复视等。

2. 垂直位双眼平衡失调的体征 双眼视功能检查发现垂直位平衡异常，且多种测量结果恒定。

二、垂直位双眼平衡失调的治疗

垂直位双眼平衡失调的治疗首选垂直棱镜，视觉训练效果较差，较少使用。

对于垂直平衡失调量 ≤ 2^{Δ} 的，且无主观症状的患者，不应给予垂直棱镜处方。

当患者有明显主观症状，且多次检测结果恒定，则应给予垂直棱镜处方。

相联性隐斜检查结果可作为验配垂直棱镜处方的基本参数。也可参考以下公式：

（BD 至破裂 -BU 至破裂）/2= 矫正棱镜

如果计算所得结果为正，说明需要 BD 的棱镜；如果结果为负，则说明需要 BU 棱镜。如果垂直隐斜量较小，则只需对一眼进行矫正；当垂直隐斜量较大时，则可将矫正量平均分配至两眼。如左眼上隐斜，矫正量计算结果为 6^{Δ}，则可在右眼放置 3^{Δ}BU 棱镜，左眼放置 3^{Δ}BD 棱镜。

（杨　必）

参考文献：

1. Scheiman M，Gallaway M，Coulter R，et al.Prevalence of vision and ocular disease conditions in a clinical pediatric population.J Am Optom Assoc，1996，67(4)：193-202.

2. Lara F，Cacho P，García A，et al.General binocular disorders：prevalence in a clinic population. Ophthalmic & Physiol Opt，2001，21(1)：70-74.

3. Rouse M，Borsting E，Mitchell GL，et al.Validity of the convergence insufficiency symptom survey：a confirmatory study.Optom Vis Sci，2009，86(4)：357-363.

4. Hokoda SC.General binocular dysfunctions in an urban optometry clinic.J Am Optom Assoc，1995，56：560-562.

5. Wick B，Scharre J，Citter S，et al.Characteristics and prevalence of exotropia in clinic populations. Optom Vis Sci，1990，67(Suppl)：81.

6. Porcar E，Martinez-Palomera A.Prevalence of general binocular dysfunctions in a population of university students.Optom Vis Sci，1997，74：111-113.

7. Wick B，Scharre J，Citter S，et al.Characteristics and prevalence of exotropia in clinic populations. Optom Vis Sd，1990，67(Suppl)：Sl.

第六章

眼球运动功能异常与
视觉训练

【导读】眼球运动的目的就是保证眼睛在注视不同方向时均能够维持黄斑中心凹注视、维持双眼单视。眼球运动分为单眼眼球运动、双眼眼球运动，双眼眼球运动中又有同向运动和异向运动（聚散运动）。本章节主要讨论双眼同向运动的不同类型，注视、扫视运动功能及追随运动功能，其中注视功能通常认为是静止的追随运动功能。

第一节 | 概述

一、眼球运动的定义

扫视运动功能、追随运动功能是由大脑不同区域和通路控制，但最后都是通过一样的注视中心，运动核以及运动神经发出神经冲动到眼睛的肌肉作出相应的运动。

扫视运动功能是眼睛在 x、y 平面作出的一种快速的、自主或反射性的转换注视目标的运动。注视点在不同静态目标间跳转，为了让新的目标迅速地投射到黄斑中心凹上，而出现的一种快速地同向的眼球运动。如我们阅读时从一个字跳转到下一个字。

追随运动是一种缓慢的、平滑的追踪一个运动目标时的双眼同向运动，目的也是维持双眼黄斑中心凹能固视目标不丢失。如果目标不移动，此时又需要移动眼睛，此时发生眼球运动是一系列的微小扫视运动。如果移动的目标速度太快或太慢，以至于追随运动不能有效完成，此时通常会发生一个扫视运动来重新注视目标，然后再继续追随运动。追随运动是观察者与感兴趣物体之间的相对运动、可以预测速度和方向，是一种可以预测的相对运动。如我们在打球时，必须不间断追随运动的球才能作出正确的判断和反应。

注视是表示眼睛视觉集中于一点超过一定时间。一般这个阈值至少是 100ms，临床上认为注视是速度为 0 的追随。与注视相关内容：注意力、黄斑功能（清晰度、调节）、在阅读中的作用。

如我们辨认某一生僻字。注视是扫视、追随、集合运动的综合体现。

追随及扫视运动的发育过程：

1 个月：无追随运动，追踪目标时，仅存在较大幅度的扫视运动。

2 个月：较小幅度的扫视运动进行追踪，准确度更高，注意力更集中。

3.5 个月：无追随运动，大量扫视运动。

7 个月：准确的追随运动伴随小幅度的扫视运动，同时头部及眼球运动协同追踪运动目标。

5 岁：表现出精确的扫视运动能力，最初扫视运动时动用过多的头部运动，但当被要求保持头部固定时，具有相对精确的扫视能力——这是正常现象。

7 岁：表现出精确的追随运动能力，同样会动用过多的头部运动，但是在不动用头部运动时也可表现精确的扫视能力，仅出现轻微的错误指向结果。

二、临床表现

眼球运动的发育与调节集合功能不同，调节集合功能很小的时候就已经发育到成年人水平，基础研究认为眼球运动在 1~2 岁基本已经发育正常，但临床评估发现，眼球运动发育相对缓慢。基础研究与临床研究的不同可能是在眼球运动发育的过程中还受到注意力和认知能力的影响。所以发育迟缓的孩子有可能由于眼球运动技巧不够好导致不能满足学习任务的需要而影响学习成绩。

学者研究以及临床医生发现表明，眼球运动与阅读有密切的相关性，在阅读时起到了非常重要的作用。在阅读时，会使用到扫视、注视和回看。扫视运动约占10%阅读时间，每次扫视 8~9 字距，约 2° 视角。在扫视运动之间，眼相对静止，即注视，正常阅读者的注视时间为 200~250ms。同一阅读者在不同时间阅读，以及不同读者之间在阅读时的眼运动有很大差异。扫视运动可以从 2 字距到 18 字距，而注视时间也可从 100ms 至 500ms。

在阅读时，另一个关键的眼球运动是回看。回看是眼睛从右向左运动，对于正常阅读者来说，会有 10%~20% 的时间出现回看。通常回看是出现在阅读者的视线越过了要看的字，曲解了意思或没有读懂意思的时候。

由于眼动缺陷与阅读有着密切的关系，因此有很多研究来探寻两者之间的关系。不幸的是，这些研究的结果都是模棱两可的。由于这些实验的实验设计、方法、统计方法和假设的局限性和差异，使得他们的解释有所不同。关于眼球运动与阅读之间的两个基本观点。第一个是眼动的障碍能够引起低常的阅读力。研究者设计了很多测试眼动的方法，发现与正常阅读能力的人相比，阅读能力较差的人会使用更多的注视和回看。第二个观点是在阅读能力较差的人群中，眼球运动功能不良可能是继发于由于语言能力差导致的阅读困难。因此阅读困难也会引起眼球运动障碍。

第三个理论可能更为正确，结合了前两项观点。在一些案例中，注视和扫视能力的问题可能是主要的影响孩子阅读能力的原因，导致阅读速度变慢、不舒适，以及阅读理解能力较差。在一些其他案例中，眼动功能低下仅仅是阅读能力较差的一个表现。

临床中眼球运动障碍很少单独存在。一方面扫视运动障碍很少独立于注视运动、追随运动障碍存在，追随运动也很少独立于注视运动和扫视运动存在。另一方面眼球运动障碍通常与调节功能、双眼视功能和视认知障碍同时存在。因此，眼球运动障碍应与其他问题共同处理。

当扫视运动出现异常时，可能在学习的过程中出现以下的问题：阅读时过度动头、阅读时跳行、阅读时丢失位置、漏字或换字，用手指帮助阅读，阅读理解困难，抄写困难，短时间注意力缺失，注意力不集中、好动。追随运动异常通常在做运动过程中出现问题如：球类运动时打不中球、抓不住球，或其他对时间有要求的眼手协调方面的运动困难。

第二节 眼球运动功能异常的训练

一、概述

通常眼球运动异常的患者中扫视运动障碍很少独立于注视运动、追随运动障碍存在，追随运动也很少独立于注视运动和扫视运动存在。眼球运动异常通常不是单一的问题，会伴有发育迟缓，注意力不集中的问题，合并的异常功能越多，眼球运动障碍的程度越重。同时眼球运动障碍也经常伴随有调节功能障碍或者集合功能障碍，运用自如的调节功能及集合功能是以精确的注视运动、追随运动以及扫视运动为基础的。所以在眼球运功功能训练的过程中，不仅仅需要进行眼球运动的训练，同时治疗伴随发生的各种功能异常，如调节功能，集合功能等。

眼球运动障碍的基本原则

1. 与患者建立互相信任的医患关系，明确眼球运功障碍的训练目标：尽量恢复眼球运动功能技巧，消除或减少与眼球运动相关的症状。

2. 让患者意识到训练时可能发生的眼睛的变化。

3. 首先要矫正屈光不正。

4. 明确并存的相关的视觉异常，调节功能异常、集合功能异常、发育迟缓、注意力缺失、注视的稳定性，扫视的精确性及追随的精确性等，充分分析清楚患者的症状与眼球运动功能有关还是与其他视觉功能异常有关。

5. 考虑是否需要用近附加镜片处理调节功能和集合功能的协调性。

6. 无论是注视功能、追随功能还是扫视功能，首先先训练单眼，待两眼的眼球运动功能达到一致的能力后才进行双眼眼球运动功能的训练。

7. 先进行静态视标的眼球运动训练，然后进行动态视标的眼球运动训练。

8. 首先训练眼球运动的准确性，然后考虑训练眼球运动的速度和持久性。

9. 扫视运动的先训练粗略的扫视运动，然后训练精细的扫视运动；而追随运动是先进行小幅度的追随运动，然后过渡到大幅度的扫视运动。

10. 首先进行远距离的粗略的眼球运动训练，然后进行近距离的精细的眼球运动训练，最后进行与阅读相关的眼球运动训练。

11. 视标的选择则是从少量的大视标，背景干扰少开始过渡到增加更多的背景干扰视标或选择更为拥挤的视标。

12. 从依赖本体感受器的帮助到减少本体感受器的参与，如从坐着训练到站立训练再到站立在平衡木上的训练。

13. 从头不动、视标不动时眼球运动训练过渡到视标运动或者头运动时的眼球运动训练，最后过渡到头部和视标都运动的同时进行眼球运动训练。

14. 当眼球运动训练达到熟练、准确的水平后，可以加入听觉整合（节拍器）、运动觉整合（平衡木等）、大脑认知任务，改变调节负担（正、负透镜）、集合难度（BI 或 BO 棱镜），等来提高眼球运动的训练难度。

15. 从预测性强的目标运动（目标位置不动）到预测性弱的目标运动（随机出现的目标）。

16. 及时观察眼球运动训练的表现，准确评估训练的难度，避免产生厌烦的情绪。

17. 及时调整训练的难度，选择患者能够但不是很轻松完成的难度水平进行训练，如果训练过程中患者表现出再次注视、不能控制的头部运动或者紧握双手、脖子僵硬、面部扭曲的现象，说明训练难度太大，需要调整训练难易水平。

18. 训练过程中多应用正面鼓励与支持。

二、训练步骤

眼球运动异常的训练通常需要到医院训练室训练 12～24 周，训练周期的长短取决于患者眼球运动障碍的轻重程度以及伴随的相关症状，如发育迟缓、注意力缺失、调节集合功能的障碍，合并的因素越多，病情越重，需要的训练时间更长。如果能够坚持家庭训练，则到医院训练的次数可以减少。关键点就是训练的次数需要足够多，不管是训练室训练还是家庭训练，只要训练能够达到训练师的要求就可以。

（一）第一个阶段

与患者建立良好的互相信任的关系，让患者熟知眼球运动训练的各种反馈机制，体会眼睛本身发生的变化。追随训练可以应用数字星图追随训练、马氏登球训练，扫视功能可以应用2纵列字母表扫视训练、眼球运动训练仪等方法，也可以结合计算机系统的训练项目，计算机软件系统可以提供更合适的视刺激和训练技巧的变化。

1. 与患者建立互相信任的工作关系。

2. 让患者了解在训练过程中可能出现的各种训练方法的反馈机制，意识到训练过程中眼睛发生的变化。

3. 训练粗略的扫视运动和小范围的追随运动。

4. 训练双眼的扫视能力和追随能力达到一致的水平。

5. 训练获得正常的正融像范围和负融像范围。

6. 训练获得正常的调节幅度和刺激、放松调节的能力。

第一个阶段训练的终点：

1. 15秒钟内完成Hart chart表2列字母的扫视训练，不能有错。

2. 正融像范围达到30^Δ，负融像范围达到15^Δ。

3. 调节功能：+2.00/-2.00反转拍，20/30视力卡，12cpm。

（二）第二个阶段

第二阶段训练的目标主要是训练精细的小幅度扫视运动，以及训练大幅度的追随运动。通常用的训练扫视运动的技巧包括整张字母表扫视训练、四个四方形字母表扫视训练、连续性眼球运动训练表，追随运动的训练方法有大象盘的连续旋转运动或者笔灯追踪的方法。还可以合并计算机训练系统，项目内容更丰富，很有帮助，包括扫视运动、追随运动，视觉记忆，视觉搜索，视觉扫描，视觉记忆训练，随机眼球运动，大范围眼球运动训练，追踪数字，追踪顺序记忆，追踪单词等训练方法。重要的是先单眼训练，让左右眼能力一致后再进行双眼训练。

1. 训练更精确的精细的扫视运动和大范围的扫视运动。

2. 平衡双眼的扫视运动能力和追随运动能力。

3. 训练获得正常的正融像范围和负融像范围。

4. 训练获得正常的正融像聚散灵敏度、负融像聚散灵敏度。

第二阶段训练的终点：

1. 达到正常的正、负融像范围，正常的正、负像聚散灵敏度。

2. 快速准确的完成字母表扫视运动。

3. 双眼的眼球运动能力达到一致。

（三）第三个阶段

在第三阶段，将眼球运动功能的训练方法与调节功能、集合功能结合起来综合训练，训练调节集合功能的同时加入眼球运动的训练，比如患者可以手拿着偏心环卡或者救生圈卡做划圈的运动或者其他形式的转动。另外同时应用2～3个线珠，让患者分别注视不同绳子上面的球，可以达到综合训练的效果，也可以应用2个或多个训练融像范围的偏振立体图、红绿立体图、裂隙尺等，然后嘱咐患者迅速从一个视标转换注视到另一个视标，并且可以迅速的融合为单一视标。熟练后可以加大训练的难度辅助节拍器，加入声音的刺激控制注视的速度。

1. 调节功能、集合功能变化时精确地扫视运动和追随运动。

2. 训练从集合到散开的灵敏度训练。

眼球运动障碍伴随调节功能、集合功能异常具体训练项目举例：

1. 第一个阶段

（1）第 1 ～ 2 周：

1）医院训练项目：与家长沟通视觉问题，训练的目标，各种反馈线索，训练的重要性；引导棒插入吸管的方法训练注视功能；眼球运动训练仪训练扫视运动；数字星图；镜片排序；单眼翻转拍（调节过度用正镜片开始，调节不足是负镜片开始）；红绿立体图或偏振立体图，开始训练用周边视标（如红绿立体图 515 或者 Quoit 环）。

2）家庭训练：字母表扫视运动、大拇指追随运动。

（2）第 3 ～ 4 周：

1）医院训练项目：两纵列字母表扫视训练；追随本追踪训练；单眼反转拍；红绿立体图或偏振立体图（BO），用更多细节需求的中心视标（小丑，轨道图等）。

2）家庭训练：字母表扫视运动、追随本训练。

（3）第 5 ～ 8 周：

1）医院训练项目：密歇根字母表追踪训练；整张字母表扫视运动训练；眼球运动训练仪扫视运动训练；追随本追随运动训练；单眼反转拍；红绿立体图或偏振立体图（BO），用更多细节需求的中心视标（轨道图等）。

2）家庭训练：字母表扫视运动、追随本训练。

2. 第二阶段

（1）第 9 ～ 10 周：

1）医院训练项目：4 个四方形字母表扫视训练；手电筒追随训练；红绿立体图或偏振立体图（BI），用周边视标（515 或者 Quoit 环等）；双眼调节训练系统。

2）家庭训练：字母表扫视训练；线珠训练、红绿（偏振）立体图训练融像功能训练。

（2）第 11 ～ 12 周：

1）医院训练项目：近距离字母表扫视训练；马氏登球追随训练；红绿立体图或偏振立体图（BI），用周边视标（515 或者 Quoit 环等）；双眼调节训练系统。

2）家庭训练：字母表扫视训练；线珠训练、红绿（偏振）立体图训练融像功能训练。

（3）第 13 ～ 16 周：

1）医院训练项目：连续性眼球运动练习表训练；密歇根字母表追踪训练；裂隙尺：集合与散开；偏心环卡或者救生圈卡；双眼调节训练技巧。

2）家庭训练：密歇根字母表追踪训练；线珠训练、红绿（偏振）立体图训练融像功能训练。

3. 第三阶段

（1）第 17 ～ 20 周：

1）医院训练项目：近距离 4 个四方形字母表扫视运动；X&O 符号训练表；偏心环卡

或者救生圈卡。

2）家庭训练：多种训练设备一起运用（偏心环卡，救生圈卡，自由空间融合卡片）。

（2）第 21 ~ 24 周：医院训练项目：家庭训练；多条线珠训练；多种训练设备一起运用（偏心环卡，救生圈卡，自由空间融合卡片）。

 第三节│眼球运动功能异常的训练方法

一、注视功能训练

（一）Dotting O's

1. **训练目的** 改善注视功能稳定性。

2. **训练设备** 画满圆圈的纸（图 6-1）、笔、眼罩。

3. **训练步骤** 遮盖单眼，嘱患者惯用手拿笔从该侧耳朵后方出发，点击纸上每一个圆圈的中心点。如果未击中圆圈中心点，回到耳后，重复该动作。然后训练另一只眼。

4. **训练目标** 快速准确点击圆圈中心点，准确率达 90%。

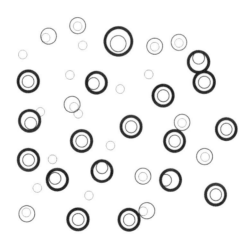

图 6-1 画满圆圈的纸

（二）吸管

1. **训练目的** 改善注视功能稳定性。

2. **训练设备** 吸管、引导棒、眼罩。

3. **训练步骤** 训练师手举吸管站在患者前方，吸管置于患者眼睛水平处，先放在第一眼位，然后放置在不同眼位处。遮盖单眼，嘱患者惯用手拿引导棒从该侧耳朵后方出发，刺入前方吸管。如果未刺中吸管，回到耳后，重复该动作。然后训练另一只眼。

4. **训练目标** 快速准确刺入吸管，准确率达 90%。

（三）**数字星图**

1. **训练目的**　改善注视功能稳定性；在图形背景任务下建立良好注视功能。

2. **训练设备**　画有五角星及数字的图纸（图 6-2）、引导棒、眼罩。

3. **训练步骤**　将图纸贴在墙上或放置在桌上。遮盖单眼，嘱患者惯用手拿引导棒从该侧耳朵后方出发，准确指向训练师说出的数字。如果指认不准确，回到耳后，重复该动作。然后训练另一只眼。

4. **训练目标**　快速准确指出数字，准确率达 90%。

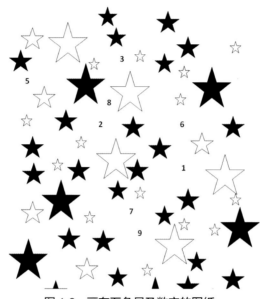

图 6-2　画有五角星及数字的图纸

（四）**注视盘**

1. **训练目的**　改善注视功能稳定性；在图形背景任务下建立良好注视功能。

2. **训练设备**　静止的注视盘、引导棒。

3. **训练步骤**　训练师提前跟患者沟通制订一定的规则，按一定的形状将飞镖插入静止的注视盘的小孔中。遮盖单眼，嘱患者使用惯用手拿飞镖从该侧耳朵后方出发，按照顺序准确插入小孔中。如果未插入小孔，回到耳后，重复该动作。然后训练另一只眼。

4. **训练目标**　快速准确插入小孔，准确率达 90%。

二、追随功能训练

（一）**手电筒与激光笔追随运动**

1. **训练目的**　改善追随的精确性。

2. **训练设备**　两只手电筒、两只不同颜色激光、眼罩。

3. **训练步骤**

（1）训练师与患者各持一只手电筒。遮盖患者一眼，训练师手持手电筒，使用大光圈，按照图示顺序进行移动。嘱受试者持另一只手电筒跟随训练师的运动方向移动手电筒。

（2）先训练单眼，再训练双眼。

（3）当患者能够平滑准确的追踪训练师手电筒光圈的轨迹后，缩小光圈重复该训练，直至使用激光笔也可以平滑准确的追踪训练师的激光笔轨迹。

（4）记录患者训练进展，包括有无头部运动，追随时准确性及平滑性。

4. 训练目标　快速准确进行跟踪。

（二）数字星图追随训练

1. 训练目的　改善追随功能准确性；在图形背景任务下建立良好追随功能。

2. 训练设备　画有五角星及数字的图纸、引导棒及眼罩。

3. 训练步骤

（1）遮盖单眼，嘱患者惯用手握住引导棒，嘱患者持续盯住某一数字。训练师双手拿稳数字星图，训练师进行不同眼位方向（水平、垂直、左上右下、左下右上等）匀速移动图纸，在移动图纸的同时，训练师发出穿刺该数字的指令。嘱患者听到指令后，用引导棒刺中该数字。如果未刺中该数字，重复该动作。

（2）然后进行另一眼及双眼训练。

（3）记录患者训练进展，包括有无头部运动，追随时准确性及平滑性。

4. 训练目标　快速准确进行跟踪刺中目标。

（三）马氏登球训练

1. 训练目的　改善追随功能准确性。

2. 训练设备　带有字母或数字的马氏登球、眼罩。

3. 训练步骤

（1）马氏登球悬挂于患者1m远处，球的高度稍低于患者眼水平。遮盖单眼，训练师左右摆动马氏登球，嘱患者眼球跟随马氏登球运动，当球运动到患者正前方时念出看见的某一个字母，每摆动一次念出一个字母。与此同时，不断增加马氏登球摆动的幅度。

（2）然后进行另一眼及双眼训练。

（3）记录患者训练进展，包括有无头部运动，追随时准确性及平滑性。

4. 训练目标　快速准确进行跟踪刺中目标。

三、扫视功能训练

（一）字母扫视训练

1. 训练目的　建立扫视的意识（欠指，过指）；改善粗略扫视功能的精确性；减少扫视运动过程中的头部运动。

2. 训练设备　纵列字母（图6-3）、眼罩。

3. 训练步骤

（1）首先遮盖患者一眼，进行单眼训练。将两列字母贴在引导棒上，两只引导棒相距10~20cm，距离患者40cm。两只引导棒上方第一个字母均为字母"A"，要求患者在无头部运动情况下，依次阅读出两只引导棒上的字母，如"A，A，B，B，C，C …"直到念出"Z"。

（2）完成第一步后，将首字母为"Z"的纵列字母贴在引导棒上。要求患在无头部运动情况下，依次阅读出两只引导棒上的纵列字母，如"A，Z，B，Y，C，X…"。

（3）完成第二步后，要求患者进行拼音练习。如果你说"好（hao）"，患者需要先看一支铅笔上的"h"，再看另一支铅笔上的"a"，最后回到第一支铅笔上的"o"。

（4）每眼均需要进行训练。每次训练后记录患者的训练进度，如是否有头部运动，出错率，两支铅笔的距离等。

4. **训练目标** 患者能够在无头部代偿运动时获得双眼相同的扫视精确性。

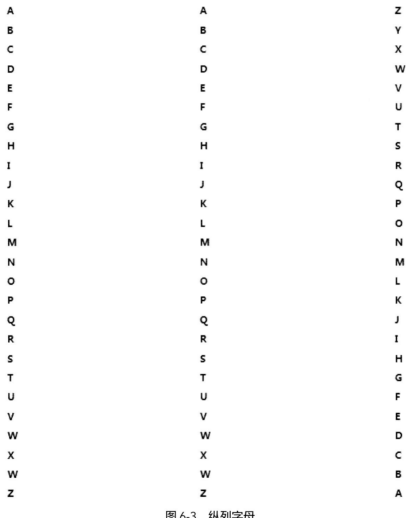

图 6-3 纵列字母

（二）眼球运动训练仪

1. **训练目的** 提高粗略扫视功能到精细扫视功能的精确性；提高粗略扫视功能到精细扫视功能的速度。

2. **训练设备** 眼球运动训练仪、红绿眼镜。

3. 训练步骤

（1）训练师选择眼球运动训练仪程序，按下"选择"键显示"1"，按"选择"键，显示"2"，按"输入"键；再按"选择"键选择速度，数字越小，速度越慢；最后按"选择"键，选择是否设置声音。

（2）训练过程中患者采取坐姿。把训练仪器放在桌子上或桌子的边缘，放置到水平位置，与眼睛保持 60～76cm。

（3）嘱患者戴上红蓝眼镜，红色镜片戴在右眼上，再次按下"输入"键，听到 10 次"嘟嘟声"之后开始训练，能看到交替闪烁的红灯和蓝灯。

（4）嘱患者在训练过程中要放松保持头不要动，哪一个灯亮就看哪一个，此时训练的眼睛的扫视运动能力。

（5）当训练者听到 2 声"嘟嘟声"后，则表示训练结束。

（6）然后训练另一眼。

4. 训练目标　患者能够在无头部代偿运动时获得双眼相同的扫视精确性及速度。

（三）连续性眼球运动练习表

1. 训练目的　改善中等扫视运动及周边意识；通过手眼协调建立扫视功能精确性。

2. 训练设备　眼球运动练习表（图 6-4）、一支铅笔或激光笔、眼罩。

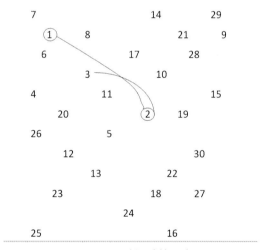

图 6-4　眼球运动练习表

3. 训练步骤

（1）用眼罩遮盖患者左眼，将眼球运动练习表放置在桌面上，确保患者坐姿及阅读距离正确，非主导眼固定联系表，良好的握笔姿势。嘱患者在数字"1"上划圈，然后连续画线条直到在数字"2"上划圈，如此按照数字顺序直到数字"30"。在该过程中务必保证线条与圆圈的连续性以及不能移动练习表。

（2）记录患者训练进度。如扫视精确性，有无明显头部运动，错误率，速度，坐姿及握笔姿势等。

（3）重复另一眼，并作记录。

（4）另外，也可以将眼球运动练习表贴在墙壁上，患者可手持激光笔替代铅笔，重复相同的动作。

4. 训练目标　无头部代偿运动情况下，顺利地完成所有的数字。

（四）字母表扫视训练

1. 训练目的　改善中等及精细扫视功能的精确性；在图形背景任务下建立良好扫视功能。

2. 训练设备　纵列字母表（图 6-5）、眼罩。

k f y m s n b c v x w o p q e s a k h l

m c e f j w s i u f y m s n b c v x i o

p q e s a k j t h l m c e f j s u w u k

a t e y w c x b i s i m a u s a p q z v

r p l k b e u w a t e y w c x b i s i m

a u s a p q z v m t r p k b e o e t s y

u i p m b v q o r d k h g l t e w l x m

c b v n q w j e t s y u i p l b v q o r

r d k h g l t e w m x c b v n q i j t i

w e t v s a p d l k g u i p r w v c x n

图 6-5　纵列字母表

3. 训练步骤

（1）纵列扫视运动训练：

1）将远用字母表贴在墙壁上，患者距离字母表 3m。遮盖单眼，嘱患者进行纵列扫视运动，念出第一行第一个字母及最后一个字母；然后第二行的第一个字母及最后一个字母；按此方法直至最后一行第一个字母及最后一个字母。如 "k l m o p k……w n"。如果能无任何差错的完成该项扫视运动，返回第一行，阅读第一行第二个字母及倒数第二个字母；然后第二行的第二个字母及倒数第二个字母；按此方法直到最后一行第二个字母及倒数第二个字母。如 "f h c I q u t……e x"。如果患者可以正确顺利地完成三纵列扫视运动，可以使用节拍器（设置约 60 次 / 分钟）控制扫视运动速度及建立自主性。

2）记录患者每眼的训练进度情况，包括精确性，错误率，是否有明显的头部运动，是否使用节拍器及节拍器频率等。

3）先单眼训练，再双眼训练。

（2）四方形扫视运动训练：

1）将字母表剪成相等的四张小字母表，每张共 25 个字母（5×5）。将四张小字母表贴在墙壁上，相距 25 ~ 30cm，就好像四张小字母表分布在一张大方块板的四个角落处。嘱患者站在距离墙壁 1m 远处，准确念出第一张小字母表上第一行第一个字母，然后依次第二张、第三张及第四张小字母表上的第一行第一个字母；顺次第一张小字母表上第一行第二个字母，然后依次第二张、第三张及第四张小字母表上的第一行第二个字母；直至最后一行最后一个字母。此时眼球一直在进行"Z"字样眼球运动。当患者正确顺利完成该项训练后，可以使用节拍器（最高100～120次/分钟）提高扫视运动速度。

2）记录患者每眼的训练进度情况，包括精确性，错误率，是否有明显的头部运动，是否使用节拍器及节拍器频率等。

3）先单眼训练再双眼训练。

4. **训练目标**　无头部代偿运动及无任何差错情况下，每眼至少达到60次/分的速度。

（五）近距离纵列扫视运动训练

1. **训练目的**　改善中等及精细扫视功能的精确性；改善扫视功能的精确性和一致性；在图形背景任务下建立良好扫视功能。

2. **训练设备**　近用纵列字母表、眼罩。

3. **训练步骤**

（1）将近用字母表置于近距离桌上，观察患者的阅读距离及阅读姿势。首先遮盖单眼，嘱患者进行纵列扫视运动，念出第一行第一个字母及最后一个字母；然后第二行的第一个字母及最后一个字母；按此方法直至最后一行第一个字母及最后一个字母。如果能无任何差错的完成该项扫视运动，返回第一行，阅读第一行第二个字母及倒数第二个字母；然后第二行的第二个字母及倒数第二个字母；按此方法直到最后一行第二个字母及倒数第二个字母。如果患者可以正确顺利地完成三纵列扫视运动，可以使用节拍器（设置约60次/分钟）控制扫视运动速度及建立自主性。

（2）记录患者每眼的训练进度情况，包括精确性，错误率，是否有明显的头部运动，是否使用节拍器及节拍器频率等。

（3）先单眼，再双眼。

4. **训练目标**　无头部代偿运动及无任何差错情况下，每眼至少达到80次/分的速度。

（六）X&O符号训练表

1. **训练目的**　改善精细扫视功能的精确性；提高精细扫视功能的速度。

2. **训练设备**　X&O符号训练表（图6-6）、眼罩。

3. **训练步骤**

（1）将X&O符号训练表置于近距离桌上，嘱患者采用正确的阅读距离、姿势及握笔姿势。首先遮盖单眼，嘱患者从左上的符号开始，在每行划出连续的线条。线条必须划在X的上方及O的下方。划此过程中，不能移动训练表并保持线条的连续性。

（2）记录患者每眼的训练进展结果，包括扫视精确性，错误率，是否有明显的头部运动，完成时间及阅读姿势等。

（3）先单眼训练，再双眼训练。

4. **训练目标**　无头部代偿运动情况下，准确无误完成训练任务。

1. X X X X X O O O O O O X X X X X O O O O O O X X X O O O X X X
2. X O O O O O O X X X X X X X X O O O O O O O X X O O O X X X X
3. X X O O O O O O X X X X X X X O O O O O O X X O O O X X X X X
4. X X X O O O O O O X X X X X X O O O O O O X X X O O O X X X X
5. X X X X O O O O O O X X X X O O O O O O X X X X X X O O O X X
6. O O O O O O X X X X X X X X O O O O O O X X X X X O O O X X X
7. O X X X X X O O O O O X X X X O X O O O O O X X X X O O O X X
8. O O X X X X X O O O O X X X X O X O O O O O X X X O O O X X X
9. O O O X X X X X O O O X X O O O O O O X X X O O O O X X X X X
10. O O O O X X X X X O O X X O O O O O O X X X X X O O O X X X
11. O O O X X X O O O X X X X X X O X O O O O O X X O O X X O O
12. X X X O O X X O O O O X X X X O X O O O O O X X O O X X X O
13. X X X O O O X X O O O X X X X O X O O O O O X O X X X O O O
14. X X O O O X X O O O X X X X X O X O O O O O X X X X O O O X
15. O O X X X O O O O X X X X X X O X O O O O O X X X X X X X O O
16. O O O X X X O O O X X X X X X O X O O O O O X X X O O O X X
17. X X X X O O O O X X X X O O O O O X X X X X X O O O O X X X X
18. O O O X X O X X X X O O O O O X X O O X X X O O O O X O O X
19. O O O O X X X O O O O X X X X X X O X X X X O O O O X X X X X
20. O O X X X O O O O X X X O O X X X O O X X X O X X X X O O X X
21. O O X X X X X X X X O O O O X X O O X X X X O O O O X O O X O X X
22. O O O O X X X O O O O X X X X O O O X X X X X X O O O O X X X O O

图 6-6　X&O 符号训练表

第四节 | 病例

一、病例一

（一）病史

患儿男，12 岁，近 1 年视力下降，看远模糊看近持续半小时开始出现眼疼。半年前症状加重，在学习过程中出现频繁串行，丢字落字，抄黑板习题时抄错内容。患者母亲说孩子在过去的半年里一直抱怨学习困难，眼睛疲劳。排除脑部以及眼睛器质性问题。视疲劳症状问卷调查表得分 41 分，1 年前快速散瞳后屈光检查结果如下：

OD：+0.75DS，矫正视力 1.0。

OS：+0.50DC × 90，矫正视力 1.0。

眼轴：OD：23.58mm；OS：23.52mm。

角膜曲率：OD：43.32/44.12D；OS：44.00/45.79D。

检查结果：

远裸眼视力：OD：0.6；OS：0.7^{-1}。

近裸眼视力：OD：0.5；OS：0.7^{-}。

NPC：笔灯：破裂点：12cm 恢复点：15cm。

远遮盖去遮盖试验：正位。

远交替遮盖：正位。

近遮盖去遮盖试验：正位。

近遮盖试验：外隐斜。

屈光检查（小瞳）OD：-0.25DS，矫正视力 0.6；OS：-0.50DS/+0.25DC×90，矫正视力 0.7。

屈光检查（快速散瞳）OD：+0.50DS/+0.25DC×90，矫正视力 0.6；OS：+0.25DS/+0.50DC×90，矫正视力 0.6。

Worth-4dots：4 个点。

立体视：正常。

远水平隐斜：2$^\triangle$ 外隐斜。

远垂直眼位：R/L 0.5$^\triangle$。

近水平隐斜：8$^\triangle$ 外隐斜。

梯度 AC/A：2.5。

近融合范围：BI：18/22/12；BO：X/14/0。

BCC：-0.50。

NRA：+1.75（20/60）。

PRA：-1.50（20/60）。

调节幅度（负镜片法）：OD：4.5 D；OS：4D。

单眼翻转拍：OD：0cpm，正负镜片均无法通过；OS：0cpm，正负镜片均无法通过。

双眼翻转拍：0cpm，正负镜片均无法通过。

NSUCO 扫视测试：能力 5，精准度 3，头部移动 3，身体移动 3。

NSUCO 追随测试：能力 1，精准度 2，头部移动 3，身体移动 3。

DEM：垂直方向总时间：72s+85s=157s；水平方向总时间：161s；错误总数：15。

患者身体健康，无药物史。

（二）案例分析

通过患者的主诉分析症状是近 1 年逐渐加重的，通过排除器质性问题视功能检查和眼球运动功能检查结果综合分析判断是由于视功能问题而导致的视力下降。通过视功能检查，患者看近时的外隐斜比较大，并且看近的融合范围偏低，集合近点远移所以可以诊断为集合不足。调节部分的检查我们可以看出，患者远近无论裸眼视力还是屈光矫正视力都下降，并且调节部分的检查结果我们可以看到调节处于一个既不能放松又不能紧张的状态，而调节紧张的结果更差：通过年龄相应的最小调节幅度计算得到 12D，而检查的调节幅度只有 4D 左右，所以可以诊断为调节不足。

而调节不能放松是由于患者的调节幅度低、而又要努力使用调节看清近处事物，同时正融像的不足需要更多调节性集合参与，在调节储备不足而又需求很大的条件下使得患者看近时的肌肉持续紧张调节，继发痉挛，这也是为什么患者视近半小时就会出现眼疼。所以最后的诊断为调节不足、合并集合不足导致的调节过度，继发调节痉挛。而眼球运动方面的检查患者的得分低于年龄的平均水平，不过通过主诉判断这些眼球运动障碍问题不是先天就有的而是随着视功能问题伴随产生，所以我们以视功能训练为主，眼球运动训练为辅对患者进行训练。

（三）训练与复查

患者初步的症状描述很容易考虑这是一个眼球运动障碍功能的患者，但是由于患者眼球运动功能问题是近半年才出现的所以考虑是视功能原因伴随产生的。视觉训练方面在医院进行调节功能、集合功能以及眼球运动功能的训练，回家给予 ADD 处方平衡调节功能与集合功能的协调性并辅以家庭训练。

经过 24 周系统的训练后，复查结果如下：

视疲劳调查问卷得分：14。

远裸眼视力：OD：1.0；OS：1.0。

近裸眼视力：OD：1.0$^+$；OS：1.0$^+$。

NPC：笔灯：8cm。

远遮盖试验：正位。

近遮盖试验：外隐斜。

屈光检查（小瞳）OD：+0.75，1.2；OS：+0.75，1.2。

Worth-4dots：4 个点。

立体视：正常。

远水平隐斜：1$^\Delta$ 外隐斜。

远垂直眼位：R/L 0.5$^\Delta$。

远融合范围：BI：X/7/2；BO：10/16/12。

近水平隐斜：8$^\Delta$ 外隐斜。

梯度 AC/A：4。

近融合范围：BI：18/21/13；BO：X/24/9。

BCC：-0.50。

NRA：+2.25（20/25）。

PRA：-2.25（20/25）。

调节幅度（负镜片法）：OD：10D；OS：10D。

单眼翻转拍：OD：13cpm，正镜片无法通过；OS：13.5cpm，正镜片无法通过。

双眼翻转拍：9cpm。

NSUCO 扫视测试：能力 5，精准度 2，头部移动 5，身体移动 5。

NSUCO 追随测试：能力 5，精准度 4，头部移动 5，身体移动 5。

DEM：垂直方向总时间：13s+14s=27s；水平方向总时间：34s；错误总数：0。

经过训练后他父母告诉我们，孩子的抱怨没有了，学习效率提高很多，成绩也随之上来了。我们建议家长继续坚持训练一段时间等功能在进一步提高稳定了，才不容易复发。

（四）小结

这个小患者表现的症状与眼球运动功能障碍相似，但是单纯的眼球运动功能障碍一般是长期的症状而不会是短期发生的。所以考虑这个患者是由于视功能障碍而导致的眼球运动问题，解决了视功能问题随之眼球运动问题也解决了。所以我们在诊断的时候应该综合分析。

二、病例二

（一）病史

患儿男，9岁，他的父母带他来视觉训练室做视觉评估。父母很担心，因为他们经常观察到孩子写字出格、丢字落字、阅读时候困难以及理解能力较差。虽然他以前体检身体各项检查都合格，但是他从来没有做过全面的视觉功能评估。患者从没有抱怨过眼睛疲劳、模糊或复视等症状。学习上主要是阅读能力较弱。熟记和默写生词的能力差，从一年级开始出现学习方面的困难，并一直成为他的困扰，今年症状越来越严重。此外，他的阅读速度明显低于年龄的平均水平。前来就诊，进行全面的视觉功能评估。患者排除全身及眼部器质性病变，没有使用药史。

检查结果：

裸眼远视力：OD：1.0；OS：1.0。

裸眼近视力：OD：1.0；OS：1.0。

NPC笔灯：6cm。

遮盖试验（远）：正位。

遮盖试验（近）：外隐斜。

屈光检查（小瞳）：OD：+0.50D；OS：+0.50D。

Worth-4dots：4个点。

立体视：正常。

远水平隐斜：正位。

远融合范围BI：X/15/8；BO：12/24/8。

近水平眼位：4exo。

梯度AC/A：5。

近融合范围BI：10/20/10；BO：12/26/10。

棱镜翻转拍：14cpm。

负相对调节（NRA）：+2.50。

BCC：+1.25。

正相对调节（PRA）：-1.00。

调节幅度（负镜片法）：OD：9D；OS：9D。

单眼翻转拍：OD：0cpm，负镜片无法通过；OS：0cpm，负镜片无法通过。

双眼翻转拍：0cpm，负镜片无法通过。

NSUCO扫视测试：能力4，精准度2，头部移动3，身体移动3。

NSUCO追随测试：能力4，精准度3，头部移动2，身体移动2。

DEM：垂直方向总时间：81s+78s=159s；水平方向总时间：178s；错误总数：17。

眼睛无器质性问题，无药物史，色觉检查正常。

（二）案例分析

在这个病例中，与第一个案例不同的是这个孩子的眼球运动问题从开始阅读时就出现问题，随着年龄增长没好转反而加重。我们通过病史了解到患者从一年级刚开始学习就出现写字出格、丢字落字、阅读时候困难以及理解能力的低下这些症状，所以推断这很可能有一个眼球运动功能的问题。而眼球运动方面的数据分析证实了眼球运动功能障碍的诊断。患者在 DEM 检查中，速度很慢和错误比较多。在 NSUCO 追随测试评估中也显示眼球运动能力较差。

此外，对调节数据的分析显示，所有有关调节刺激能力的测试都比较困难。调节幅度低、调节滞后、PRA 偏低和单眼、双眼翻转拍都是负镜通过困难，综上数据可以诊断为调节不足。

（三）训练与复查

这是典型的眼运动功能障碍，并且眼球运动功能障碍也常常会合并调节或者融像方面的问题。在这个病例中，我们利用正镜来弥补患者的调节不足。通过增加 +0.75D 的正镜近用附加度数来改善 BCC 和 NRA/PRA 的数值情况。因此我们给患者配镜处方如下：OD：+0.50，OS：+0.50，近附加：+0.75，并且吩咐患者在学校里无论看远看近都戴上这个眼镜。此外，我们还制订了一套视觉训练方案来治疗眼运动功能障碍以及调节不足。

经过系统的训练后，复查结果如下：

遮盖试验（远）：正位。

遮盖试验（近）：外隐斜。

主觉验光：OD：+0.50D；OS：+0.50D。

近水平眼位：3exo。

近融合范围 BI：13/25/13；BO：26/35/20。

NRA：+2.25。

BCC：+0.75。

PRA：-2.50。

调节幅度（负镜片法）：OD：13D；OS：13D。

单眼翻转拍：OD：10.5cpm；OS：10.5cpm。

双眼翻转拍：9cpm。

NSUCO 扫视测试：能力 5，精准度 4，头部移动 5，身体移动 5。

NSUCO 追随测试：能力 4，精准度 5，头部移动 4，身体移动 4。

DEM：垂直方向总时间：20s+15s=35s；水平方向总时间：36s；错误总数：2。

经过一段时间的训练后他的父母跟我们沟通说，孩子目前写字出格和丢字落字的症状改善了很多。我们也发现患者的阅读速度和理解能力有比较明显的提高，阅读有效时间可以持续达到 1.5 小时。因此我们停止了对患者的训练，并嘱咐他回家继续坚持戴镜，定期回训练室复查。

（四）小结

这个病例告诉我们调节、融合、眼球运动如果出现问题都会影响到我们日常的阅读。这些视觉问题可以使我们阅读速度变慢；阅读理解能力降低。而解决这些问题是可以提高阅读速度和理解能力，从而达到提高学习效率。当然有这些问题的孩子也可能是由于其他原因造成的，因此需要我们精准的筛查和发现。

（李丽华）

参考文献:

1. William JB, Irvin MB. Borish's clinical refraction.Second Edition.St.Louis，Buetterworth-Heinemann/Elsevier，2006.
2. Scheiman M，Wick B.Clinical Management of Binocular Vision.Fourth Edition. Philadelphia: Lippincott Williams & Wilkins，2014.

第七章

低视力与康复

【导读】全球低视力人群逐渐增加，开展低视力康复是提高患者视功能及生活质量的有效途径。本章就低视力的判定标准、检查项目、辅助技术、社会心理等方面，开展了如何全面评估并提供合适的康复治疗方案详细说明。

第一节 │ 前言

什么是低视力？在经过医学治疗及屈光矫正后，视力和（或）视功能的永久性降低。世界卫生组织将低视力患者定义为："即使经过治疗和（或）标准的屈光矫正后仍有视功能受损，光感 < 视力 < 6/18（20/60），或视野小于 10°，但仍能应用或有潜力应用视力去计划和（或）完成某项工作者。视觉损伤的分级方法有多种，被广泛引用的是国际疾病分类（ICD）中的视觉损伤分类（表 7-1）。

表 7-1　视觉损伤分类

分类	最佳矫正视力
轻度或无视觉损伤	≥ 20/70
中度视觉损伤	< 20/70 且 > 20/200
重度视觉损伤	< 20/200 且 > 20/400 5° < 视野 ≤ 10°
盲	< 20/400 且 ≥ 20/1200 视野 < 5°
盲	< 20/1200 至 LP

视觉损伤或低视力会影响一个人的生活方式和独立生活的能力。有充分的证据表明，视力下降会对受教育和经济收入造成影响，甚至导致抑郁和社会孤立。

如何帮助视障者呢？低视力康复（low vision rehabilitation，LVR）是帮助视障者过上更好生活的一种方式。LVR 是一种基于团队的方法，涉及许多不同的专业人员。LVR 使人们能够最大限度地利用他们残余的视力，通过使用辅助技术和服务帮助他们尽可能地独立和追求他们的生活目标。历史上这一领域被称为"低视力"护理，并进一步演变为"视觉康复"或最常见的"低视力康复"。已经有大量的出版物证实了 LVR 帮助视障者提高生活能力和质量的有效性。在这一章的结束语中，有一些建议的阅读材料，其中就包括一些相关研究。

那么，有视觉损伤的人在什么时候会需要 LVR 呢？当他们的视力下降到不能满足生活所需时。LVR 是一项专业服务。一些眼保健工作者可以直接帮助他们的患者进行 LVR，其他不能提供 LVR 者可以将患者转介给 LVR 工作者。及时为患者提供 LVR 能减轻视觉损伤对生活的负面影响。当询问应何时为患者推荐 LVR 时，眼科医生和视光师普遍认为，这应基于患者是否失去了他们的生活能力，而不是是否达到一定程度的视力或视野丧失。例如，当一个人的视力下降到 0.2 时，可能会推荐他去 LVC。然而，这个患者可能在视力水平为 0.4 时就已经很难阅读药物说明、食品标签或工作相关的物品了。当他出现前面这些困难时，就应该被推荐到低视力康复中心，而不是当他们的视力下降到 0.2 时。因此，当视觉受损的人开始出现功能障碍时，就应该为他们提供或推荐 LVR 服务。

现在对 LVR 的需求正在增长。世界范围内，估计有 3600 万盲人及 2.17 亿中度至重度视障者。世界卫生组织的另一份出版物《2010年全球视觉障碍数据》中则估计有3900万盲人。这份报告还说，在中国，大约有824.8万盲人及6726.4万低视力者。因此对LVR的需求相当大，本章将向读者介绍应怎样理解和提供LVR。

（作者：Tracy L.Matchinski　Kara E.Crumbliss）

（译者：董光静）

 ## 第二节│病史

一、介绍

任何眼科检查的病史都包括收集患者主诉、现病史、全身及眼部健康、社会史、家族史、眼部健康史的信息。在标准病史外，采集低视力康复（low vision rehabilitation，LVR）病史时，还必须了解视力受损如何影响到患者。一个关键点是要了解患者对视力受损的理解。他们是否明白这是永久的视力丧失，还是他们仍在寻求治愈？

LVR病史收集必须根据个人的视力丧失类型和他们的生活所需进行调整。例如，你需要问患有糖尿病性视网膜病变的患者与白化病患者不同的问题。对于糖尿病性视网膜病变患者，你可能会询问他们是否能看清血糖仪和食品包装上的标签。而对于一个白化病患者，你可能会问关于眩光和独立出行方面的问题。这同样适用于他们生活的领域，他们是幼童、学生、工作人员还是退休人员？询问的问题会根据他们是否在受教育、职业性质或业余爱好不同而不同。

LVR病史采集需要确定视力受损对患者产生了怎样的影响，并为该患者制订具体的个人康复目标。目标需要既具体又现实，不现实的目标是不可能实现的。但患者提出的不现实的目标也是有意义的，它有助于检查者了解患者是否可能处于否认或抑郁状态。病史采集对于了解患者的心理状况和他们对视力受损的理解是很重要的。病史采集的同时也开始帮助患者了解LVR是什么和可以做些什么。

二、视觉相关问题

在病史采集过程中，检查者需要开始观察患者。观察患者在诊所的行动，目光接触和头部动作，这些都可以向检查者提供一些信息。他们是否有眩光或中心视力的问题？患者是穿着干净合体的衣服，还是不合体的衣服？衣服上有没有食物污渍？这些都可以提供关于患者是否具有照顾自己的能力方面的信息。患者的身体语言也需要观察，患者有没有紧张不安，握紧双手，哭泣，愤怒？这些迹象能帮助检查者了解患者处于心理适应过程中的哪一阶段。在整个病史采集过程中，检查者应对患者感同身受，并与他们建立融洽的关系。

病史采集的第一步是询问关于视力的问题。根据临床诊断，可进一步将问题的范围扩大。例如，对于患视网膜色素变性的患者，需要询问他们夜间出行的能力。如果患者有视神经萎缩，那么就需要深入了解他的色觉和对比度情况。下面将举例说明病史询问的一些方面。因为开放性问题能让患者充分表述出他们的问题所在，因此在病史收集中，开放性问题是首选。

（一）视物模糊发生的距离（远、中、近距）

1. 你在阅读印刷材料方面有困难吗？药品标签方面呢？食品包装方面呢？

2. 你看电脑屏幕时有困难吗？准备食物时呢？使用缝纫机或做手工时呢？

3. 当你阅读时，你的眼睛会感到疲劳吗？阅读多久之后出现呢？

4. 你在辨识路标上有困难吗？看清远处的人脸方面呢？看清小汽车/公共汽车是否正在接近方面呢？

（二）视野缺损类型

1. 在你视野中心有模糊点吗？你看印刷品或人脸有困难吗？书写有困难吗？

2. 你独自出行有困难吗，尤其是在晚上？你有撞到过位于侧方视野，但你却没有看见的人或物吗？

3. 你有错过位于左侧或右侧的东西吗？

（三）眩光

1. 你在强光或正常光线下有不适吗？是在室内还是室外？

2. 进入明亮的环境时，你会有一段时间无法用眼吗？

3. 你会畏光流泪吗？

4. 强光会干扰你视物吗？

（四）对比度

1. 你阅读印刷材料有困难吗？它看起来像褪色了吗？

2. 你在看脸和面部表情方面有困难吗？

3. 颜色看起来像褪色了吗？

4. 你在人行道上踩到空隙是因为你看不到它们吗？

（五）色觉

1. 你能看见颜色吗？

2. 你看颜色时有褪色感吗？

3. 你能搭配自己的衣服吗？

（六）夜视

1. 你晚上视力会下降吗？

2. 你觉得自己有夜盲症吗？

3. 你觉得自己晚上会看得更清楚吗？

（七）视物变形

1. 你的中心视觉有扭曲变形或孔洞状缺失吗？

2. 你阅读印刷品或看手机时有困难吗？

（八）复视

你有复视吗？什么时候发生的？

（九）其他问题

1. 你的视力有波动吗？

2. 哪只眼更好（或占主导），左眼或右眼？

三、日常生活相关问题

接下来，需要询问关于职业、教育、社会 / 娱乐、心理和以前的低视力康复情况方面的问题。检查者需要了解视力的丧失对患者生活产生了什么影响，以及患者可能得到的帮助和支持。下面将举例说明。需要再次强调的是，根据诊断有些方面需要更深入的了解。

（一）职业：幼童、学生、工作人员、退休人员

1. 婴儿 / 幼儿的发育是否正常？视力障碍对他的发育有影响吗？

2. 对学校环境适应吗？有使用辅助技术吗？坐前排座位，使用大字印刷品或音频吗？盲人服务方面（盲文、定位和移动）呢？孩子在学校的表现如何？

3. 你目前的职业和工作中的视觉要求是什么？你是否曾因为自己的视力而不得不辞职或放弃一份工作？由于视力的变化，导致你的工作出现困难了吗？你工作中使用电脑吗？你能出差吗？你的雇主是否因为你的视力下降而对你的工作作出调整呢？

4. 视力问题给你的活动带来了一些什么麻烦？你有没有放弃缝纫，看你的孙子孙女？你能阅读你每日的邮件、药品标签并保持独立生活吗？

5. 你平均每天或每周做什么？你忙碌些什么？

（二）生活：独自一人，和家人一起生活，和他人一起生活，在他人辅助下生活

1. 你能独自生活吗？独自生活方便吗？有家人或其他人帮助你做那些你无法完成的事情吗？

2. 如果和家人或其他人一起生活，你日常生活中的基本活动会得到照顾吗？你需要做饭 / 打扫吗，还是有人帮你做这些事情？

（三）日常活动：自我照顾

1. 你能行走，独立活动吗？

2. 你能自己吃东西吗？

3. 你能自己穿衣打扮吗？

4. 你能自己上厕所和沐浴吗？

5. 你能自己管理自己的资产吗？

6. 你能自己吃药吗？

7. 你能处理好自己的交通问题吗？

8. 你能自己购物和准备食物吗？

9. 你能做好房屋清洁和维持吗？

10. 当需要与人联系时，你能做到吗？打电话、用电脑等。

（四）家人 / 朋友 / 帮助

当你需要时，周围有人能帮助你吗？

（五）交通出行

1. 你是自己开车，还是使用公共交通工具或特殊服务？

2. 你出行是否依赖别人？

3. 你会觉得独自出行不安全吗？你会减少出行吗？

4. 你会避免在晚上出门或去不熟悉的地方吗？

（六）兴趣爱好

1. 因为视力问题，你放弃过哪些兴趣爱好吗？

2. 能重新做什么对你来说很重要？

（七）心理认知水平

1. 你对你的视力降低有什么感觉？它对你有什么影响？

2. 你是否治疗过抑郁？

（八）前期低视力康复和效果

1. 你以前做过低视力康复吗？成功或不成功？

2. 你从哪些设备或服务中受益？

经过仔细的询问，检查者可以明确视力下降对患者的影响，并开始为患者制订一个个性化的康复计划。康复计划应包括具体且现实的目标。例如：阅读药品标签，在工作中看测量仪器，在工作电脑上阅读电子邮件，看清老师在教室前面的黑板上写了什么，看电视，泡茶，缝衣服的纽扣和看书。在之后的检查中，检查者还应继续倾听，因为患者可能在检查中提供更多关于视觉困难和视觉目标的信息。

（作者：Tracy L.Matchinski　Kara E.Crumbliss）

（译者：董光静）

 ## 第三节 | 特殊注意事项

当提供康复服务时，必须对患者采取整体评估的方法，注意可能影响患者视觉感受和表达的因素，以及他们对康复方案的准备和接受程度。

一、心理调整

大多数视障患者普遍存在心理问题。近半数来到康复中心的患者反映出情绪或心理方面的问题。视力下降不仅导致视功能的改变，还可能影响职业、沟通、社交、活动、业余活动和独立性。

例如，一个患有黄斑变性的人可能再也不能开车了。由于无法开车去工作和社交，由此产生的社会隔离导致他感到失去独立性并为之沮丧。有充分证据显示，抑郁和年龄相关的视觉受损之间有相关性。

认识到患者的抑郁和治疗困难是很重要的，它可能会影响患者低视力治疗的效果。在康复开始时有抑郁症的人常对视觉康复的目标没有反应。

识别出患者的抑郁很重要，并应通过转介心理服务来确保患者得到恰当的医治，同时，这些患者并不需要延迟视觉康复。

低视力服务、适当的康复设备和咨询服务可以显著减轻抑郁。这种抗抑郁的效果也是我们尽早开始视觉康复的原因。

临床上的抑郁症是一种情绪障碍，悲伤、失落、愤怒或挫折感会干扰患者的日常生活数周甚至更长时间。导致抑郁的诱因有多种，已知的诱因包括造成生活压力的事件或重大改变。

视觉损伤两者皆备。在病史采集中，医生可能会根据他们的经验和临床判断，直接询问患者的悲伤感、挫折感、全身症状和对活动兴趣丧失方面的相关感觉，以确定是否需要转诊进行抑郁治疗。患者健康问卷 2（PHQ-2，图 7-1）是一个有用的筛选工具，它有助于确定患者是否需要更专业的进一步检查。

The Patient Health Questionnaire-2 (PHQ-2)

Over the past 2 weeks, how often have you been bothered by any of the following problems?	Not At All	Several Days	More Than Half the Days	Nearly Every Day
1. Little interest or pleasure in doing things	0	1	2	3
2. Feeling down, depressed, or hopeless	0	1	2	3

图 7-1　患者健康问卷 2（PHQ-2）

PHQ-2，包括 PHQ-9（图 7-2）的前两项，询问个人在过去两周经历的抑郁和兴趣缺乏的程度。它的目的不是作出最终诊断或测试抑郁症的严重程度，而是筛查抑郁。筛查结果阳性的患者应使用 PHQ-9 进一步评估，以确定他们是否符合抑郁症的标准。

PHQ9 可以用来确定哪些患者应该接受心理治疗。抑郁症治疗通常可以使用药物、心理咨询或两者同时使用。

二、社会因素

社会交往在一定程度上受到视力下降的影响。获得性视力下降的患者可能经历角色逆转，例如：失去一份工作，不再能养家糊口；不再当司机；写作和阅读困难，填写支票、阅读账单和平衡账目等家庭财务处理需要交给他人；做饭和打扫清洁困难。家人和朋友在社交中起关键作用。在对黄斑变性患者的研究中，家庭支持是使用低视力设备成功与否的有力预测因素。

虽然家庭通常给低视力康复带来积极的作用，但相反的效果也是有可能存在的，因为如果过度帮助患者，患者会失去独自处理事务的能力，从而提醒患者他已失去独立性。这是一种过度保护的倾向，把失去视力的人当做是一个"婴儿"。过度保护视力不好的人会给他们的自尊心和生活能力带来有害的影响。它不利于患者适应环境和完成在感知减弱状态下的生活任务，剥夺患者的康复潜力。在病史询问中可能观察到一些迹象，患者没有视觉康复的目标，因为陪伴他们的人承担了相应事务。所以直接询问患者"你想通过这个康

PATIENT HEALTH QUESTIONNAIRE (PHQ-9)

NAME:_____ DATE:_____

Over the last *2 weeks*, how often have you been bothered by any of the following problems?
(use "✓" to indicate your answer)

	Not at all	Several days	More than half the days	Nearly every day
1. Little interest or pleasure in doing things	0	1	2	3
2. Feeling down, depressed, or hopeless	0	1	2	3
3. Trouble falling or staying asleep, or sleeping too much	0	1	2	3
4. Feeling tired or having little energy	0	1	2	3
5. Poor appetite or overeating	0	1	2	3
6. Feeling bad about yourself—or that you are a failure or have let yourself or your family down	0	1	2	3
7. Trouble concentrating on things, such as reading the newspaper or watching television	0	1	2	3
8. Moving or speaking so slowly that other people could have noticed. Or the opposite — being so figety or restless that you have been moving around a lot more than usual	0	1	2	3
9. Thoughts that you would be better off dead, or of hurting yourself	0	1	2	3

add columns _____ + _____ + _____

(Healthcare professional: For interpretation of TOTAL, please refer to accompanying scoring card).   TOTAL: _____

10. If you checked off *any problems*, how *difficult* have these problems made it for you to do your work, take care of things at home, or get along with other people?	Not difficult at all _____ Somewhat difficult _____ Very difficult _____ Extremely difficult _____

图 7-2　患者健康问卷 9（PHQ-9）

复过程达到什么？"是很重要的。

　　相反，帮助和支持不足可能会让患者感到孤独，无法满足他们的依赖感。帮助和支持不足和患者的否认是平行的。患者被视障困扰的同时被身边的人怀疑，怀疑他的实际失明程度。这种情况经常表现为身边人的不耐烦，有时是拒绝给予持续的帮助和支持，这是对视觉障碍的无知导致的。他们假定失明是二进制的，即失明意味着要么是看到一片黑色，要么看到所有的东西，这就导致对视障者的麻木不仁。如果存在这种情况，通常可以对家庭成员进行简短的教育，从而转变他们的观点。这个教育应由低视力治疗团队的成员来完成，至少是眼保健人员。

　　预约低视力康复时，应鼓励患者带一个朋友或家人来扮演训练者的角色。这可以帮助医生观察患者的一些社会因素。家庭成员的教育也很关键。家人或朋友出现在检查中，检查者才能有机会去指导他们。家庭理解是维持帮助与支持的关键。指导家人朋友掌握对患者有利的方法，避免过度或不足的帮助，对康复过程是很有意义的。同时，可讨论患者通过康复训练后，在哪些领域可能重获独立，例如恢复填写支票的能力、阅读和烹饪的能力，但也应解释清他们在哪些领域仍需要依赖他人，例如不能恢复驾驶。

　　值得注意的是，根据患者是自己打电话预约还是由朋友家人代为预约，可以提示患者是否正在放弃拨打电话、计划日程方面的独立性，也可以提示患者自身对视觉康复是否做好准备，以及患者的积极性，同时也可以了解患者家人是否希望减少患者对他们的依赖。应该注意患者是否有积极的家庭关系。

　　由于看不清别人的脸，导致患者识别他人困难，在社会交往中容易出现令人尴尬的情况，从而可能使患者不愿意参加以前喜欢的社会活动，例如做礼拜，参加健身班，出门散步等。患者可能担心在活动中认不出自己的邻居，所以可能会避免参加这一类的活动。应鼓励患者正视自己的视觉问题并告知他人，这样他们才有可能恢复参加这些活动。但某些情况下，患者不会接受这个建议。在这种情况下，家人朋友可以为患者提供一个充满支持和理解的环境，帮助他们恢复社会交往的能力。康复训练应确保有视障患者的家人朋友在场，无论是室内还是在室外的训练。

三、身体和神经系统疾病

　　一些先天或后天因素造成的视力下降可能导致身心并发症：

　　1. C——眼组织残缺，中枢神经系统异常，H——先天性心脏病，A——鼻后孔闭锁，R——生长发育迟缓或障碍，G——生殖和泌尿系统缺陷（性腺功能减退，睾丸不下降），E——耳部异常或耳聋。

　　2. 创伤性脑损伤导致的视神经损伤或脑皮质受损导致的视觉障碍。

　　3. 脑卒中可能导致运动，言语和视力障碍等，这里没有全部列举。此外，听力下降、关节炎、阿尔茨海默症等年龄相关的身体及神经系统疾病，也可能伴随年龄相关的视力下降同时出现。这些疾病通常是多因素的，且可能影响患者对视力下降的心理反应，视力下降可能加重这些疾病，同时这些疾病也可能影响视觉康复计划的实施。因此在病史采集中回顾患者的病史是很重要的。为了确定患者是否有其他全身或神经性疾病，我们需要调整检查内容，例如用一些特殊检查可确定患者是否患有失语症或失认症。让有语言障碍的患者识别或写出符号。给有语言障碍或主观表达困难的患者验光时，应使用客观验光法，这样能更好地矫正患者的屈光不正。

听力下降的患者可能会靠唇语来补偿听觉，但随着视力的下降，他们的唇语能力会减弱，有可能表现出听觉问题的进一步加重。有声读物和图像识别技术（OCR）常被推荐给有视力障碍的人，但这些通常不适用于有听觉问题的患者。

运动损伤和关节炎可能使患者难以使用手持设备，包括照明开关和持续使用某一设备。此时，应优先考虑不需要物理支撑的设备，如眼镜式助视器和有阅读支架的立式放大镜。

随着年龄的增长，人们患神经系统疾病的风险更高，如阿尔茨海默症。阿尔茨海默症是一种导致神经系统退化的脑部疾病。众所周知，阿尔茨海默症会引起记忆力、思维和行为方面的问题。

由于我们的视觉系统包含视神经细胞并直接与大脑相连，所以像阿尔茨海默症这样的脑部疾病可能会影响视力。研究显示，阿尔茨海默症患者有视细胞的丧失。

阿尔茨海默症患者常见的视觉症状包括：在阅读时不能找准位置、误判距离、撞到物体、很难定位物体、书写困难和驾驶困难。这些症状可能与常见眼病的症状相似。重要的是要确定这些症状是与黄斑变性导致的暗点有关，还是与认知障碍有关。这个可通过暗点测试来区分，这会在后面关于视野缺损的处理中讲到。评估认知障碍水平的认知功能测试也是一种极有用的方法，蒙特利尔认知评估（MoCA）是一种可以免费供临床使用的多语种测试，它已经为有视障的人群进行了标准化，并与评估认知功能的著名工具 MMSE 进行了比较。

认知障碍患者也可以成功地进行视觉康复训练，但可能需要增加提醒次数和不断重复才能成功。双焦眼镜式助视器对有严重认知障碍的患者来说是一种很有用的工具，它可以全天配戴，不需要患者自己记住应该在什么时候使用。

（作者：Tracy L.Matchinski　Kara E.Crumbliss）

（译者：董光静）

 ## 第四节 ｜ 视障患者的相关检查

视障患者的检查与其他初级眼保健检查相比并无明显差异，一些检查内容通过增加额外的小测试，来让视障患者适应。低视力康复检查项目包括：

1. **拓展询问病史（见上一节）。**
2. **试镜架验光。**
3. **视觉功能**
（1）视力。
（2）对比敏感度。
（3）眩光敏感度。

（4）视野和（或）生理盲点的测量。

（5）色觉。

（6）双眼视觉，感觉和运动融合。

（7）调节和集合。

4. 探索和训练偏心注视（病患出现中心暗点时）。

5. 放大倍率的预估和选取。

6. 评估设备，其中包括放大率，视野增强，注视控制，对比度增加和辅助技术等指标。

7. 讨论设备和转诊。

8. 个体康复治疗方案的制订。

一、视力

众多原因都强调了准确的视力测量的重要性。视力是用于监测眼部病变的临床数据，同时也可以用来计算所需的放大倍数，以及确定个体是否有资格获得学校或者政府的福利。视力是一种针对视角的测量，视角取决于测试距离以及患者所能识别的视表的大小。对于视力的描述依次为：无光感，光感，光定位，手动以及图形识别。除图形识别外的其他测量，都应在各个象限中分别进行。另外，不推荐用数指的方法来测量视力。一根手指的平均大小相当于 60.96 米（200 英尺）的字母，但是有许多视力表存在更大的注视目标。而且，不同的测试者，手指的大小、形状和颜色也不同。这种测量方法没有定量的价值，并且极有可能打消患者的积极性。

视力的测量应该包括单眼及双眼的测量，以及在低视力验光前后视远和视近的测量。除此之外，还需仔细观察眼部情况。一些患有白化病或色盲的畏光症患者在暗环境中的测试结果可能更好。一些患有青光眼或视网膜色素变性的患者存在视野受限，他们可能无法看到比其视野范围更大的视标，但可以很好地识别在他们视野范围内的视标。存在中央暗点的患者由于存在不稳定偏中心注视，所以视力测试结果常常很差，需要训练偏心注视以获得更好的视力。

对于所有患者，检查者应该记录的关键内容包括：所使用的视力表，检查环境的光线强弱，实际测试距离（并不是转换距离），偏中心注视情况（位置和稳定性）以及有没有矫正。

针对视力受损患者的视力测试，通常使用纸质版图表视力表，而不是投影或者电子的 Snellen 或 Sloan 视标。然而，电子图标的技术革新，使得较大的视标可以拓展用于视力受损人群。对于远距视力测量，打印的视力表比如：针对部分失明患者的远距视力测试表（也被称作"Feinbloom"视力表，图 7-6），糖尿病视网膜病变的早期治疗研究的视力表（EDTRS 视力表，图 7-3）以及 Bailey-Lovie 视力表（图 7-4，图 7-5）都是常用视力表。

在进行视力测量时，从阈上视标开始是很重要的。通过成功地读出视力表上的一些数字或者字母，患者可以受到一定的鼓励。在做之前一些检查项目时，医生在患者面前摆手，让患者数指作为视力测量。

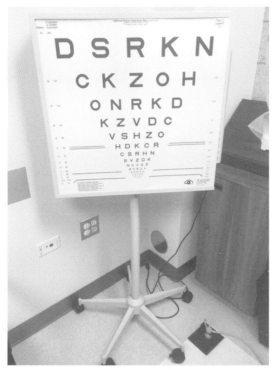

图 7-3 EDTRS（早期糖尿病视网膜病变研究）的视力表，也叫做 Ferris-Bailey 视力表，是 Bailey-Lovie 视力表的一种变形

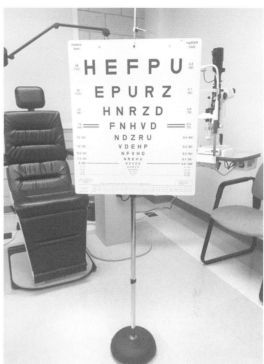

图 7-4 打印版本的 Bailey-Lovie 视力表

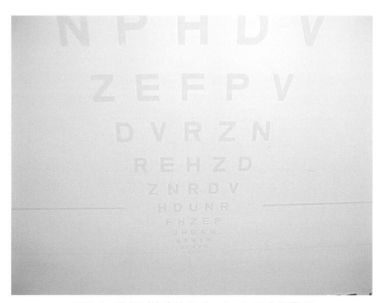

图 7-5 降低对比度的 Bailey-Lovie 视力表背面

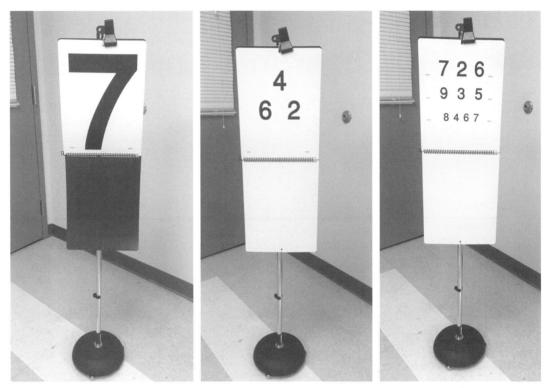

图 7-6　针对部分视力缺损患者的远距测试表，也就是常常被提及的"Feinbloom Chart"视力表。这里展示的是最大的视标"7"以及一些小一点的视标

　　远视力通常是以英尺或米作为测量距离单位。在用 Feinbloom 或 Bailey-Lovie 视力表测视力时，是以 3m 或 10 英尺作为初始测试距离。如果在这个距离，患者不能辨认最大的视标，可以将视力表向患者移近。如果要使用 EDTRS 视力表，则需要在校准的测试距离使用，比如表上标注的 4m，2m 或 1m 距离。Bailey-Lovie 和 EDTRS 视力表的测试结果都是用对数视力（LogMAR）表示的。视力表的每行都是 0.1 个对数单元或者比前一行大（或者小）25%。每 3 行表示的视力等级加倍（或减半）。Bailey-Lovie 视力表的正反两面有高低两种对比度，可以用于快速评估对比敏感度。高低对比敏感度测试值相差超过两行以上就意味着对比敏感度功能有损伤。EDTRS 视力表是后照明的视力表，有利于提高某些患者的视力检测值。在 EDTRS 视力表的左下角有一个针对不同测试距离 4m，2m，1m 米的视力水平的总结。对于 1 分视角来说，Feinbloom 视力表最大视标的理论测量距离为 700 英尺（213 米，213m）。与其他两个视力表不同的是，这个视力表每行没有固定数量的字符，但是仍然有较大的视力测量范围。这三种视力表在下方均有图片展示。一些视力测量值的记录范例如下所示：

　　例一：如果一个双眼黄斑裂孔的患者单眼和双眼都可以在配戴眼镜，正常照明条件下，均能辨认 125 英尺（38M）这行视标。同时，这个患者在看向 6 点钟方向的时候有稳定的偏心注视。记录为：10/125（或者是 3/38M）OD，OS，OU 正常光照环境，6 点钟方向有稳定的偏心注视，配戴自己的眼镜采用 Bailey-Lovie 视力表测量。

　　例二：一个未配戴眼镜的白化患者在黑暗环境中，单眼分开测量和双眼同时测量时都可以辨认 EDTRS 视力表最上一行的 4M 视标。记录为：20/200（或者 6/40M）@4M OD，OS，OU 黑暗环境，EDTRS 视力表无眼镜。

例三：你接诊的一个有近视性视网膜变性的患者，配戴眼镜在正常的光照环境中，可以站在 6 英尺的距离，看清 Feinbloom 视力表上 200 英尺（60M）的视标。记录为：6/200（或者 2/60M）OD，OS，OU 正常室内光照环境，Feinbloom 视力表配戴眼镜。

在病案资料中记录不同测试视标的真实测试距离是十分重要的，而且不需要换算成标准距离。例如，一个患者在 10 英尺的距离可以看清 100 英尺的字母，那么就在表格里记录为 10/100。不需要转换成 20/200。如果需要和眼保健领域之外的人员比如：初级保健医生或者教师等沟通，那么就有必要将结果转换成标准距离。仍然以这个可以看到 10/100 的患者为例，相应的可以记录为"20/200 等价表达"。注明等价表达是非常重要的，因为视力为 10/100 并不是真正地和 20/200 一模一样，而是代表等价的意思。下面是一些例子：

1. 10/50 的 Snellen 视力表等价值为 20/100。

2. 2/40 的 Snellen 视力表等价值为 20/400。

3. 10/400 的 Snellen 视力表的等价值为 20/800。

4. 5/60 的 Snellen 视力表的等价值为 20/240。

对于近视力测试，有不同种类的视力表，包含单个字母，一个单词或者连续的文本视力表等。如果可以的话，最好使用连续文本的视力表，因为它可以提供更深入的，有关患者识别和阅读印刷材料能力的认识。如果可以不使用连续文本视力表，条件允许的话，首先可以尝试使用单词视力表，其次再是单个字母 / 数字 / 符号视力表（图 7-7，图 7-8）。

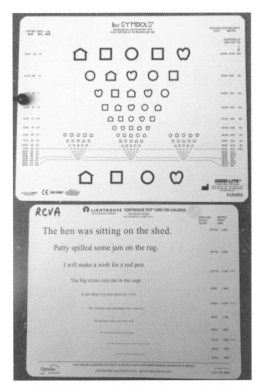

图 7-7　连续阅读文本视力表和单个 Lea 图形视力表示例

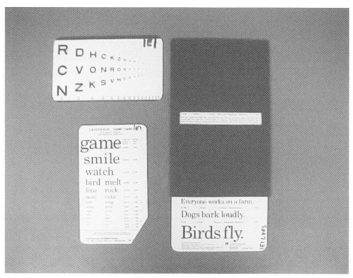

图 7-8　单个字母，单词以及独立的成行的视力表示例

近视力值在记录时应当注明度量符号。表示打印出的 M 度量符号，在实际的测试距离的测试结果。近视力的测试距离是可变的，并不一定是要在 40cm。许多近视力表采用的是 Snellen 度量符，但是这种测量只在 40cm 处有效，所以如果测试距离不是 40cm，那么视力表的测试结果就必须转换成标准测试距离下的表达。这是需要记录测量时的度量符号的另一个原因，测试距离阅读的测试视标是独立的。比如，近距离 40cm 视力测试值的等效当量为：20/50，1M，8 点，高度 1.45mm 或者是 0.40 分。视标 M 的尺寸大小是线性的，4M 是 1M 的 4 倍，2M 是 1M 的 2 倍，0.5M 是 1M 大小的一半。下面是一些近视力以度量符号记录的范例：

例一：一个患者在配戴眼镜的情况下，可以在 33cm 看清视力表最上方 3.2M 或者 20/160 的那行。不管是单眼，还是双眼都能辨认该行视标。同时，如果有阅读灯光照从右肩部射入，患者仍然可以阅读该材料。

0.33/3.2M OD，OS，OU，右肩方向有 75W 的电灯泡或者金属灯罩照明，成人连续视力表，配戴日常使用眼镜。

例二：一个没有配戴眼镜的儿童单眼和双眼均能辨认单词视力表的 2M 或者 20/100 视标。这个小孩的测试距离是 10cm，而且没有额外的光照。

0.10/2M OD，OS，OU 使用单词视力表，没有阅读灯，无矫正眼镜。

下面是一些关于近距视力测量的补充说明，通常患者会想把视力表拿得更近一些，这样可以产生更大的视网膜图像，使低视力的患者更容易辨认打印出的视标。如果患者有调节，那么可以允许他们将阅读视力表拿近一点。这个近距工作距离（从眼睛到视力表）是他们惯用的视近工作距离，可以给医生提供信息确定需要多少等效视屈光度来帮助患者提高视力。比如，如果一个患者通常需要将阅读材料放在 12cm 处看清视标，那么他可能需要 +8D 的镜片来帮助他们提高视力。这是根据计算在 12cm 看清阅读材料的总调节得到的结果，100/12=+8D。

通常，患者在阅读距离减少的情况下，也能看得清楚，但是不易维持他们的调节，而且容易感到疲劳。如果一个患者因为年龄，无晶状体或者人工晶状体等原因没有调节，那么近视力测试的时候，应该将视力表放在他们附加镜片的焦长位置处。他们总是会试图将视力表移近，但是如果适度的附加镜片没有与视力表的位置相匹配，视力表将会不在焦点处。比如：一个有 +3D 近附加的患者，应该在 33cm 处测量近视力。如果这个患者将视力表移近至 16cm，就会偏离焦点 3D。在 16cm 处需要 +6D 的近附加维持图像在焦点，然而这个患者只有 +3D 的近附加，不能满足聚焦的总附加镜片要求，所以会偏离焦点。如果患者有 +3D 的近附加，那么应该在 33cm 处测量他们的近视力。如果近附加度数给的更高，那么测试距离可以缩短。

二、试镜架验光

验光分析是开始低视力检查的关键性步骤。研究表明在仔细的试镜架验光之后（图 7-9），低视力患者的视力可以提升 10% ~ 15%。

对于这类人群，出于以下原因，试镜架验光是最合适的方法：允许眼球震颤的患者通过转头 / 倾斜头位的方法达到静止眼位，允许有中心暗点的患者有偏心注视，允许有明显差异的镜片改变，以及允许精确的顶点测量。

在主觉验光之前，进行试镜架验光，对客观测量值的建立是重要的。这对于某些特定人群的患者而言是极其重要的，因为这些患者有时可能很难发现镜头的变化。如果可以使用自动验光的话，可以先对患者进行自动验光。检影是非常有用的方法，但也是具有挑战性的。检影验光是必要的，因为自动验光仪很多时候不能提供众多患者的屈光度值。为了得到结果，需要使用一些视网膜检影的技术：

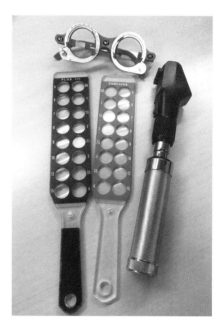

图 7-9　试镜架验光的重要工具

子午线检影验光（靠近患者，注意要记得减去工作距离，40cm 处检影时应当减去 2.50D，20cm 处检影时，应当减去 5.00D），中央区视网膜的离轴检影验光，从平面镜（套筒向下）改变套筒的位置，到凹面镜（套筒向上—这对于高度近视很有帮助）。为进一步帮助确认检查者的客观柱镜检查结果，可以使用角膜曲率仪。眼球震颤的患者通常都有顺规散光，角膜曲率仪可以确定散光的总量。

开始验光时，应当先将客观验光结果放在试镜架上，最大球镜放在试镜架的后部，而柱镜放在前部。调整试镜架是十分重要的，因为可以使得镜片的光学中心和患者的瞳孔，以及顶点在一条直线上，同时保证广角倾斜度在正常范围内。无论是在视力表，还是镜片处方上，都应当注明这些测量，在给予高处方时尤其重要。

在开始主觉验光时，首先应当计算能被察觉的明显的差异量（JND）。有视力损伤的患者无法察觉 +/-0.25D 试镜片的改变。为了有效地利用检查者的时间，和避免患者的疲惫，合适的 JND 值应当使得验光更加高效。

JND 值可以利用患者的视力测试值（采用某一次客观测量结果）计算得到。临床经验法则是使用 10 英尺的视力分母除以 100 得到的 JND。例如：如果一个患者可以看到 10/200，然后用分母 200 去除以 100（200/100）得到 JND 值是 +/-2.00D。另一个例子：如果一个患者可以看到 10/100，就将 100 除以 100（100/100），得到 JND 值是 +/-1.00D。最后一个例子：当 JND 值是 +/-1.00D 时，它可以有两种使用方式。第一种是，检查者可以让被检查者选择在客观验光的基础上加 +1.00D 镜片看得更清楚，还是不加看得更清楚。接着，检查者可以让被检查者选在客观验光的基础上加 -1.00D 镜片看得更清楚，还是不加看得更清楚。这个检查者在检查过程中使用的是 1D 的 JND。另一种方法是在客观检查结果的基础上，加上正负一半的 JND 值。以 +/-1.00D 为例，检查者可以在客观结果的基础上，加 +0.5D 或者 -0.5D 进行比较，这也是 JND 值为 1.00D 的实际运用。随着验光的进行，如果视力值变得更好，那么 JND 值就需要重新计算，重新使用。另外一个重要的建议给患者充足的时间作出选择。对于每一次选择，应当给予患者充足的时间，保证他们能真正地看清视力表，做比较。有的患者或许需要 5 秒钟，有的需要 10 秒钟。找到每个患者合适的节奏，不要检查太快。

一旦确定了球镜度数，就需要进一步确定柱镜度数。正如球镜有较大的跳跃范围一样，柱镜有较大的跳跃范围也是十分重要的。柱镜的 JND 值是球镜 JND 值的两倍。比如：如果球镜的 JND 值是 +/-1.00D，那么柱镜的 JND 值就应当翻倍，为 +/-2.00D。Jackson 交叉圆柱镜（JCC）可以使用 1.00D 和 2.00D 的柱镜。对于轴向，不是 5 度，取而代之需要的是 15～20 度。

另一个有用的技术叫做"过度使用柱镜"。这个技术要求患者旋转柱镜的轴向以获取最佳视力。这个需要多次测量确定可重复性。这个检查可以单独进行，或者用于支持 JCC 圆柱镜的检查结果。与其他的验光一样，整个验光过程中应当保持等效球镜度。最后，在完成整个试镜架验光流程后，检查者应该用焦度计测量组合试镜片的顶点屈光力。后顶点屈光度是最后的处方度数。对于比较高的处方，记录下广角倾斜度和顶点距离是非常重要的。

给这些患者开配镜处方是十分重要的，而且是非常需要的，因为与视觉损害相关的屈光不正有较高的发病率。另外，主观验光对于提升视力也是极其重要的。一个患者可能会感觉到很大的主观视觉改善，即使检查者无法测量到任何一个重要的客观指标的改善。配戴处方将最大限度地提高视力，并允许适当的放大倍数，而不是过度放大，以弥补未校正的屈光不正。

眼镜的使用可以让色彩和防反射涂层的眩光减轻，同时还可以放置双光眼镜用于阅读。最后，眼镜还可以通过使用聚碳酸酯和高级氨基甲酸乙酯聚合物材料合成的镜片提供保护作用。这是很重要的，因为视力受损的患者无法看到和避免物体（树枝，内阁的角落等），所以这类人群的眼睛更有可能受伤。

对于超过 -15.00D 的高度近视，可以首先考虑近视矫正。对于每一个高度近视患者，都可以考虑没有鼻垫的塑料框架眼镜。鼻垫不可以随着高度数负透镜的边缘厚度而改变，会导致这种镜框位置过高，患者无法通过镜片的光学中心观看。高于 +15.00D 的高度远视，可以考虑非球面透镜。如果患者是因为无晶状体而导致的高度远视，记住紫外涂层是十分重要的。如果没有医学上的禁忌证，接触镜对于高度屈光不正患者是理想的解决方案。接触镜可以使视力和视野达到最佳状态。

有色接触镜可满足特定人群的需求，比如 90%～95% 的暗红色镜片是被色盲患者使用的，白化患者配戴的人造虹膜（或者被称为光圈控制）的有色镜片。也有研究证据表明硬性透氧性角膜接触镜（RGP）可以抑制眼球震颤，提高视力。在接触镜方面，仍然建议使用通过聚碳酸酯和高级氨基甲酸乙酯聚合物材料合成的安全镜片。

三、视觉功能的检测及其重要性

全面了解患者的视功能是非常重要的。视力不能提供充足的临床数据，为有视力障碍的患者制订康复计划。除了视力之外，检查者需要获得对比敏感度，眩光，中心和周边视野范围，双眼视功能，眼球运动能力以及调节功能的相关检查结果。将视力检查结果和这些检查结果结合在一起可以有助于检查者为视力受损患者制订低视力康复治疗计划。这一章节的这部分内容会列举一些视功能检查的方法，在此节的后部分会提及一些针对此类视力损伤的康复方法。

对比敏感度（CS）对于包括阅读、面部识别和移动在内的许多视觉任务来说都很重要。如果患者的对比敏感度值低于正常值，即使有正常或者接近正常的视力值，仍然不能辨认打印出的阅读材料。测量对比敏感度值最常用的一种方法即是马氏（Mars）对比敏感度测试（图 7-10）。这个测试是在 50cm 处进行，适用于 50cm 处视力优于 20/480 的患者。它提供了一种分级的对比敏感度测量方法，可分类为对中青年，正常成年人，60 岁以上人群，中度视力受损，重度视力受损和严重视力受损测试。其他的一些远用和近用的视力表可能都有高低两种对比度的字标。高低对比度视力（图 7-11）相差两行被认为是有意义的。

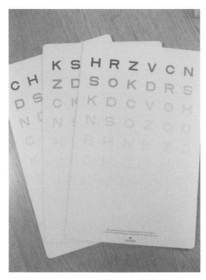

图 7-10　马氏对比敏感度测试

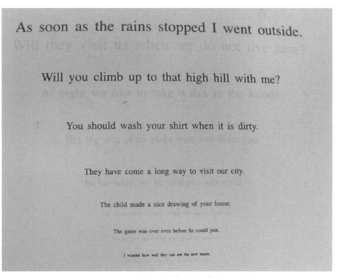

图 7-11　高低对比度视力表示例

眩光是患者阅读困难的另一个原因。有不同类型的眩光，包括不适和无能等。在询问病史的过程中仔细询问可以帮助检查者发现眩光问题。检查者也可以在检查的过程中注意观察患者是否有以下特征：室内使用太阳镜，眯眼，转头，用灯检查时流泪。如果条件允许的话，应该在室内和室外分开进行眩光的检查。眩光的检查也可以在有光的环境和昏暗的室内灯光下用定向光源（模拟灯或太阳）进行。在进行眩光检查的过程中，使用不同颜色（透射值）和密度（颜色深浅不一的彩色）滤光器，直到患者眩光减轻为止（图 7-12）。在患者的病历中，需要记录患者的反馈和滤光器所发挥的作用。

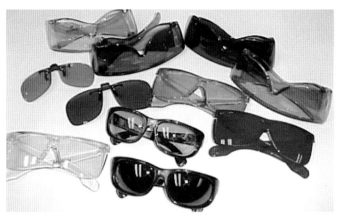

图 7-12　一些用于减轻眩光的滤光片示例

图 7-13　"面孔阿姆斯勒方格"检查使用视标而不是面孔的示例。当患者保持头部不动，眼睛沿着注视目标（视标或者面孔），顺时针方向转动。当转动至某一位置时，患者可以获得看清面孔或者视标的最佳视力，那么这个位置就是理想的偏心注视位置

视野是另一个值得探索的重要领域。黄斑病变所导致的中心暗点，青光眼或者视网膜变性所导致的周边视野缺损，以及卒中所导致的同侧偏盲都会引起严重的问题。这些问题可以带来阅读，面部识别，独立旅行以及航行等相关问题。中心暗点难以消除。微视野计是最准确的测量方式，但是该仪器可能并不是现成的。其他一些检测中心暗点的方法包括面孔阿姆斯勒方格，网格阿姆斯勒方格，正切暗点计屏和视野筛查仪等。

网格阿姆斯勒方格可以提供中心暗点的位置和大小相关信息，但是知觉认知会使得获得相关结果比较困难。另外一个测试方法是面孔阿姆斯勒方格，这个检查最初是用于理解暗点这个概念，现在用于检查患者的偏心注视。患者被要求在完全光照的环境下，注视相同眼位高度，50 ~ 75cm 远的检查者。患者需要回答看不到检查者的哪部分脸，以及缺失面积有多大。是看不到或者看不清上半部脸还是下半部脸？左半边脸还是右半边脸？这个检查可以使用检查者的面部或者某视力表视标（参见图

7-13，Feinbloom 视力表的"8"字标）作为检查视标。为进一步检查暗点和偏心注视，患者应按照嘱咐保持头部不动，眼睛跟着视标转动。患者沿顺时针方向转动眼睛，从十二点

钟方向开始，转至一点钟，两点钟方向等。患者需要告诉检查者眼睛位于哪个方向时，他们最能看清视标。这个检查需要重复测量多次，单眼和双眼都应测量。应当在患者的病例表格中注明最佳偏心注视位置，或者无最佳偏心注视位置。

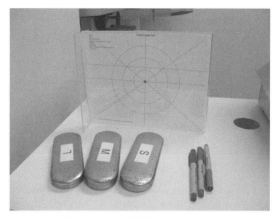

图 7-14　视野筛查仪（CCVFT）

另外一个中心暗点的检查方法是视野筛查仪（CCVFT，图 7-14 ~ 图 7-16）。这个检查的测试距离是 50cm，有 3 种不同大小的激光视标用于检查暗点。另外一个类似的检查方法是正切暗点计屏，也可以发现暗点。

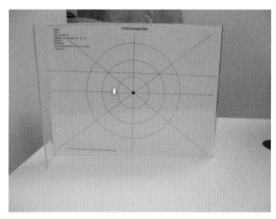

图 7-15　CCVFT 激光视标示例

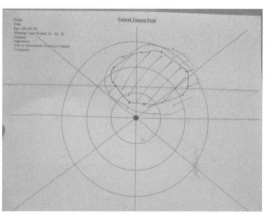

图 7-16　CCVFT 检查结果发现中央暗点的示例

周边视野可以通过自动视野检查仪（图 7-17），弧形视野计以及正切暗点计屏检查发现。自动视野计，有的检查单元可以提供运动模式，对于这类有周边视野缺损的患者是很有帮助的。视野缺损程度（图 7-18），与病史结合是十分重要的。这两者的结合可以有助于检查患者视野缺损是如何影响患者独立及安全行走的能力。

色觉检查也可以为患者的视功能提供一些信息。他们能否搭配衣服，评价事物的新鲜程度，欣赏画作，评估色觉缺损，一些检查可以提供大型的印刷解决方法。

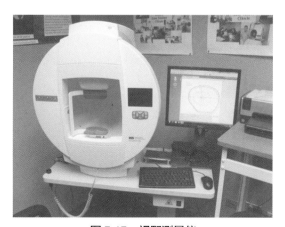

图 7-17　视野测量仪

石原色觉检查图谱有不同的数字编号，D-15 有大型的版本（图 7-19）。

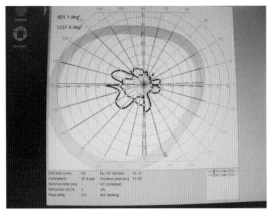

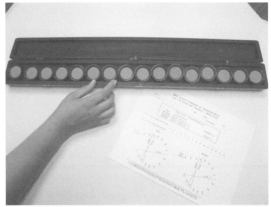

图 7-18　用 Ⅴ 4e 和 Ⅲ 4e 视标，动态视野测量结果示例，表现为严重的视野受限

图 7-19　Farnsworth D-15 的大型版本

　　还应当检查双眼视功能和眼球运动状态。如果患者有双眼同时视功能，那么应当选择适用于双眼同时观看的助视器。评估眼球运动状态可以检查是否存在任何缺陷。在某一注视位置，是否有眼球运动受限？此种受限是否影响患者的阅读，旅行等？双眼同时视有助于患者完成快速阅读，实现更安全的出行（导航等）。在视力达到 20/200，而且左右眼视力相差两行以内的情况下，才会有双眼视觉。

　　调节和集合检查可以提供有关阅读康复的信息，因此十分重要。与正常视力的患者一样，视力受损患者仍然可以进行调节和集合的检查，唯一的差异在于需要将注视目标大小调至与患者的视力水平相匹配。患者的调节幅度是多少以及他们维持聚焦注视的能力如何？患者是否有近距离工作所需的集合？有视力损害的患者习惯将阅读材料拿近一点观看，这需要比平均值更高的调节和集合。但是，研究发现有视力缺损的患者调节能力低于平均值。

（作者：Tracy L.Matchinski　Kara E.Crumbliss）

（译者：朱秋蓉）

 第五节｜放大原理

　　放大器是低视力康复的重要组成部分。放大虽然不能提高清晰度，但是可以给视力受损患者提供足够大的视网膜图像，让他们分辨事物。当在近距或者中距使用放大器的时候，会涉及"等效视屈光度"的概念，以屈光度（D）来表示。当放大器在远距使用时，需要使用"放大率"的概念，用"×"表示放大倍数。之后的章节会对这些概念进行说明。

有 4 种不同类型的放大助视器可以用于低视力康复。放大效果可以通过这四种当中的任意一种，或者相互组合达到。当使用不止一种放大器的时候，总放大率是由每个单独的放大器决定的。这是低视力康复常用的方法，比如当在较近的距离（RDM）阅读一本较大字体的打印书籍（RSM）。这种情况下，放大倍率就等于 RSM×RDM。另外的例子还有：在距离较近的平台（RDM）使用望远镜（AAM）。总的放大倍率应为 AAM×RDM。

（一）相对体积放大率（RSM）

最终观察到物体的高度与实际物体高度的比值。典型的例子就是放大的印刷字体。如果说大型印刷字体为 40mm，而实际的印刷尺寸是 10mm，比值为 40/10 或者 4×RSM。这会导致视网膜图像放大 4×。

（二）相对距离放大率（RDM）

实际物体观察距离与最终物体观察距离之间的比值。经典示例就是将阅读材料拿近一点观看。如果说患者起初将阅读书籍放置于 50cm，然后将它拿近至 25cm，此时比值为 50/25 或者 2×RDM。这本书的字体在移近的过程中，放大了 2 倍，视网膜的图像也放大了 2×。

（三）横向放大率（TM）

这种放大效果是由视频或者电子设备提供的。照相机或者投影仪有放大图像的作用。TM 值是最终图像的大小与实际图像大小的比值。例如：当一个电子放大器将 10mm 的打印材料放大至 50mm，那么比值 50/10 就是 5× 横向放大率。视网膜的图像会放大 5×。

（四）角放大率（AAM）

在相同位置处，图像的视角大小与实际物体的视角大小的比值。这种放大效果常见于望远镜的使用过程中。如果物体是 10mm 大小，产生的视角图像是 30mm，那么 AMM 值就是 30/10 或者 3×，视网膜的图像被放大了 3 倍。

（作者：Tracy L.Matchinski　Kara E.Crumbliss）

（译者：朱秋蓉）

 # 第六节 ｜ 不同距离的等效屈光度

一、视远放大倍率 "×"

望远镜可以产生视远放大效果。在实际生活中，可以是光学的 / 数码的 / 视频的眼镜式放大镜。望远镜可以产生角放大作用，这个术语也被用于描述望远镜的总放大倍率 "×"。比如患者使用的可能是 4× 或者是 6× 的望远镜。

二、近距 / 中距等效视屈光度 "Feq"

用于描述近距 / 中距放大倍率的专业术语是等效视屈光度（Feq）。等效视屈光度用屈光度的度数（D）表示，而不是放大倍数 "×"。原因是不同的公司可能采用不同的方法标记他们的产品，因此某公司生产的 4× 放大助视器可能和另一公司的 4× 放大助视器是不一样的。公司可能会采用有效放大率（M=D/4）或者传统放大率（M=D/4+1）来表示。如果想要将屈光度转换为等效视屈光度，可以使用如下公式：放大倍率 = 屈光度 /4。举例：+20D 可以转换为 5×，因为 +20/4=5×。

　　为避免混淆使用 Feq 和屈光度，Feq 是满足患者需求的总等效视屈光度。Feq 值可以在不同的视近助视设备之间互换通用，医生可以提供患者不同的选择。具有相同 Feq 值的不同视近助视设备可以产生同等大小的视网膜图像。这样有助于规范统一低视力视近助视器的处方。接下来的章节会介绍 5 种不同类型的视近助视设备，以及他们相应的等效视屈光度。等效视屈光度是用高斯公式计算得到，如下所示：

$Feq=F_1+F_2-cF_1F_2$

Feq 等效视屈光度。

F_1 配戴眼镜平面之外的镜片度数。

F_2 配戴眼镜的屈光度。可以是附加，调节和未矫正的屈光不正的度数和。

c　　F_1 和 F_2（在眼镜平面）平面之间的以米为单位的距离。

（这个公式假定物体位于透镜系统的焦点）

（作者：Tracy L.Matchinski　　Kara E.Crumbliss）

（译者：朱秋蓉）

 ## 第七节 | 预测放大效果以及等效视屈光度

　　经过仔细的病史询问，确定到患者想要获得的视觉效果，获得最佳矫正视力的试镜架验光结果，以及收集视觉能力相关资料了解患者大体的视功能情况之后，检查者可以向患者介绍低视力康复设备。检查者运用临床数据，预测为达到患者视觉效果，需要的合适的放大倍率以及等效视屈光度。在计算过程中，保证较好眼获得最佳视力矫正是非常重要的。一般预测的结果即是处方结果，但也有例外。在确定最终处方时，还有一些其他因素需要考虑和处理。其他的非视力影响因素有心理压力或者缺乏推动力。视力因素有降低的对比敏感度，不良的偏心注视等。

一、远距放大作用

　　望远镜可产生远距离放大作用。为确定远距放大总量，检查者需要将最佳远距矫正视力和目标视力相结合。在计算远距放大量的公式中，需要使用小数视力。将患者最佳远距矫正视力的分母除以目标远距视力的分母。这是他们想要达到的视力值与他们能看清的视力之间的比值。如果没有特定的目标，一般设定 20/50 为目标视力。如果患者视力受损十分严重，那么将 20/50 定为目标视力是不现实的，目标视力为 20/100 或者 20/200 会更好。20/100 或者 20/200 或许看起来不像是"良好"的视力，但是对于起点是 20/600 ～ 20/1000

的患者而言，称得上是巨大的进步了。下面是一些计算初始望远镜放大率的示例。

例如：患者的最佳矫正视力是 20/200，想要看清路标。目标视力是 20/50，那么放大倍率为 200/50=4×，因此应该用 4× 放大镜作为患者初始测试助视器。

例如：患者的最佳矫正视力是 10/50，目标视力是 20/20，能看清电视。首先应当确认矫正视力和目标视力都是用相同的距离表示的，将 10/50 视力等价转化为 20/100。然后计算 100/20=5×。检查者应当以 4× 望远镜开始测试。也可以将 20/20 转换成 10/10。然后用 50/10=5×。

例如：患者的最佳矫正视力是 10/400，想要更清楚地看电视，大约需要 20/60 的视力。10/400 可以等价转换为 20/800，接着用 800/60=13.3×。这需要一个非常大的望远镜，因此需要重新考虑目标视力。重新调整目标视力至 20/100，再用 800/100=8×。可以用放大倍率为 8× 的望远镜开始测试。

二、近距等效视屈光度

为预测近距和中距等效视屈光度的总量，检查者可以使用远距和近距视力两种。与之前一样，检查者需要使得两只眼中，视力较好的那只眼睛获得最佳矫正视力。利用远视力时，检查者需要使用 Kestenbaum 法则。要做到这一点，就需要计算远视力的倒数，得到在近距离观察 1M（20/50）所需的等效屈光率。检查者需要将远视力的分母除以远视力的分子。

Kestenbaum 法则：最佳远矫正视力（BVA）分母 / 最佳远矫正视力（BVA）分子。

例 1：如果一个患者有 10/100，将 100 除以 10 等到 +10，用于看清 1M 的印刷字体。

例 2：如果一个患者有 20/80，将 80 除以 20 等到 +4，用于看清 1M 的印刷字体。

例 3：如果一个患者有 20/160，将 160 除以 20 等到 +8，用于看清 1M 的印刷字体。

例 4：如果一个患者有 5/100，将 100 除以 5 等到 +20，用于看清 1M 的印刷字体。

在使用 Kestenbaum 法则时，有一些注意事项。计算时使用的远视力，应当是单个视标远视力，而不是阅读材料所测得的远视力。阅读和近距离工作时典型的连续性文本任务。因此，Kestenbaum 法则可能会低估需求值。而且，最终计算得到的等效视屈光度是为了看清 1M 的打印字体。1M 或者 20/50 的打印字体可能并不是患者的近距目标视力，他们可能想要看更大的打印字体，2M，或者更小的打印字体，0.5M。为了让患者获得连续流畅的阅读能力，许多检查者会将 Kestenbaum 规则计算得到的结果翻倍使用，试图达到看清 0.5M 打印字体的视力（0.5M 打印字体是 1M 打印字体的二分之一，或者说是一半小）。为了使用这个计算结果，患者必须将阅读材料放于在计算出的透镜焦距位置处。如果通过计算得到 +10 的结果，那么患者需要将阅读材料放置于 10cm 处。如果最终结果 +20cm，那么相应地，阅读材料应当放在 5cm。

另外一个更加精确的预测等效视屈光度的方法是利用较好眼的近视力计算得到的。理论上，应当使用连续性阅读材料检测近视力。

为了进行该计算，需要将近视力除以目标视力，再将所得值乘以用屈光度表示的近视力测试距离。为了用规定格式记录近视力检查结果值，应当保证测试距离是以米为单位，测试视标大小是以 M 单位。例如：在 40cm 处测试可见 1M 打印视标（1.45mm 或者等效于 20/50），记录为 0.40/1M。

近距测量方法 =（近视力 / 目标视力）（用屈光度表示测试距离）

例 1：如果一个患者可以看到 0.40/3.2M，目标视力是 0.5M，计算方法为（3.2/0.5）（+2.50）=+16

例 2：如果一个患者可以看到 0.20/1M，目标视力是 0.5M，计算方法为（1/0.5）（+5）=+10

例 3：如果一个患者可以看到 0.33/2M，目标视力是 1M，计算方法为（2/1）（+3）=+6

例 4：如果一个患者可以看到 0.50/4M，目标视力是 2M，计算方法为（4/2）（+2）=+4

通过使用近视力，目标视力可以针对任意大小的打印视标，而不仅仅是 Kestenbaum 法则中的 1M。为了使用这一计算结果，患者也应当将阅读材料放于计算得到的焦距位置处。

还有一个重要的概念叫做临界打印尺寸，需要考虑。意思是如果只给予能够看到目标字体所需的等效视屈光度，那么将没有预留的放大率让患者能够流畅阅读。为了保证阅读的流畅性，必须要有放大储备。放大储备为患者提供了更大的放大倍数（形成更大尺寸的视网膜图像），让患者更容易看到打印字体，并进行视觉处理或阅读。研究表明，任务阅读（快速 5 分钟阅读或者更少），1 行的视力储备是足够的。为了达到最大阅读量，需要有 3 行视力储备，为达到最大的阅读速率，需要 5 行视力储备。例如将下面的近视力表防御 25cm 处，患者可以看见 "My two friends did not see me at the circus" 这一行，此时的近视力值应当记录为：0.25/1.6M 用连续性文本测试。检查者确定阅读的目标是看到标准的 1M 打印字体。根据患者对流利程度的不同需求，可以计算出不同的等效视屈光度。

以视力为 0.25 /1.6 M 的患者等效功率预测为例。

1. 目标是 1M 定点阅读，在方程中使用 0.8M（有 1 行的保留）。

（1.6/0.8）（+4）=+8 可以在 12.5cm 处阅读 1M 大小的打印字体。

2. 目标是 1M 近距最大阅读速率，在方程中使用 0.5M（有 3 行的保留）。

（1.6/0.5）（+4）=+12.8 可以在 7.8cm 处近距离流畅阅读 1M 大小的打印字体。

3. 目标是 1M 最大阅读速率，在方程中使用 0.32M（有 5 行的保留）。

（1.6/0.32）（+4）=+20 可以在 5cm 处以最流畅的方式阅读 1M 大小的打印字体。

这三个例子患者具有相同的视力（图 7-20），但是通过计算得到不同的等效视屈光度。主要是取决于患者的目标视力，以及阅读的动力，这些都是在预测等效视屈光度过程中的重要影响因素。

此外，还应当考虑视力损害的类型。如果只是单纯的视力下降（比如：白化病或者先天性眼球震颤），此类患者对于放大效果反应良好。如果患者有中心暗点（比如：年龄相关性黄斑变性或者糖尿病性黄斑水肿），在成功使用助视器之前，需要进行偏心注视的训练。对比敏感度和眩光敏感度降低的患者（比如：青光眼，视神经萎缩），需要比计算预测值更高的等效视屈光度，以及工作照明。

针对视野变小（比如：青光眼，视网膜色素变性）的患者，需要考虑将等效视屈光度结合最远工作距离使用，同时提供工作照明。视野变小的患者在离眼睛较远的地方会有较大的线性视野。例如，如果患者有 10 度视野，视野直径在 20cm 处可能是 6 ~ 8cm，但当工作距离加倍时，这个直径会加倍。在 40cm 处，视野直径可能是 12 ~ 16cm。更大的视

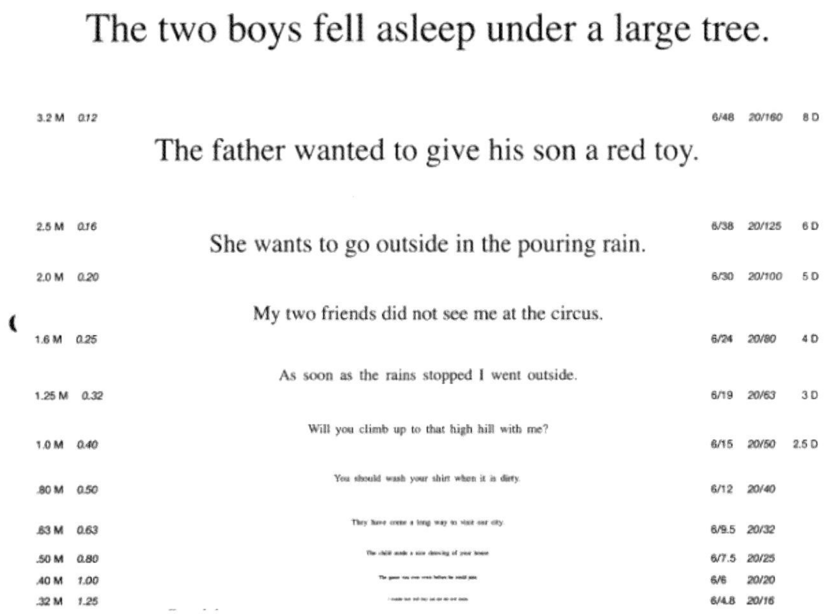

The two boys fell asleep under a large tree.

The father wanted to give his son a red toy.

She wants to go outside in the pouring rain.

My two friends did not see me at the circus.

As soon as the rains stopped I went outside.

Will you climb up to that high hill with me?

You should wash your shirt when it is dirty.

They have come a long way to visit our city.

The child made a nice drawing of your house.

The game was very exciting before the result joke.

图 7-20　定点阅读，视近流畅阅读，最大限度流畅阅读的连续性文本视力表示例

野范围，会更容易达到放大效果。如果患者患有各种类型的视力丧失，应当考虑心理适应情况。那些获得性损伤的患者可能比那些先天性损伤的人有更多的问题。

总而言之，可以按照以下步骤计算视近等效视屈光度：

1. 考虑和优化视觉目标

（1）流畅阅读的愿望（流畅阅读或者定点阅读）。

（2）阅读任务的类型（手机，药物说明，准备食物，玩具等）。

2. 考虑目标人群

（1）年龄，并发症（认知，生理相关问题）。

（2）动机（积极或者消极）。

（3）心理适应能力。

3. 检查最佳矫正状态下的视功能

（1）视力，对比敏感度，视野，暗点，双眼视等。

（2）较好眼的使用情况。

4. 考虑眼部疾病　什么是独特的条件（暗点，对比敏感度等）。

5. 预测等效视屈光度　必要的视力保留。

6. 选择放大设备　每一种放大助视器的优点/缺点。

（作者：Tracy L.Matchinski　Kara E.Crumbliss）

（译者：朱秋蓉）

第八节 | 低视力康复的光学及处方

所有低视力康复设备和辅助技术都需要与提供最佳矫正视力的眼镜结合使用，不管是接触镜还是框架眼镜。低视力康复设备和辅助技术提供了放大作用，同时也需要通过屈光矫正，保证清晰的聚焦放大视网膜图像。

一、视远设备：望远镜

望远镜是用来放大远距物体表面大小的装置。虽然有一些数码/视频设备可用，但是在低视力康复设备中使用的望远镜是主要的光学器件。望远镜可用于任何类型的远距离视觉目标。例如：路牌，公交车号，体育赛事，看电影，脸，教堂，电视，学校的告示板。望远镜可以手持，也可以安装在一个框架上。手持式望远镜是一种典型的单筒望远镜（图 7-21），对于快速定点阅读比较有帮助。固定安装在其他设备上的望远镜使用时间越长，观看效果更好，此类望远镜可以是单筒望远镜或双筒望远镜。

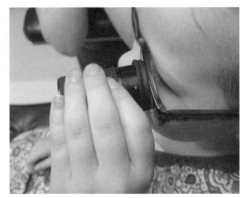

图 7-21 儿童单手持望远镜示例

有多种不同的安装望远镜的方法（图 7-22），包括：全视野（直接放置于正前方无移动性），双眼光学区（定位上可以移动，图 7-23）以及倾斜放置。双眼光学区放置望远镜可以在走路，骑车，或者允许驾驶的情况下使用。在使用双眼望远镜时，患者在运动时，仍然可以通过承载镜片观看，然后向下转头，使望远镜对准视线。患者将通过望远镜观察并识别物体，然后将头部转回正常位置，注视承载镜片。倾斜望远镜可以在一臂长距离处产生放大作用。有一些夹片可以让手持望远镜连接到框架眼镜上。

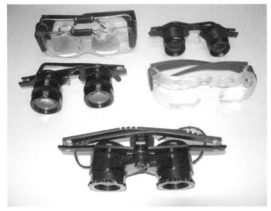

图 7-22 双眼框镜安装伽利略望远镜示例

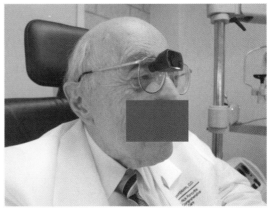

图 7-23 伽利略望远镜安装在光学位置示例

望远镜有一个物镜，位于望远镜的前面，一个目镜，位于眼睛后面或者说离眼睛最近。望远镜的放大率可以通过目镜（Doc）的屈光度除以物镜（Dobj）的屈光度来计算。

M=Doc/Dobj

1. 目镜屈光度除以物镜屈光度。

2. 负号表示一个倒立的图像。伽利略望远镜系统形成的是正立的虚像。开普勒望眼镜系统形成的是倒立的实像，需要利用棱镜来翻转图像。相较于伽利略望远镜，这可能会增加开普勒望远镜的重量和价格。

3. 接目镜，也被称为目镜，更靠近眼睛。

4. 物镜更靠近观察物体。

镜筒的长度是由望远镜的总焦长决定的。望远镜有注明放大镜、物镜和视野的标示。比如，某个望远镜的标示可能是如下所示：4×12 18°。这代表该望远镜的放大倍数是4×，物镜直径（也被称作出瞳直径）为12mm，视野是18度。大多数望远镜都有聚焦功能，这有助于矫正屈光不正或用于观察近距物体。也有无焦望远镜是不可以聚焦的。此类望远镜不能用于屈光矫正，必须在目镜上添加处方眼镜。除非在物镜上额外附加阅读镜，否则无焦望远镜不能用于近距离工作（更多细节部分查看望远镜部分内容）。

在低视力康复训练中使用的望远镜有两种：伽利略望远镜和开普勒望远镜。伽利略望远镜的放大作用较低，通常只达3倍。开普勒望远镜的放大倍率更高，一般是3倍以上。伽利略望远镜更易使用，因为出瞳在望远镜内，为获得最佳的视野，只需把望远镜靠近眼睛即可。开普勒望远镜可以更难使得眼睛的入瞳与望远镜的出瞳排成一条直线，因为出瞳在望远镜外。当开普勒望远镜被重叠使用时，它将能提供给患者比相同的伽利略望远镜更好的视野。

对于所有望远镜，物镜是凸透镜。但是开普勒望远镜的目镜是凸透镜，伽利略望远镜的目镜是凹透镜。这一点主要体现在，当患者在未进行屈光矫正的时候，使用望远镜，他们必须把努力聚焦才能看清一个图像。应该在患者屈光矫正的前提下，使用望远镜。平行光从无限远处进入望远镜，通过望远镜放大，再以平行光线的形式离开望远镜。光线离开望远镜后，通过患者屈光系统，最终在视网膜上形成一个清晰聚焦的放大图像。如果患者在使用望远镜时未进行屈光矫正，他们就可以通过聚焦望远镜来矫正屈光不正。这样做可能会增加或减小望远镜的放大倍数。当一个近视的人使用伽利略望远镜聚焦时，他们从目镜的凹透镜借"负"度数，降低了望远镜的总度数。当一个近视的人使开普勒望远镜聚焦时，他们从目镜的凸透镜借"正"度数，增加了望远镜的总度数。举个例子，一个 -8.00D 近视的患者，不戴眼镜，聚焦使用一个 3× 伽利略和 3× 开普勒望远镜，会得到不同的结果。

3× 伽利略望远镜放大倍数会降低（2.5×），而 3× 开普勒望远镜放大倍数会增加（3.5倍）。这种对立的情况对于远视眼而言也是一样的。表 7-2 总结了两种望远镜的不同之处：

表 7-2 望远镜总结

伽利略望远镜	开普勒望远镜
正物镜	正物镜
负目镜	正目镜

伽利略望远镜	开普勒望远镜
较轻	较重
较短	较长
出瞳位于望远镜内	出瞳位于望远镜外
低放大率	高放大率
成像质量较差	成像质量较好
价格较低	价格较高
未矫正的近视降低放大率	未矫正的近视增加放大率
未矫正的远视降低放大率	未矫正的远视降低放大率

反转望远镜：为了增强视野受限患者的视野，望远镜可以用作反转望远镜。倒置的望远镜不再提供放大作用，而是提供的是缩小作用。缩小作用使得视野范围内可以观察到更多的物体。例如，3× 望远镜可以产生 3 倍的压缩效果或者缩小作用。因为它使物体变小，所以通过望远镜观看，视力会被有效地降低。当使用反转望远镜时，典型的低放大倍率的伽利略设计望远镜效果是最好的。患者必须有视觉能力来理解缩小的图像。

例如：视力为 20/80 的患者，视野为 7 度，使用 3× 的反转望远镜。

1. 反转望远镜可以扩大视野范围至之前的 3×，7 度 ×3=21 度。

2. 视力降低至之前的 3×，80×3=240，视力为 20/240。

二、近距 / 中距助视器

有 5 种不同的可选设备（表 7-4）。来帮助患者实现他们近距和中距视觉目标。如下所示：

1. 眼镜式放大镜（MS）。

2. 手持放大镜（HHM）。

3. 立式放大镜（SM）。

4. 望远眼镜式放大镜（TMS）。

5. 电子放大镜（EM）。

每个设备都有各自的优点和缺点。每个设备也有不同的视野范围，离眼镜平面更近，视野更大。眼镜式放大镜视场最大和望远眼镜式放大镜视场最小。检查者的工作是找到他们与患者一起制订的视觉需求 / 目标相匹配的助视器。重要的是让患者接触到五种不同类型的近距离，而不是一两个。他们可能会有在病史中没有提出明确的视觉目标，但这些设备能帮助患者找到合适的视觉目标，没有一个单一的设备能满足所有的视觉目标。

（一）眼镜式放大镜（MS）

眼镜式放大镜是一种安装在镜片上的凸透镜。可以是双焦镜片，也可以只占矫正眼镜的一半，或者是全视野镜片，也可以做成夹片。眼镜式放大镜有最大视野，而且不需要手持。它可以帮助患者完成许多任务：书写、阅读、缝纫、划船以及医疗事宜（打胰岛素针 /

查血糖）。

眼镜式放大镜的等效视屈光度为：$Feq=F_2$。F_2 有 3 种组成成分：近附加（正镜），调节或者未矫正的屈光不正。这三种成分组合在一起形成 F_2。当使用眼镜式放大镜时，患者需要将阅读材料放于眼镜式放大镜的焦距位置（F_2）。例如，一个 +10 的眼镜式放大镜应当放于 10cm 处，一个 +5MS 的眼镜式放大镜应当放于 20cm。下面有一些示例；

例 1：配戴 +6.00D 的人工晶状体眼，眼镜式放大镜度数是 +6，所以阅读材料应该放置于 16cm 处。

例 2：一个 -5.00D 近视患者未配戴矫正眼镜，而是配戴一副 +4.00D 的阅读镜。眼镜式放大镜总度数再加上未矫正的屈光不正，即 +4.00D 的眼镜式放大镜加上 5.00D 未矫正的屈光不正，总 F_2 为 +9。阅读材料应当放置于 11cm 处。

例 3：一个屈光不正的儿童配戴 +7 的阅读镜，且将阅读材料放于 10cm 处。F_2 是近附加阅读镜的焦距，因此 10cm 对应的是 +10。而镜片度数是 +7，因此这个小孩需要付出 3D 的调节，所以镜片度数加上调节总 F_2 值为 +10。

例 4：一个 +2.00 的远视患者，未进行屈光矫正，将阅读材料放置于 20cm 处，使用 +7 的眼镜式放大镜。因为工作距离是 20cm 所以 F_2 值是 +5，且额外需要花 +2 矫正远视。

在双眼同时看的情况下，检查者需要考虑到近距离工作时产生的集合需求。为缓解过度的集合需求，可以添加底朝内的棱镜（图7-24）。如果在每个眼睛的阅读镜上，采取一个屈光度的眼镜式放大镜预制一个棱镜度的棱镜，那么每只眼可获得 2 个棱镜度。比如，如果你有一个预制的 +6 阅读镜，每个眼给予 8 个棱镜度底朝内的三棱镜，那么这副眼镜总共有 16 底朝内的三棱镜度。其他示例，+10 的一副眼镜每个眼睛配有 12 个棱镜度的三棱镜，那么这副眼镜总共有 24 个棱镜度。可以通过偏心或集合公式确定总集合需求，计算增加的棱镜度数。

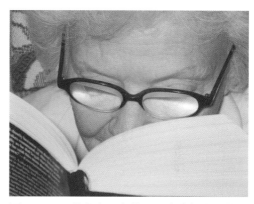

图 7-24 一位女士正在使用配有底朝内三棱镜的全视野眼镜式放大镜

当屈光度范围在 +4.00 ～ +12.00D 内的双眼患者使用眼镜式放大镜时，应考虑棱镜（图7-25）。如果屈光力超过 +12.00D，那么在开具处方时，应该只给较好眼或者主导眼配眼镜式放大镜。

眼镜式放大镜的优点包括；对患者而言，比较熟悉；外观比较漂亮；视野范围较大；不用手持；可用于书写和阅读。缺点有；随着镜片的屈光度增加，工作距离需降低；需要阅读灯照明；可能会导致颈部或者手臂拉伤或者眩晕。

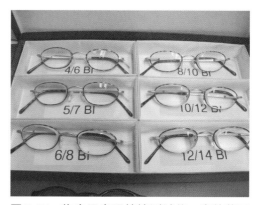

图 7-25 临床用半眼棱镜测试仪，度数范围 +4 ～ +12

（二）手持式放大器（HHM）

手持式放大镜是患者用手可操作的凸透镜。有多种型号，从较大的镜片到口袋大小的便携式，且可配有光源。手持式可以帮助患者完成许多任务，包括：完成距离眼睛较远的阅读任务，检查活路或者恒温器，定点阅读，查看价格标签或者食品包装（图 7-26）。手持式放大器越靠近眼睛，通过手持式放大器观看的视野范围更大（图 7-27）。

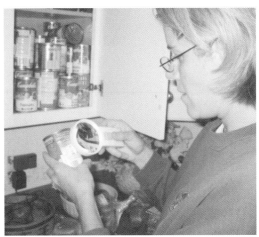

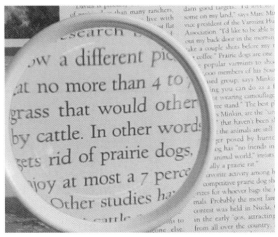

图 7-26　一位女士正在用手持式放大镜阅读食品包装说明

图 7-27　通过手持式放大镜观看的视野范围

手持式放大器的等效视屈光度计算方法为：Feq=F₁。其中，F₁ 是凸透镜的屈光度。手持式放大器应当放在，从阅读材料处开始计算的透镜焦距处。如果患者有眼镜的话需要戴上他们自己的眼镜，当平行光线离开手持式放大器，进入人眼之后，患者需要利用镜片的视远区域进行观看。如果患者通过双光镜或阅读眼镜观看，手持式放大器将失去之前的效果。这个概念被称作为平衡转折点。平衡转折点位于距离眼镜平面一个放大镜焦距位置处。如果放大镜位于距眼镜平面一倍焦距范围内，使用双光镜是有好处的。若是刚好位于一倍焦距处，在用手持式放大器的同时，使用或不使用双光镜，Feq 值是相同的。超过了一倍焦距范围，手持式放大器的 Feq 值会迅速降低。患者需要接受专业的教育，才能保证他们可以成功使用手持式放大器。利用 Feq 方程，可以计算平衡转折点，Feq=F₁+F₂-cF₁F₂，这里：

举例，+20 的手持式放大器（F₁），有 +4 的近附加（F₂），手持式放大器的一倍焦距长是 5cm，c 代表的是以米为单位的 F₁ 和 F₂ 之间的距离。

1. 当 c 等于 0 时：（+20）+（+4）-（0）=+24。如果在使用手持式放大器的同时，使用双光镜，有一定的帮助。

2. 当 c 等于一倍焦距时，（+20）+（+4）-（0.05）（+20）=+20。使用或者不使用爽光镜，不会改变手持式放大器的 Feq 值。

3. 当 c 超过一倍焦距时，（+20）+（+4）-（0.10）（+20）=+16。如果在使用手持式放大器的同时，使用双光镜，会降低 Feq 值。

在某些例子中，患者会在焦距范围内使用手持式放大器。比如，他们可能在 7cm 处

使用他们 +10 的手持式放大器进行阅读。这将离开手持式放大器的光线是发散的光线，需要调节或者近附加来形成进入眼睛的清晰聚焦的图像。接下来的章节（立式放大镜）会对这个概念进行解释。

手持式放大镜的优点有：便携，易操作，有利于定点阅读，允许额外的工作距离，较大的选择范围，不需要加工。缺点有：需要稳定手部操作和协调能力，随着工作距离增加视野会变窄，如果不平行于阅读材料，可能会有畸变。

（三）立式放大镜（SM）

立式放大镜是安装在阅读材料支架上的凸透镜。通常是立式放大镜到阅读材料的距离是固定的，但也有一些可调的立式放大镜。立式放大镜有各种尺寸大小，可以有光源，也可以没有光源。适用于以下场景：拓展阅读，阅读食谱，浏览图片，分类日常邮件或者报纸。

立式放大镜的等效视屈光度计算方法是 $F_{eq}=ER（F_2）$。要理解立式放大镜提供等效视屈光度的原理，需要了解相关的术语、值和方程（图 7-28）。立式放大镜有一个透镜，即是 F_1，安装在它的焦距范围内。这会产生发散的波前阵面，L'，之后再离开镜片表面。因为这会产生近附加，在这样的系统中，没有矫正的近视或调节是必要的，以产生清晰聚焦，放大的视网膜图像。发散的波前阵面，L'，会形成一个位于阅读平面以下的虚拟的像，l'，虚像距离 l' 是 L' 的倒数。例如，如果 L' 在离开立式放大镜平面时是 -5（发散能力为 5.00D），那么 l' 是

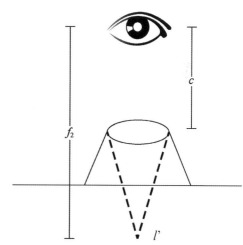

图 7-28 有助于理解立式放大镜光学组成的图谱

20cm，或者说图像位于镜片表面下 20cm。F_2 是眼睛到虚像的距离。ER 值是放大率，可以通过已知的透镜屈光度（F_1）和透镜与阅读材料之间的距离确定。总而言之，立式放大镜的值和公式（表 7-3）如下所示：

表 7-3 有助于理解立式放大镜光学组成的值和公式

$F_{eq}=ER \times F_2$	$F_{eq}=$ 患者需要的等效视屈光度
	$F_2=$ 镜片平面的屈光度（可以是调节，近附加，或者是未矫正的屈光不正）
$ER=(L'-F_1)/L'$	$ER=$ 立式放大镜的放大率
	$L'=$ 离开放大镜的波前阵面
	$F_1=$ 远离放大镜平面的透镜屈光度（放大镜内透镜的屈光度）
$l'=1/L'$	$l'=$ 由 L' 产生的虚像的位置
$c=f_2-l'$	$c=$ 眼睛与立式放大镜之间的距离
	$f_2=F_2$ 的焦距

当给予立式放大镜处方时，预期的 Feq 值应当代入公式 Feq=ER（F₂）。F₂ 值通常是在 +2～+4D 的范围内变动，常常是患者的近附加或者合理的调节值。这两个值都应当代入 Feq 公式来计算合适的 ER 值（图 7-29）。ER 值是一些医生或者厂商确定发布的。下面是一些确定合适的立式放大镜的示例：

例 1：如果患者所需 Feq 是 +10，并配戴有 +2.50D 的近附加镜片，需要的 ER 值是多少呢？根据 Feq=ER（F₂），+10=ER（+2.50），所以 ER 值为 4。确定立式放大镜的 ER 值为 4 或者接近 4。

例 2：如果患者所需 Feq 是 +20，并配戴有 +4.00D 的近附加镜片，需要的 ER 值是多少呢？根据 Feq=ER（F₂），+20=ER（+4.00），所以 ER 值为 5。确定立式放大镜的 ER 值为 5 或者接近 5。

例 3：如果患者所需 Feq 是 +16，比较年轻有调节功能。为了不让他们的调节系统疲惫，考虑动用 +3.00D 的调节，根据 Feq=ER（F₂），+16=ER（+3.00），所以 ER 值为 5.3。确定立式放大镜的 ER 值为 5.3 或者接近 5.3。

需要注意的是，立式放大镜的屈光度或放大率的标签与检查者预测的放大率不匹配。比如，检查者确定患者需要 +12.00D 屈光度来阅读。如果检查者发现一个标有 +12.00D 的立式放大镜，这个放大镜并不会提供给患者 +12.00D 的 Feq，实际的 Feq 会小于标签值。示例中的 +12 只是立式放大镜系统中的 F₁。

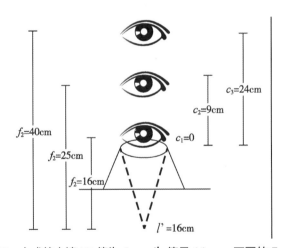

图 7-29　立式放大镜 ER 值为 4×，l' 值是 16cm，不同的 F₂ 值图例

观察以上数据，如果你有一个立式放大镜，ER 值是 4×，且 l' 是 16cm。确定整个立式放大镜的 Feq 值，以及眼睛到光学系统所成图像的距离，F₂ 可以是 +6.00D 的近附加镜片，+4.00D 的近附加，或者是 +2.50D 的近附加。

F₂=+2.50D

1. $f_2=1/F_2=1/2.5=0.4$cm=40cm

2. $c=f_2-l'$=40-16=24cm（眼睛到立式放大镜的距离）

3. Feq=ER×F₂=（4）（2.5）=+10.00D

F₂=+4.00D

1. $f_2=1/F_2=1/4=0.25cm=25cm$

2. $c=f_2-l'=25-16=9cm$（眼睛到立式放大镜的距离）

3. $Feq=ER\times F_2=（4）（4）=+16.00D$

F₂=+6.00D

1. $f_2=1/F_2=1/6=16cm$

2. $c=f_2-l'=16-16=0cm$（眼睛到立式放大镜的距离）

3. 眼睛将会定位在立式放大镜位置处，这时 Feq 值是最大的（$c=0$ 以及 $F_2=l'$）

4. $Feq=ER\times F_2=（4）（6）=+24.00D$

在这个例子中，不同 F₂ 值的立式放大镜可以产生不同的等效视屈光度。

立式放大镜的优点：可以用于延展阅读，适合手震颤或手抖的患者，对视野狭窄的患者有帮助（图 7-30）。缺点有：比较笨重，需要调节或近附加来聚焦，而且可能会造成体位疲劳问题（如果不与阅读架一起使用的话）。

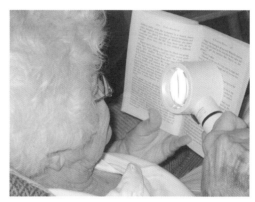

图 7-30　带光源的立式放大镜使用图

（四）望远显微镜

望远显微镜是一种适用于近距或中间距的望远镜。可以通过以下三种方式获得：给物镜添加阅读帽；延长望远镜的焦距（从物镜中"借用"正焦度）；增加物镜的焦度。其中最典型的方式是添加阅读帽和聚焦望远镜系统。如果望远显微镜被聚焦，这将改变望远镜的焦度。望远显微镜可通过手持，安装或固定在望远系统上获得。患者很多目标任务都可涉及望远显微镜的处方，其中包括：希望可延伸的阅读距离、识别乐谱架、阅读刻度盘/测量仪、打牌或玩游戏、观赏博物馆展览。

望远显微镜的等效视屈光度：Feq=TS（RC）。TS 指望远镜的放大倍率，RC 指阅读帽的焦度。整个系统的工作距离即为阅读帽的焦距，以这样的方式即可允许更长的工作距离。

请参考以下例子：

例 1：4× 望远镜 +3D 阅读帽，等效视屈光度 $Feg=4\times（3）=+12$，

望远显微镜的等效视屈光度即为 +12D，工作距离为 33cm。

例 2：3× 望远镜 +2.5D 阅读帽，等效视屈光度 $Feg=3\times（2.5）=+7.5$，

望远显微镜的等效视屈光度即为 +7.5D，工作距离为 40cm。

例 3：可聚焦 4× 望远镜，工作距离 20cm，

1. 4× 望远镜由 +25D 物镜和 -100D 目镜组成。望远镜的放大率取决于目镜与物镜之比，此望远镜放大率即为：-100/+25=4×。

2. 为了获得 20cm 的工作距离，从物镜中"借用"+5D 的焦度，因此物镜焦度减少为 +20D。

3. 导致望远镜的放大率变成了 -100/+20=5×。

4. 望远显微镜的等效视屈光度 =5×（+5D 阅读帽）=+25D，工作距离在 20cm。

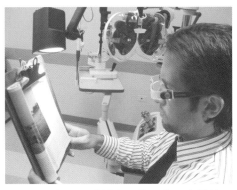

图 7-31 望远显微镜在延伸工作距离的情况下获得等效视屈光度

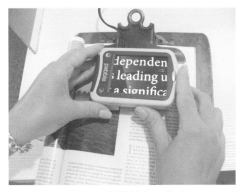

图 7-32 可携带性电子放大器

望远显微镜的优点包括：在更长的工作距离上可获得更大的等效视屈光度；工作距离延长；不需要双手辅助使用（图 7-31）。缺点包括：严格控制焦距，小视场以及工作光线的需求。

（五）电子放大器（EM）

电子放大器是通过数码照相机或者摄影机将目标显示到屏幕上来提供所需放大率。一般被称作"CCTV"。但是电子放大器是更加适当的描述术语。这类设备形式多样，可为固定台式，便携式（图 7-32），合并电脑联合使用设备以及头戴式。在很多目标任务中可给予患者电子放大器的处方：希望延长读写距离，进行自我审视（将镜头对准自己的面部）以及对远距的观察（将镜头对准老师等）。电子放大器的等效视屈光度为 Feq=TM（F_2）。TM 指横向放大率，是由设备所提供的。F_2 指眼睛看清屏幕所需附加。很重要的一点是，所有的设备都应该在眼睛达到最佳矫正的基础上。如果患者由于年龄或者人工晶状体的原因需要附加，需要加入到放大系统中。

例 1：患者眼睛距离电子放大屏幕 20cm，配戴 +5D 附加。屏幕上图像高度为 20mm，图像实际高度为 2mm。横向放大率 TM=20mm/2mm=10×，F_2 为 +5D，整个放大系统的等效视屈光度为（+5）（10×）=+50D，工作距离为 20cm。

例 2：患者眼睛距离电子放大器屏幕 33cm，目标字体由 5mm 放大到 3cm，横向放大率 TM=30mm/5mm=6×，调节需求 F_2=+3D，整个放大系统的等效视屈光度为（+3）（6×）=+18D，工作距离为 33cm。

电子放大器优点在于：在更长的工作距离上可达到更大的等效视屈光度（表 7-4），放大率范围增加，视野范围增加，可双眼同时使用，对比度增强并且可在相机的辅助下完成书写任务。缺点在于：费用高，费电以及携带不便。

视近设备的等效视屈光度见表 7-4。

表 7-4 视近设备的等效视屈光度

设备名称	处方原因	等效视屈光度
眼镜式放大镜 MS	书写任务，比如说写支票	Feq =F2
	读书	（F2 由附加，调节以及未矫正的屈光不正组成）
	阅读清单	
	编织，缝纫，手工艺品	若需要 +20D，则使用 +20D 的显微镜，测试距离在 5cm
	填充胰岛素针头 / 检查血糖水平	

续表

设备名称	处方原因	等效视屈光度
手持放大镜 HHM	识别价格标签	Feq=F_1
	确定微波炉温度	（F_1 指远离眼镜平面的镜片）
	带光源手持放大镜可帮助在暗环境中阅读	
	检查恒温器	若需要 +20D，则给予 +20D 的放大镜
	检查每日邮件	
	在食品商店查看食品包装	
立式放大镜 SM	稳定的放大镜放置位置，帮助有手部颤动的患者	Feq=F_2(ER)
	阅读报纸书籍	患者必须使用附加镜片，未矫正的近视或者有多余的调节（F_2），F_2 是眼睛到虚像的距离。ER 值是放大镜所提供的放大率
	浏览图片	
	分类整理每天的邮件	
	定向光源对于有照明需求的患者来说有帮助	
望远显微镜 TMS	延长阅读距离	Feq=TS(RC)。TS 指望远镜的放大倍率，RC 指阅读帽的焦度
	识别乐谱架	
	在延伸距离上识别刻度盘/计量表	
	观看博物馆陈列品	
	玩扑克牌或棋类游戏	
电子放大器 EM	增加放大率	Feq=TM(F_2)。TM 指横向放大率，是由设备所提供的。F_2 指眼睛看清屏幕所需附加
	更大的视场范围	
	可同时使用双眼	
	增加对比度/反转对比度	
	需要高放大率	
	更快的阅读速度	

（作者：Tracy L.Matchinski　Kara E.Crumbliss）

（译者：朱秋蓉　朱申麟）

 ## 第九节 | 辅助技术

　　辅助技术是一种包括技术，设备，装置，器具，服务，系统，过程以及环境改变（环境改造）的通用术语，所谓环境改造是指帮助残疾人或老年人克服社会基础设施障碍，积极参与社会，并轻松安全的进行活动。辅助技术可帮助有缺陷的人群或残疾人提高他们的独立性，舒适性以及基础生活质量。随着技术的进步，对于各种类型的残疾人来说，这种辅助技术相当于改变了他们的生存规则。在过去，一种设备可能花费患者数百甚至上千美元。随着技术的发展，花费在逐步减少，某些情况下，除了设备的成本（电脑或手机），没有额外的花销。

有很多种类的辅助技术，有一些是专为视力障碍或失明的人特殊设计的。还有一些面向普通大众的设计，视力受损的人也能从中收益。以下列举一些目前可使用的辅助技术，辅助技术的类型：

1. **电子/视频放大器**　台式，可携带式，可配戴式（图 7-33）（图 7-34）。

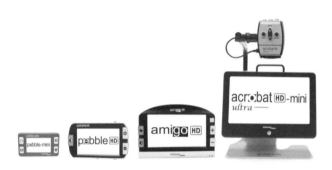

图 7-33　四种不同型号的电子放大器

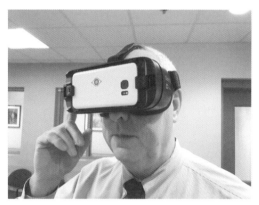

图 7-34　头戴装置

2. **电脑改编程式**（图 7-35）

（1）看：增加放大率。

（2）说：屏幕阅读器。

（3）内置的免费辅助功能选项 Vs 需购买安装的软件（图 7-37）。

3. **手机**（图 7-38）

（1）内置可使用的功能：放大镜，照片捕捉，定位系统。

（2）放大软件或提供光学字符识别的软件。

4. **媒体播放器**　可看书，播放录像，音乐，记录笔记以及日历的手持便携式设备。

5. **盲文**（图 7-36）

（1）具有盲文键盘的设备，就像电脑一样的数字管理器系统。

（2）可连接到电脑或者独立设备的可更新的盲文设备。

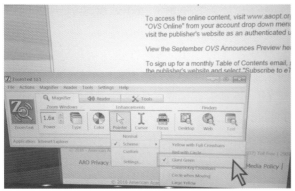

图 7-35　放大程序软件 ZoomText

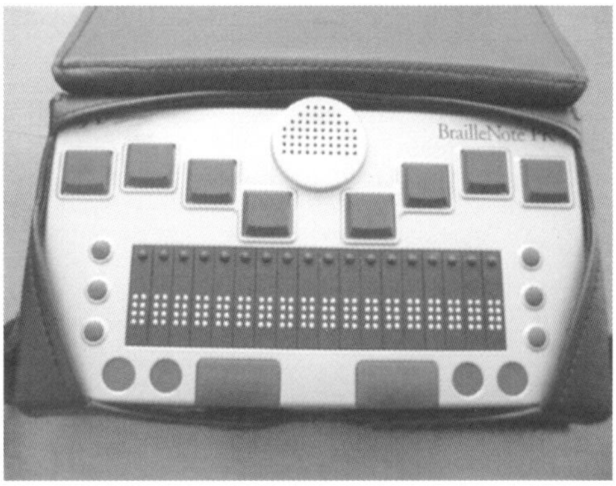

图 7-36　盲文记录仪

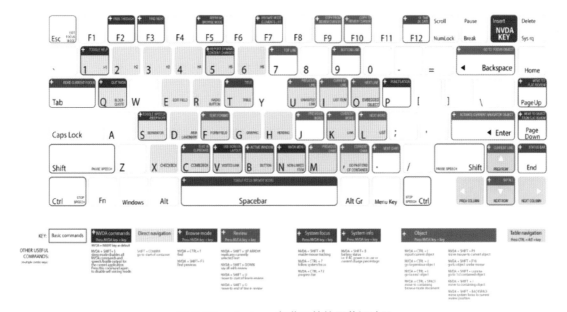

图 7-37　windows 免费开放的屏幕阅读器

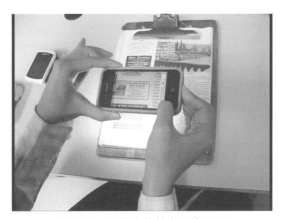

图 7-38　手机上的放大系统 APP

6. **光学字符识别**　通过光学字符识别程序读取文本的设备或程序。

7. **视觉重塑**

（1）安装到眼镜上的相机。

（2）可被植入到视网膜或者接入到另一个身体部分的设备来提供视觉反馈。

8. **特殊需求的工具**　大号键盘，大操作杆，将电脑连接到轮椅的安装系统。

9. **定向移动 / 定位系统**

（1）手杖，触觉鞋，导航手镯。

（2）GPS 设备和应用程序。

10. **使有视觉障碍的人受益的通用技术**

（1）与互联网相通的语音界面；

（2）互联网相连的手表和智能手机的语音界面。

在演示和处方辅助技术时，需要注意的是，患者将获益于由辅助技术所产生的放大率以及由眼睛到屏幕的距离所产生的相对距离的放大率。系统的放大率是由这两个独立来源共同产生的。检查者需给予患者适当的附加以便于患者能够清晰并舒适地看清目标。比如说，如果患者习惯在 20cm 处使用手机或者电脑，那么将给予 +5D 的附加镜片。如果患者比较年轻，他们可能不能完全耐受 +5D 的附加，但是总的原则是尽可能给予足量的附加。

给予近附加允许视网膜上得到清晰的图像，并最大限度地减少了辅助技术系统所需的放大倍率。如果辅助技术系统提供了适当的放大水平，那么将在屏幕上显示尽可能多的内容并且获得更快的阅读速度。这将允许患者舒适的使用辅助技术系统而不会产生视觉疲劳。检查者还应考虑增加防反射涂层或者戴有色镜片以免发生眩光。

对于辅助技术的演示和教育是低视力康复中一个非常重要的组成部分，可以帮助我们的患者意识到什么是可用的，什么是可以帮助他们的。但是在这项技术上随时保持更新状态也是一个相对难的挑战。

（作者：Tracy L.Matchinski　Kara E.Crumbliss）

（译者：朱申麟）

 # 第十节 | 视野缺损的处理

一、中心暗点

任何影响黄斑的病理性改变都会导致中心或者旁中心暗点的出现。此类比较典型的疾病有黄斑变性，糖尿病性黄斑水肿，黄斑裂孔或瘢痕以及视锥细胞营养不良等，即使是青光眼或者进行性的视野丢失最终也会损害中心视野造成暗点。存在中心暗点的患者最普遍的主诉为阅读困难，所以为了提供适合的低视力康复计划，对于检查者来说，准确的识别中心暗点就尤为重要。暗点可能会导致对比敏感度相对性降低或者视功能的绝对性丧失。

有一些临床方法可以帮助检查者分辨暗点的位置及密度。检查者可以观察到患者阅读视力表前后视标的时候比中央视标更加容易，也可观察到患者难以按顺序阅读视标。虽然大脑中知觉完成的现象通过其他视野范围的视觉信息可填充原本的暗点，这样可能掩盖掉暗点的存在，但是 Amsler 表格也可用于暗点位置和大小的确定。自动视野测试仪比如 Humphrey Field 分析仪 10-2 可以在患者固视良好的情况下检测到暗点，然而这种测试方法的局限性在于不能准确地量化视网膜上的微小损伤的阈值并且重复性较差。因此，已经研发出的自动微视野计，即使在患者不能固视或者非中心凹注视的情况下，也可捕捉眼底图像并且自动追踪眼动以获取中央视野范围内准确的视网膜敏感度。这类仪器可以提供迄今为止最精确的暗点和中心视觉功能的评估。

偏心注视（图 7-39）：

虽然暗点的确认非常重要，但是帮助患者改善视觉功能的康复策略对于成功康复更为重要。偏心注视是指有目的性地将暗点移出视线方向，使用非中央凹视网膜区域进行注视。尽管患者可能存在多个可选的视网膜位点，但该视网膜区域被称为最佳视网膜位点。检查者可以引导患者注视偏离中心，通过向上，向下，向左或向右注视来偏心观察。患者被记录最佳视力的位置即为偏心注视的观察点，并且通常使用钟面记录的方式来提供患者注视点的参考。所以，一个向右上方看的患者以钟面记录的形式，其偏心注视点就在两点钟方向。当首次学习这种方式时，患者会不太稳定，并且可能倾向于移动他们的头部而不是他们的眼睛，所以应尽量避免转头。尽管对于偏心注视的训练时间和训练项目类型方面还没有建立明确的标准，但是在康复过程中，合并偏心注视训练项目有助于提高稳定性。

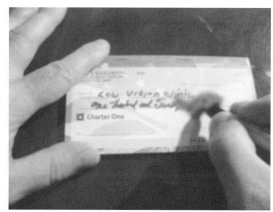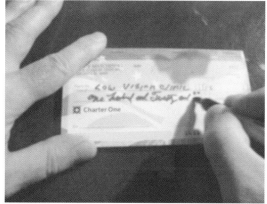

图 7-39　移动暗点位置完成日常活动（ADL）任务

视光师可能会考虑使用棱镜来将视网膜图像重定向到最佳视网膜位点，然而棱镜重新定位的效果仍然存在争议。棱镜底的放置应该指向患者视野内的暗点的位置。因此对于下方暗点，棱镜底应朝下。棱镜的结合通常是为了避免复视。棱镜不应该取代偏心注视训练，但可试图结合和（或）用于有认知障碍不能积极参加培训计划的患者。

相对暗点导致视网膜敏感度降低，并可能表现为对比敏感度降低。那么针对对比度损伤，这类的修复技术例如增加任务照明和（或）滤片。

环状暗点指围绕中央保留固视点的暗点形式。在这些情况下，患者的主诉可能与患者的测量视力不成比例。视力良好，但患者阅读困难，因为单词的开头和结尾可能被暗点遮挡。在这些情况下，检查者可能会注意到患者在视力测试的时候呈现慢，快，慢的节奏并且患者对于大字体和大视标辨认较差，而小字体则相反。环状暗点的康复治疗充满挑战，因为患者对大字体的反应较差，因此对高倍放大率的反应不佳。因此教育患者理解其主诉和症状产生的原因就是关键。确定可达到患者最大视功能的视标大小，并据此给予不超过此放大率的相应处方。

二、周边视野

只要中心视力保持不变，患者可能不会意识到由于其周围视野缺损所引起的功能性视野丧失的严重程度。许多患者不自觉的会使用水平扫描的方式来补偿逐渐缩小的视野范围。毫无疑问，检查者会观察到这些患者在做自动视野检查时固视的可靠性较差。Goldmann 视野计，Octopus 视野计或 Tangent 视野屏幕可以量化患者的全部功能区域，也是确认周边视野缺损和评估残余功能性视野的最佳手段。这些视野缺损一般分为两大类，即视野向心性收缩和偏盲。

就像在色素性视网膜变性和进展性青光眼中所观察到的视野缩小一样，将导致行动困难以及碰撞物体或敲打物体的这类意外情况的发生，这类似于通过管道观看。主要的康复策略是转诊至定向移动训练师，进行定向和移动性训练。还可以结合光学设备的评估来提高周边视野的感知。低放大率的伽利略望远镜翻转镜筒将看到变小的物象，那就使患者在相同的视野范围内可觉察更多。如果安装到光学位置，此设备也可在移动时使用。远离眼镜架的高度负透镜也会导致类似的结果。20棱镜度的菲涅耳棱镜的通道系统可以底朝右，朝左，朝下黏附于镜片周边，因此只需要进行较小的扫描运动就可感知周围环境。

偏盲最常发生于脑卒中患者中，脑卒中可能导致行动困难并且会影响阅读功能，因此患者在阅读材料每行的开始或结束部分会存在辨认困难。在这些偏盲的损害中，三棱镜在视力康复的运用中有很高的成功率。在 Peli 棱镜中，一个 40 度或 57 度的菲涅尔棱镜底朝向视野损害的方向安放于框架眼镜镜片中央视野区域的上方及下方。因此，对于右侧偏盲的患者棱镜底朝右贴附在右眼镜片上（图 7-40）。这样的方式提供了视野范围的实际延伸。使用视觉多重信息处理将聚集到上方及下方视野的周边图像合并到患者有用的视野中，而不用将视线引导到棱镜中。下面的图片显示了棱镜的位置和作用（图 7-41）。相对于先前

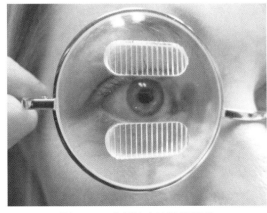

图 7-40　右侧偏盲的棱镜处理

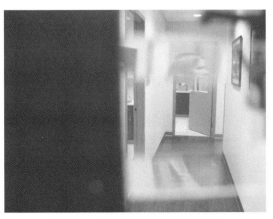

图 7-41　通过棱镜所看到的效果图

用于偏盲处理的棱镜方法，这种处理方式的优点和有效性已经得到了一些研究的认证。

（作者：Tracy L.Matchinski　Kara E.Crumbliss）

（译者：朱申麟）

第十一节 | 非光学产品

一、眩光控制

不管何种病因，眩光和畏光都是患者最常抱怨的症状，所以所有的患者都应该被询问是否存在眩光的情况。如果条件允许的话，防眩光的装置尽可能在患者能感觉到眩光的环境下进行评估，而不是局限于检查室中。因为在室内和室外环境下患者对滤光片的反应会有所不同。

滤光片在颜色，形状，透光率以及风格上会有所不同，这种选择有很大的主观性，最常见的颜色分为灰色，琥珀色，黄色，橙色和绿色（图 7-42）。一旦患者选择了滤光片颜色，将被考虑进患者的处方之中。

很多滤光片都会迎合患者原有的处方，并提供控制光线进入镜片周围和上方的框架设计。所以给予滤光片的处方时，应考虑指定的颜色，透光率以及框架风格。

视光师也可以考虑将着色片纳入处方。值得注意的是，高度屈光不正和聚碳酸酯镜片在着色上可能无法达到期待的遮光水平。夹片设计使用上也很方便。如果患者喜欢随时都处于遮光的状态，定制的染色接触镜或针孔接触镜可以提供独立的眩光控制手段。变色镜片也是一个方便的选择。透明镜片上也应考虑防反射涂层，以减少眩光和反射光。

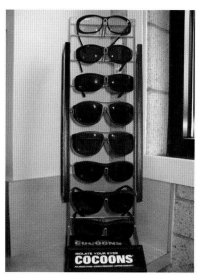

图 7-42　滤光眼镜

在患者可以自我调节照明水平的环境中，例如家庭，工作站和办公室，照明评估就是有帮助的。避免头灯和工作灯可以帮助减少眩光。例如，将荧光灯改为白炽灯或 LED 灯可能会有帮助。有许多照明选择可用；视光师应该在实践中提供给患者照明产品供选择。

二、对比度增强

对比敏感度是指能够感知明与暗之间差别的能力，低视力患者通常对比敏感度降低，因此增强物体与背景之间的对比度可以提高可视性，以下为一些具体方式：

1. **光照与滤光片**　光照与滤光片可改变物体表面的反光率并且加强对比度。很多患者获益于这种目的下的目标照度，当光线直接指向物体和背景时，对比度增强（图 7-43，

图 7-45）。一般应将照明灯光放置于较好眼的眼睛水平以下肩部以上。放大镜的光源可以非常有帮助。书写控制板可用于标记强调行或者辨认签字栏（图 7-44）。

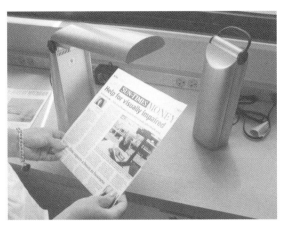

图 7-43　目标光线

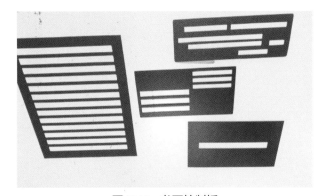

图 7-44　书写控制板

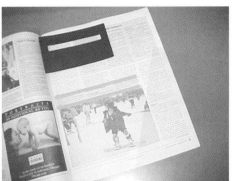

图 7-45　透过滤光片可增加对比度

2. **颜色**　改变物体的颜色或背景也可以增强对比度。比如白色墙壁上的黑色墙板，将咖啡倒入白色杯子中，将黑色沙发放在浅色地板上，以及在门或者墙上用高对比度的颜色修饰都可以使目标任务更容易。

3. **科技**　科技的一个显著优势是可以操纵图像来增加对象与背景之间的对比度。平板电脑，计算机和数字图像比如闭路电视助视器（CCTV）中的图像都可以配置对比度强弱，甚至反转对比度。许多患者适应于暗背景和高亮度的字体，这种情况也称为反转对比度。

三、语音产品

只要患者听力正常，语音产品就可以提供方便有效的视觉信息传递手段。目前已有的针对视力障碍患者的几种产品：有声读物，语音手表，报时时钟（图 7-46），语音微波炉，颜色识别装置（可以识别装置所瞄准的物体颜色），用于管理糖尿病患者血糖的听力血糖仪，听觉血压袖带（图 7-47）。以下是一些例子：

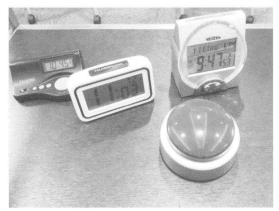

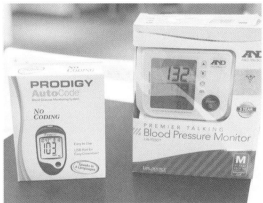

图 7-46　语音钟表　　　　　　　　图 7-47　语音血糖监测仪和血压检测仪

为普通大众设计的智能手机也有语音输出的功能。恒温器可以语音控制并且提示温度，Siri 也能够接受口语问答，设计用于这些装置的应用程序也可以进行语音对话。光学特征识别技术已经与屏幕阅读器合并在电脑中使用了。如果这种装置可语音输出并且仅需最小的视觉需要，那么可被考虑运用于视力康复中。

四、大印刷体产品

大字体书籍，大字体支票，粗线条纸张，大字体日历（图 7-48），大拨号键电话（图 7-49），大字体棋牌。有很多大字体印刷的产品可以让患者的目标任务更加容易，使用更简便，患者的使用及持续使用率更高（图 7-50）。而且很多技术可以生产大字体物品。平板电脑，智能手机和电脑都可对字体大小和对比度做简单的调整。需要记住的是，增大字

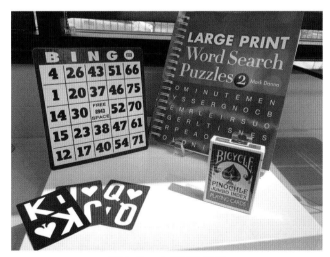

图 7-48　大印刷体产品

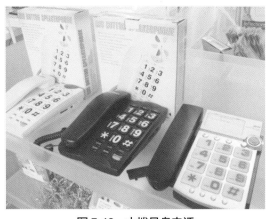

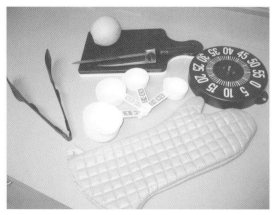

图 7-49 大拨号盘电话　　　　　　图 7-50 大字体及高对比度的厨房用具

体大小必然会减少可视文本的面积，因此想要有更好的视野面积就需要更大的屏幕。

（作者：Tracy L.Matchinski　Kara E.Crumbliss）

（译者：朱申麟）

第十二节 | 视觉康复训练

一、重要性

视觉康复训练可在两种方式上帮助患者：

1. 教会患者如何利用他们的残余视力，比如说偏心注视。

2. 训练患者正确的使用处方辅助设备。

训练给患者提供了使用辅助设备更多的经验，因此增强了设备在完成不同的目标任务的可用性。通过职业治疗师，认证合格的低视力治疗师或者医生培训助理的训练可以提高治疗仪器的保存和使用率。另外，患者应该在检查期间受训，一旦将设备分发给患者，就可能需要加强随访观察。

二、不同设备训练

（一）光学

1. 眼镜放大器　患者应被告知如何将阅读材料放置在正确位置。对于高度数的附加，为了让患者能接受更近的工作距离，应让患者将阅读材料放在眼镜平面的位置，然后再把阅读材料从近往远移动找出清晰点所在。如果有光线的需求，应该提醒患者这一点。

2. 手持放大镜　患者需被告知在合适的焦距将放大镜水平放置于阅读材料上。如果放大镜与眼镜平面的距离变小，患者将会获得扩大的视野范围。在可照明放大镜中使用光源的话可增强效果。患者应该练习如何保养，清洁和更换电池。如果患者有屈光不正，需被提醒应该通过远矫正眼镜使用放大镜。

3. 立式放大镜　患者应该被告知将放大镜贴附在平坦页面上,在工作距离上阅读。老花的患者应将视近处方与放大镜联合使用。而且光线、保养、清洁和电池也同样重要。患者可以获益于阅读支架的使用,在合适的工作距离,将立式放大镜放在阅读支架上使阅读更加舒适(图 7-51)。

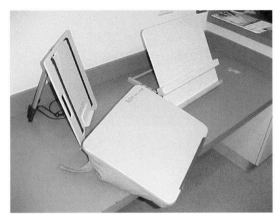

图 7-51　阅读支架

4. 望远镜　患者首先训练通过望远镜定点,然后聚焦和扫描。当聚焦的时候,增加镜筒的长度观看近物,相反减少镜筒长度观察远物。如果患者使用有矫正作用的望远镜,应该向他们展示如何弯曲橡胶目镜帽,使目镜更接近他们的眼睛。如果患者使用没有矫正作用的望远镜,就可以指导他们保持橡胶目镜的延长状态。

(二)非光学

照明应该放置于视力较好眼侧的肩膀之上。很多非光学技术都是主观获得的,但是患者应该知道什么时候使用才能保证成功。

(三)辅助技术

不管是什么辅助技术,训练都是必需的,这可以让患者知道如何放置,如何卷曲阅读材料以及调整对比度和放大率。老花患者看屏幕时应该配戴合适矫正镜。

患者应该练习坚持使用康复仪器以便持续的提高。大字体手稿以及语音录像可以增强训练意识。对于很多训练课程这并没有标准流程,每个患者都会有所变化。虽然有些研究并没有显示在最初的测试中视力康复的延伸训练与训练的结果不同。但是 LOVIT 的研究显示至少十小时的低视力治疗,对于黄斑病变引起的中度及重度视力丧失是比较合理的。其中包括家庭访问和练习所分配的家务。

(作者:Tracy L.Matchinski　Kara E.Crumbliss)

(译者:朱申麟)

第十三节 | 不同人群的特殊考虑

全面地为患者考虑，应该从行动能力，年龄以及相关工作上选择最适合的仪器。

一、儿童

年龄越小，操作设备灵活性越差。简单的圆顶放大镜就是一个非常好的选择。因此给他们介绍简单易操作的仪器，当他们受教育之后可逐渐增加难度。当儿童开始阅读的时候，由于字体较大，起初他们可能并不需要放大设备，但随着年级的增加，字体逐渐变小，就需要辅助设备了。儿童有强大的调节系统，可以满足近距离阅读所需的调节需求。当我们决定什么时候需要给予什么样的视近助视器时，应该评估他们的喜欢的工作距离和调节幅度。值得注意的是，患有先天性视力障碍的儿童可能自觉没有视力损失，因为这是他们一直以来所具有的视力。因此他们可能不会有主诉，让他们意识到设备的需要必须先向他们展示改善的清晰度和视功能。尽量使用低成本的设备，因为可能经常需要更换。

二、青少年

驾驶是许多青少年所关注的事情。教育孩子和家长，孩子是否符合开车的条件非常重要。这个时期也是孩子快速成长，可能经历屈光变化的年龄。屈光的护理变得尤为重要。在这个年龄段，自我意识和不安全感是常见的。儿童可能会对使用视力障碍的设备产生抵触情绪。应该考虑独立部件和更普通的技术，平板电脑，智能手机，眼镜放大可能会更好地被接受。

三、老年人

应考虑患者的灵活性和运动能力；听力损失可能会妨碍使用一些语音设备；认知也应该考虑在内；健康状况也明显影响着老年患者；而且他们可能有更多的药物治疗需求。因此患者可能需要具有双重功能的设备，例如用于平衡支撑并红白相间的手杖。

眼部健康尤其是与年龄有关的眼部介质改变，如角膜营养不良和白内障应予以考虑，因为这些情况可能会加重视觉不适的主诉。干眼症也很常见，也会影响视力。应该对这些情况进行处理，以改善视力康复的结果。

四、身体损伤的多重性

评估个人，并根据其能力提供设备。对于聋哑患者使用合适的检查技巧，比如优先注视。根据检眼镜检查结果，并考虑能够直接使用具有放大效果的双光镜。

（作者：Tracy L.Matchinski　Kara E.Crumbliss）

（译者：朱申麟）

第十四节│常见的眼部诊断的特殊考虑

视力丧失可分为 4 个主要类型，对于同一类别的所有患者，低视力康复的治疗方法相似。四种类型分别是：视力下降，中央视野缺损，周边视野缺损，对比敏感度和眩光敏感度降低。对于所有类别，检查者应该记住：

1. 需要提供有关眼部诊断，预后和低视力康复选择的正确教育。
2. 探索视力下降的心理调整过程。
3. 提供预留放大率以允许最大阅读速率。
4. 考虑阈值视力 / 对比度。
5. 需要提供处方设备的培训。
6. 如果视力进展性丢失，考虑灵活的系统。
7. 始终包含非光学设备演示。
8. 解决所有患者的眩光问题。
9. 测试对比度敏感度降低。
10. 不要对患者作出假设。
11. 将患者暴露于低视力康复 / 所有类别的设备的区域。
12. 适当转诊给其他专业人员，以提高患者的整体康复水平。

一、视力下降的患者的管理方式

常见原因：白化病，无虹膜，白内障，皮质视觉障碍，先天性眼球震颤。

1. 提供最佳的屈光矫正。
2. 确定近，中，远距离任务的放大率。
3. 根据患者使用设备的能力来确定最合适的设备以达到视觉目标。
4. 患者对放大反应良好。
5. 使用接触镜控制先天性眼球震颤。
6. 人造虹膜接触镜（白化病，无虹膜）。

二、中央视野缺损（中央暗点）患者的管理方式

常见原因：年龄相关性黄斑变性，糖尿病视网膜病变，视锥细胞营养不良，Stargardt病黄斑营养不良。

1. 提供最佳的屈光矫正。
2. 确定最佳偏心注视位置。
3. 培训和制订有效的偏心注视位置以及与偏心注视相关的视觉功能。
4. 如果偏心注视训练不成功，请考虑使用棱镜让图像偏位。
5. 确定放大需求和合适的设备。
6. 对放大镜反应良好。

7. 提供任务照明。

8. 解决心理部分（如果存在）。

三、周边视野缺损的管理方式

常见原因：青光眼，创伤性脑损伤，色素性视网膜变性。

1. 提供最佳的屈光矫正。

2. 评估视野损失和对安全独立旅行的影响。

3. **培训视觉技能** 扫描，定位，搜索。

4. 解决夜盲症。

5. **长时间的光照 / 黑暗适应** 移动要小心，特别是在建筑物的入口 / 出口处。

6. 正常光照水平显得灰暗。

7. 评估增强视野范围设备：棱镜，反转望远镜，负镜片。

8. 如果需要近距放大，考虑将设备远离眼镜架。

9. 放大倍数有限。

10. 任务照明 / 环境照明。

四、对比度敏感度和眩光敏感度降低的管理方式

常见原因：视神经萎缩，角膜营养不良 / 变性，白内障。

1. 提供最佳的屈光矫正。

2. 评估滤光片不同的波长（颜色）和密度。

3. 着色镜片，适合滤光片，涂层。

4. 彩色滤光片覆盖。

5. 任务照明。

6. 助视器，粗线条纸张，签字笔。

7. 根据需要提供放大倍数。

8. 考虑可增强对比度放大设备，如电子放大器。

（作者：Tracy L.Matchinski　Kara E.Crumbliss）

（译者：朱申麟）

 ## 第十五节│护理协调

视光师只是康复过程的一部分。他们的角色是检查患者，处方设备和协调康复计划，如果需要可以转诊患者（图 7-52）。

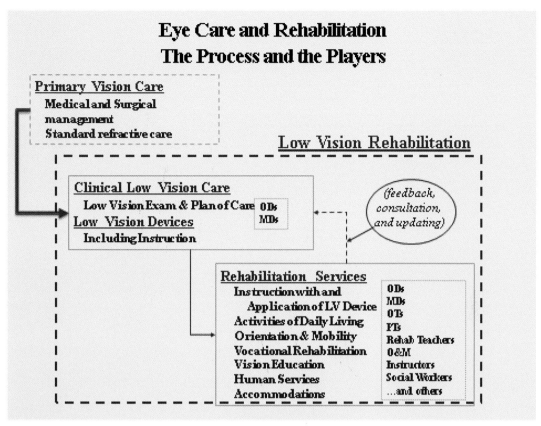

图 7-52　眼保健康复过程及参与者

一、康复服务

1. 视觉障碍教师（TVI）是专门从事视力丧失学生教育的教师。视觉障碍教师与学生一起学习，确保教学材料的合理性并提供课堂调整，在调整过程中学生知道如何通过自己和他人合作来尽可能地使用他们的最大残余视力。他们可以在传统的课堂环境中与学生一起学习，也可以在特殊教育课堂或视障学校中一对一地学习。盲文的教导也由视障教师提供。

2. 认证的定向行走导师（O & M）帮助患者学习独立出行。在陌生环境定向和使用交通系统，并且盲杖的使用也由定向行走导师教授。

3. 职业康复咨询师与客户合作，协助他们准备，发现和执行工作任务。他们可以为客户建议合适的工作环境。如果患者有失去现有工作的风险，他们也可以向职业顾问咨询如何适应他们的工作环境，以便继续工作。

4. 咨询服务，抑郁和经历视力丧失之后的调整是成功康复的必要条件。提供咨询很重要，社会工作者，心理学家和精神病医生都是适合转诊的专业人士。

二、教育服务

视力障碍的学生应该建议到合适的教育机构来保证他们得到适合的调整。

三、社会服务

很多提供给残疾人的社会服务，检查者应该为盲或者视力障碍的患者做好并提供社会服务资源列表。

四、政府服务

法定盲／视力障碍的标准：

世界卫生组织将视力损害定义为双眼中较好眼最佳矫正视力 20/70 或更低，法定盲定义为最佳矫正视力 20/200 或更差或视野直径小于 20 度。当患者符合这些标准时，应该给他们一个视力障碍或合法盲证明书。在地方，州和国家资源库中，他们可以使用证明书获得相应的福利。

福利：国际上福利有所不同。视光师应该了解可用于视力丧失患者的福利。在实践中，低视力检查服务和康复是医疗保健的一种类型。所以医疗福利应该覆盖视力康复，因为这对患者非常有用。对于符合法定失明条件的人，其他福利可能包括税收福利，话务员辅助拨号（免费拨打话务员电话寻求协调帮助），前排座位观看表演等。

（作者：Tracy L.Matchinski　Kara E.Crumbliss）

（译者：朱申麟）

第十六节 │ 案例和评判性思维

低视力康复是一个复杂的领域，有许多可能的治疗方案。视力下降是可变的，患者可能适应或不适应视力丧失。患者也有不同的需求和视觉目标，每个患者都是独一无二的，必须创建个人康复计划。给予多个设备的处方，患者拥有的设备越多，他们就越容易实现他们的目标。

以下是一系列实际案例，当您阅读案例时，请考虑以下问题：

1. 患者需要什么？

2. 视觉目标是什么？

3. 你想做什么检查？

4. 收集哪些数据？

5. 选择的放大方式是什么？

6. 转诊什么服务是最合适的？

7. 你将给予什么处方？

患者 1：78 岁女性，非常焦虑，因干性年龄相关性黄斑变性导致视力下降 5 个月。

1. 视力为远视力 0.2，近视力 0.1，相对中央暗点，不稳定偏心注视。

2. 主要目标是能够阅读平装书，曾是热心读者。

3. 尝试了从 +4 ~ +16D 的等效视屈光度都没有成功，包括眼镜式放大镜，手持放大镜，立式放大镜，电子放大器。

4. 在任何视近助视器的帮助下最佳视力都无法超过 1M。

临床重点摘要 - 心理困扰：

1. 请注意当远视力和近视力不匹配时，在这种情况下近视力比远视力差得多。

2. 为了得到阳性结果，可以鼓励患者尝试超阈值放大率。

3. 敏感察觉并认识到提供低视力康复的心理社会方面建设的重要性。

4. 提供适当的心理支持和护理。

患者 2：67 岁男性，有长时间的青光眼史和还未达到手术指征的早期白内障。

1. 视力为远视力 0.5，近视力 0.5，视野显示整体轻度收缩式视野丧失。

2. 主要目标是阅读报纸。

3. 对目前的阅读水平不满意。

4. 在办公室检测时患者似乎对于阅读报纸不存在困难。

临床重点摘要 - 减少的对比敏感度：

1. 测量对比敏感度。

2. 如果存在长期的对比度丧失，可以考虑视力替代物或者语音书籍。

3. 教导任务灯光的重要性。

4. 提供足够的照明，等效屈光力以及对比度增强来达到阅读的舒适性和持久性。

患者 3：80 岁患者，糖尿病视网膜病变并伴有黄斑水肿，目前他们的视网膜专家将其转诊至低视力康复服务。

1. 没有特殊目标。

2. 有家庭成员的支持并且孩子以及孙子都住在附近。

3. 远视力 0.1，中央暗点。

4. 使用 +16D 的立式放大镜，患者可以很舒适的看清 8M 的视标。

临床重点摘要 - 积极性：

1. 决定患者的积极性。

2. 总是跟你所想的有所出入。

3. 如果患者想要视近的放大镜来帮助他们的独立性，往往会有所效果。

4. 如果患者一直想要他的孩子或者孙子来看望他并且为他朗读，这种类型的患者往往成功率较低。

患者 4：46 岁内科医生，黄斑营养不良所导致的视力丧失。

1. 远视力 0.3，近视力 0.3。

2. 在他们的练习过程中，对于新的电子媒介记录系统的使用还存在困难。

3. 需要在多个房间看电脑屏幕写病历，还需要看信息，观察患者。

4. 对放大效果反应良好。

临床重点摘要 - 职业眼镜：

1. 包含了辅助技术和眼镜式放大镜。

2. 眼镜式放大镜可以解放双手。

3. 职业眼镜放置于眼镜的顶部，使用 +2 ~ +4D 使其可清晰地看到屏幕。

4. 允许舒适并且长时间的观看。

5. 放大率可以由以下两方面提供：

（1）相对大小的放大作用——得到一个更大的显示器。

（2）屏幕放大。

6. 双光镜镜片底部增加屈光度可以加快阅读速度。

7. 制作多功能镜片。

患者 5：63 岁，长期的湿性年龄相关性黄斑变性。

1. 远视力 0.15，近视力 0.15。

2. 目标是阅读平装书和电子阅读器。

3. 对放大反应良好，在 +10D 的等效视屈光度下反应良好。

4. 不喜欢把东西拿的太近。

临床重点摘要 - 联合放大率：

1. 患者大概需要 +10D 等效视屈光度。

2. 相对大小放大——使用大印刷字体书籍或者使用辅助技术——电子阅读器放大版。

3. 相对距离放大——在阅读镜上增加屈光度。

4. 结合相对大小放大和相对距离放大。

（1）+8 的电子阅读器或者大字体印刷或者 2× 放大率。

（2）+5D 的眼镜式放大镜或者 1.25× 的放大率（5/4=1.25×）。

（3）总的等效视屈光度为（2×）（1.25×）=2.5× or +10 Feq。

（4）可以在 20cm 得到 +10 视网膜放大效果。

患者 6：9 岁，先天性眼球震颤引起的视力丧失。

1. 远视力 0.2 和 0.2。

2. 认知障碍。

3. 喜欢读书，看照片但是 15 分钟之后会感觉疲倦。

4. 不能使用眼镜式放大镜，手持式放大镜并且不喜欢电子放大系统。

临床重点摘要 - 认知障碍：

1. 提供适合的放大率。

2. 使用大字体印刷。

3. 使用圆顶放大镜（简单的立式放大镜）。

4. 选择简单易操作的设备，考虑辅助技术。

5. +6 ~ +8D。

患者 7：38 岁，多发性硬化伴视神经炎引起的视力丧失。

1. 右眼：远视力 0.15，近视力 0.2，左眼远视力 0.3，近视力 0.4。

2. 在办公室，患者对于 +5D 的等效视屈光度反应良好。

3. 患者在任务灯光下可很好的使用眼镜式放大镜。

4. 患者 1 个月之后回访非常沮丧并且不能阅读。

临床重点摘要 - 主视眼问题：

1. 分别测试左右眼及双眼视力，对比敏感度和中心暗点。

2. 查看双眼的价值，是否反映视力较好眼或者视力较差眼：

如果主视眼是视力较差眼，那么双眼价值将会反映在主视眼上，即使非主视眼是视力较好眼。

3. 如果主视眼是视力较差眼，对于近距工作将会受到阻碍。

4. 可以遮挡视力不佳但为主导眼的眼睛：雾视镜片，遮盖。

5. 如果不能使用非主导眼，就给视力较差眼处方。

患者：考虑以下四种患者。

1. 47 岁男士，视力 0.2，Stargardt 病黄斑营养不良：拒绝所有事情除了阅读。

2. 95 岁女士，视力 0.1，糖尿病视网膜病变：希望阅读每天的邮件，食物包装袋。

3. 17 岁女士，视力 0.1，视网膜脱离：大学任务。

4. 82 岁女士，视力 0.1，湿性年龄相关性黄斑变性：独自生活，希望独立。

临床重点摘要 - 不要作出假设：

1. 47 岁男士，视力 0.2：一只眼给予 +10D。

2. 95 岁女士，视力 0.1：+20D 带 LED 灯光的手持放大镜。

3. 17 岁女士，视力 0.1：6× 望远镜用作望远显微镜。

4. 82 岁女士，视力 0.1：手提式或固定式电子放大器，安装放大系统软件的手提电脑。

患者 8：21 岁，先天性眼球震颤。

1. 远视力 0.1，近视力 0.2。

2. 需要阅读和观看电脑，目前有兼职的工作并且为在校大学生。

3. 使用接触镜以及有放大需求的电脑。

4. 之前一直做得很好，但是在过去的 6 ~ 8 个月中出现了视疲劳，看电脑模糊以及复视的症状。

临床重点摘要 - 双眼视和调节问题：

1. 患者存在视力障碍，并不意味着患者不能有双眼视和调节问题。

2. 进行双眼视和调节测试。

3. 给予视觉治疗，棱镜，合适的附加处方。

患者 9：78 岁，最近发现干性老年性黄斑病变。

1. 远视力 0.4，近视力 0.3。

2. 患者为退休教授，希望能够继续阅读专业杂志（仍然使用纸张的形式，而不是电子的）。

3. 患者对放大效果反应良好。

4. 患者 2 个月之后回访，非常沮丧并且不能阅读。

临床重点摘要 - 中央暗点包括环形暗点：

1. 测试引起中心视力损伤的眼睛状况下的中央视野。

2. 相对和绝对，环状以及浮动性。

3. 探索偏心注视，增加放大率，光线。

4. 在环形暗点中，任务灯光起很大的作用。

5. 在最近的视力丧失患者中应考虑心理因素。

6. 教育患者使用缓慢的阅读速度。

患者 10：32 岁，色素性视网膜变性。

1. 远视力 0.4，近视力 0.3，伴随 6 度的视野范围。

2. 患者毕业于历史专业，现在是一名老师。

3. 逐渐增加的阅读难度。

4. 使用黄色着色镜片看远，以及另一种阅读片看近。

5. 使用电脑放大器。

临床重点摘要 - 限制性视野：

1. 当视野越来越小了，流畅阅读的能力降低。

2. 由于降低的视力和对比敏感度，患者可能需要放大效果。

3. 放大效果减少有效性视野。

4. 如果你使用放大效果，在远离眼镜平面使用，线性视野对于远距观看来说更加宽大。

5. 当视野小于 10 度，尤其是小于 5 度的视野，阅读会非常的困难。

6. 使用视力代替物或者补充物。

7. 语音和触觉阅读。

患者 11：16 岁，Leber 视神经病变。

1. 远视力 0.1，近视力 0.1。

2. 之前有光学设备，但是拒绝继续使用。

3. 希望在学校做得很好并且想去大学，但是去年成绩下滑了。

临床重点摘要 - 青少年，需要考虑心理因素：

1. **辅助技术**　电脑，电子放大器，智能手机软件。

2. 语音设备学习。

3. **眼镜式放大镜**　阅读镜，双光镜。

4. 给予友情和自主权。

患者 12：3 岁，眼睛相关性白化病。

1. 远视力 0.15，近视力 0.15。

2. 父母非常关心并且希望尽可能做有帮助的事情。

3. 你想讨论什么？处方什么？

临床重点摘要 - 幼龄小孩：

介绍基础设备。

（1）低度数的立式放大镜以及伽利略望远镜。

（2）在你能骑 16 公里 / 小时（10 迈）速度之前，先学习去骑三轮车。

（3）在比较有趣的活动中使用低视力设备。

（4）辅助技术。

（5）从年幼且易养成习惯的儿童开始使用设备。

（6）学习材料，书籍都需要大印刷字体，空间合适并且高对比度。

患者 13：64 岁，视锥细胞营养不良。

1. 远视力 0.15，近视力 0.1。

2. 音乐家，需要在弹琴时看琴谱。

临床重点摘要 - 中间距离：

1. 联合相对大小放大和相对距离放大。

2. 大字体琴谱以及低度数阅读镜。

3. 限制保留放大率来达到最大工作距离。

4. 望远显微镜。

5. 可能的话使用辅助技术。

（作者：Tracy L.Matchinski　Kara E.Crumbliss）

（译者：朱申麟）

参考文献：

1. Bailey P，Dodds AG，Pearson A，et al.Psychological factors in acquired visual impairment：The development of a scale of adjustment.J Vis Impair Blind，1991，85(7)：306-310.

2. Baker DR，Mendez MF，Townsend JC，et al.Optometric management of patients with Alzheimer's disease.J Am Optom Assoc，1997，68：483-494.

3. Bernbaum M，Albert SG，Duckro PN.Psychosocial pro-files in patients with visual impairment due to diabetic retino-pathy.Diabetes Care，1988，11(7)：551-557.

4. Blanks JC，Hinton DR.，Sadun AA，et al.Retinal ganglion cell degeneration in Alzheimer's disease. Brain Research，1989，501：364-372.

5. Bourne RRA，Flaxman SR，Braithwaite T，et al. Magnitude，temporal trends，and projections of the global prevalence of blindness and distance and near vision impairment：a systematic review and

meta-analysis. Lancet Glob Health，2017；5(9)：e888-e897.

6. Crossland M，Rubin G.The Amsler chart：absence of evidence is not evidence of absence Br J Ophthalmol，2007，91(3)：391-393.

7. Grant P，Seiple W，Szlyk JP.Effect of depression on actual and perceived effects of reading rehabilitation for people with central vision loss.J Rehabil Res Dev，2011，48(9)：1101-1108.

8. Greig DE，West ML，Overbury O.Successful use of low vision aids：visual and psychological factors.Vis Impairment & Blind，1986，80：985-988.

9. Hersh MA.The Design and Evaluation of Assistive Technology Products and Devices Part 1: Design. International Encyclopedia of rehabilitation，2010.

10. Horowitz A，Reinhardt JP，Boerner K.The effect of rehabilitation on depression among visually disabled older adults.Aging and Mental Health，2005，9（.6）：563–570.

11. Horowitz A，Reinhardt JP，Boerner K，et al.The influence of health，social support quality and rehabilitation on depression among disabled elders.Aging Ment Health，2003，7(5)：342-350.

12. Kestenbaum A，Sturman RM.Reading glasses for patients with very poor vision.Arch Ophthalmol，1956，56：451-470.

13. Kroenke K，Spitzer RL，Williams JB.The Patient Health Questionnaire-2：validity of a two-item depression screener. Medical Care，2003，41：1284-1292.

14. Leat SJ.Reduced accommodation in children with cerebral palsy. Ophthal Physiol，1996，16(5)：385-390.

15. Lewerenz D，Blanco D，Ratzlaff C，et al.The effect of prism on preferred retinal locus.Clin Exp Optom，2017.

16. Markowitz S，Reyes SV，Sheng L.The use of prisms for vision rehabilitation after macular function loss：an evidence-based review.Acta Ophthalmol，2013，91(3)：207-211.

17. Owsley C，McGwin G r，Lee PP，et al.Characteristics of low-vision rehabilitation services in the United States.Arch Ophthalmol，2009，127(5)：681-689.

18. Pagon RA，Graham JM.，Zonana J，et al.Coloboma，congenital heart disease，and choanal atresia with multiple anomalies：CHARGE association.J Pediatr，1981，99(2)：223-227.

19. Parisi V，Restuccia R，Fattapposta，et al.Morphological and functional retinal impairment in Alzheimer's disease patients.Clinical Neurophysiology，2001，112：1860-1867.

20. Pearce E，Crossland MD，Rubin GS.The efficacy of low vision device training in a hospital-based low vision clinic.British Journal of Ophthalmology，2011，95：105-108.

21. RosenbloomA.Vision and Aging St.Louis Missouri Butterworth and Heineman，2007.

22. Rovner BW，Casten RJ.Activity loss and depression in age-related macular degeneration.American Journal of Geriatric Psychiatry，2002，10（3）：305–310.

23. Stelmack JA，Tang XC，Reda DJ，et al.LOVIT Study Group.Outcomes of the Veterans Affairs Low

Vision Intervention Trial (LOVIT).Arch Ophthalmol，2008，126(5)：608-617.

24. Sunness JS，El Annan J.Improvement of Visual Acuity by Refraction in a Low-Vision Population. Ophthalmology，2010，117：1442-1446.

第八章

与学习相关的视功能异常与视觉训练

第一节｜概述

不难相信，视觉和学习存在着联系。如果儿童不能看清书籍和黑板上的字，他们就不能很轻松地学习。视觉和学习存在联系的这一观点特别强调视力。儿童在20英尺远处能辨认的最小字母是多少？如果儿童不能辨认字母，那么通过眼镜矫正可能会起到作用。但是如果只局限在远视力的检查时，我们将会错失许多帮助儿童的机会。太多的儿童尽管拥有正常的视力，仍感觉学习吃力。大部分的这些儿童，即使将视力矫正至正常，他们仍然感到学习困难。为了帮助这些学生，医疗专业人员必须意识到视觉不仅仅是视力到达1.0（20/20），许多视觉技能在学习环境中发挥着作用，这样视觉保健才能发现和诊断潜在的缺损。给予干预措施和提供治疗计划，才能为有效的学习清除障碍。

视觉和学习的关系是复杂的。它反映出视觉及其在幼儿的发展的复杂性，与学习及学习障碍诊断的复杂性。为了简化这一过程，需关注3个临床问题：①儿童是否有视觉问题？②如果有视觉问题，视觉问题会导致学习问题吗？③最合适的治疗方法是什么？

当评估有学习问题的儿童时，我们可以用分层方法将这一过程分为三个级别。在每个级别上进行单独的评估，以询问和处理前面提出的3个临床问题。第一级是全面的眼部检查，用来评估眼部健康和屈光状态。同时，我们可以使用1.0（20/20）模型决定是否进行下一级的检查。第二级是以视觉效率为重点的检查，以评估双眼视、调节和眼动技能。第三级是对视觉感知技能的评估。并不是每一位眼科医生都能提供不同级别的临床医疗服务。如果这些患者需要额外的评估，眼科医生应将患者转诊给其他同行。

下面我们将介绍视觉保健的三级模式。这种方法的重点是发现和处理可能导致学习问题的视觉问题。视光师并不治疗学习问题或阅读障碍。他们治疗学习相关的视觉问题。所以对这一类患者的管理通常需要跨专业的合作。这是一个提高儿童学习能力和学习成绩的多学科组合，视光师是其中一员。与其他专业人士的交流是视觉保健过程的重要组成部分。

虽然学习障碍主要是针对儿童人群，但有学习问题的儿童，如果在儿童时期没得到治疗，成年后往往也会存在学习问题。出于种种原因，这些成人经常会从视光学方面来寻求帮助。在评估成人时，我们可以用同样的分级方法来诊断和管理，只是每个级别上使用的工具可能不同。

"学习障碍"的诸多定义给父母和专业人士造成了困惑。各种各样的定义通常基于提出定义的组织或机构（医学、研究、法律或教育）的观点和需要。所有这些定义都有一个共同的主题，即学习障碍是一种或多种心理过程的障碍，患者在阅读、书面表达和数学等学习领域，可能存在着困难。

学习障碍的法律定义，被用来确定儿童是否有资格获得特殊的教育服务。因此法律定义是父母和其他专业人士最熟悉的定义。"特殊学习障碍"是指在理解或者使用口语、书面语言的基本心理过程中出现的一种或多种紊乱。这种紊乱可能表现在听、想、说、读、写、拼写或数学计算方面能力的不足。这一术语包括了知觉障碍、脑损伤、轻度脑功能障碍、诵读困难和发育性失语症，不包括主要由视觉、听觉和运动的障碍、智力迟钝、情绪困扰、环境、文化或经济劣势等因素所致的学习问题。

这个定义有三个方面需要特别说明。首先，虽然该定义没有提及心理过程，但一个或者更多的心理过程障碍意味着学习障碍是异质的。研究发现视觉处理障碍是学习障碍的一种亚型。但我们不能由此推断学习障碍的儿童都会有视觉障碍。第二，虽然该定义着重于接受性和表达性语言，但临床表现不仅限于影响阅读。这些儿童可能在听力、思考、说话、阅读、写作、拼写和数学计算方面有困难。当考虑到所有这些缺陷时，我们可以想象这些儿童每天在教室里和日常生活中都会遇到的困难。虽然这些儿童每天在学习中感到很吃力，但大多数儿童从未接受过适当的评估，或者接受评估后，却未能被诊断出学习障碍，因而不能获得相应的医疗服务。第三，该定义排除了具有明显视觉和听觉损害的儿童，以及社会经济地位所造成的环境和风险。在对这些儿童进行评估时，视光师必须认识到他们的伴随疾病。不论孩子是否被诊断为特定的学习障碍或者有伴随疾病，这都不会影响视光学评估。但视光师需要与其他专业人士讨论后，决定治疗和管理方案。

美国学习障碍国家中心的一份报告显示，视觉处理异常是一种特殊的学习障碍，以理解和使用视觉信息能力的减弱为特征。视觉处理异常的患者在下列的技能中存在困难：

1. 视觉分辨。
2. 视觉图形 - 背景分辨。
3. 视觉排序。
4. 视觉运动处理。
5. 视觉记忆。
6. 视觉完形。
7. 空间关系。

Groffman 对学习障碍亚型的一些研究结果进行了总结，40% 的学习障碍患者存在视觉处理缺陷。这些技能应该被纳入与学习相关的视觉问题的儿童的评估中。

 # 第二节 ｜ 视觉缺陷评估

（一）视光学的三级评估

视觉是我们从环境中获得信息的主要方式。我们从中获得有用的信息并指导活动。视觉过程可以表示为一个闭环系统，它具有输出改变输入的反馈环，并允许学习和反馈。这个模型需要评估的是视觉输入和结果行为（输出）。

初级检查是学习相关评估的第一级。这一级需要解决的问题是，视觉系统的解剖学 - 神经 - 生理完整性如何？该检查重点在于眼部健康和屈光状态。检查方法主要包括检影、瞳孔检查、眼底检查等客观方法，以及眼底照相和电生理诊断等其他合适检查。视光师通过遮盖试验、追随和扫视运动测量等检查，评估双眼视、调节和眼动技能的完整性，以决定是否需要进一步对患者进行评估。根据患者的配合程度，选择性地进行验光、隐斜视、调节幅度和色觉等主观测试。

第一级检查在于确定儿童是否存在缺陷。第二级检查则是确定这些缺陷的程度及其对行为和表现的潜在影响。第二级检查主要集中在双眼视、调节和眼动三个方面的视觉效率。视觉效率的评估会考虑到儿童的发育情况。这些技能对该年龄段的儿童来说正常吗？儿童能在教室里使用这些视觉技巧吗？

第一、二级评估都关注于视觉输入方面。第三级则是评估输出，即儿童能根据他看到的东西做什么？例如，儿童是否具备驾驭三维世界的条件，如自我感知、单侧性和方向性技巧？视觉-运动整合、视觉顺序记忆和感知速度对该年龄段的儿童是否合适，足以支持儿童在课堂上进行阅读和写作等基于视觉的活动？

评估学习困难儿童的三级方法与 Flax 推广的任务分析相吻合。家长的主诉通常是模糊的。两个常见的主诉是"他在学校表现不佳。老师告诉我需要检查他的眼睛"和"她讨厌阅读"。第一个目标应该是获得更多的信息，以确定学习问题的性质。Flax 建议区分"学习阅读"和"从阅读中学习"这两个概念。对于低年级（幼儿园到二年级）的孩子来说，更注重的是学习阅读能力。大字排版使每页的字数减少，在近距离视觉任务上花费的时间变短，则准确且持久的调节和双眼视觉就不那么重要了。识别字母和单词，识别语音的音像成分，以及学习书写字母和单词这些任务对视觉感知技能的要求更高。视觉形状的感知和辨别、方向性、视觉记忆、视觉运动的整合和准确的眼动控制都是获取基本阅读技能的基础。当重点由学习阅读转移到从阅读中去学习时，这一般发生在三年级后，儿童对视觉感知技能的依赖减少了。此时学生们能在有限的时间内完成更长的小字体的阅读作业。阅读理解需要有效的视觉输入技能。在学习过程中，视觉效率三联体（调节、双眼视和眼动控制）的作用变得更突出。病史采集中任务分析的应用，使视光师能够集中在更合适层次的检查过程上。这种面向问题的方法更有效，并促进了对关键临床问题的回答，即：①儿童是否有视觉问题？②如果有视觉问题，视觉问题会导致学习问题吗？③最合适的治疗方法是什么？

1. **病史**　病史是任务分析和检查策略所必需的。病史能影响诊断、预后和管理。这也是考虑"成本与收益"之比的开始。当为有学习困难的孩子提供治疗计划时，家长会关心预期的效果。病史是深入了解儿童学习问题的程度、伴随疾病、接受过的其他治疗和干预方法，以及家长依从性的第一次机会。这些对视光学治疗的结果都有较深的影响。

初步的检查通常始于父母关于儿童学习困难的主诉。应尽量从父母和儿童方面挖掘更多有用信息。学习困难是主要的主诉，因此以下是组织有效病史的关键因素：①教育史；②视功能及其病史；③妊娠史和出生史；④既往病史；⑤发育史；⑥家族史。

（1）教育史：教育史应包括儿童的当前状况和过去史。儿童最紧迫或最令人担忧的问题是什么？阅读常常是最主要的问题。但有些儿童则是在数学和写作方面存在更大的困难。如果儿童的阅读能力较弱，那从寻找"学习阅读"与"从阅读中学习"的区别开始。我们需要确定儿童阅读问题开始出现的时间。是否接受过哪些干预措施？学校提供的特殊教育服务包括特殊的课程安排，以及演讲、物理和职业治疗和咨询等其他服务。父母通常都是私下在为孩子寻找这些服务。家长是否觉得这些服务有帮助？儿童预期成就与当前成就之间的差距是否缩小？除了了解儿童目前的学习水平，视光师应考虑父母的预期期望，以及这些期望是否现实。

视光师应尽力与其他方面的人士取得联系，核实教育史。父母可以携带学校或其他专业人士的报告副本，包括学校评估及教育计划。视光师也可以要求家长允许他们与其他接诊过的专业人士接触，以获得深入的了解和调整治疗方案。

（2）视功能及其历史：病史应该能发现与视觉缺陷可能相关的体征和症状。明显的症状有视物模糊，或者阅读时丢失位置。不明显的体征和症状有书写时字母间距不齐，或者比其他同学学习缓慢。有两份调查问卷可以用于确定和量化多数的体征和症状。集合不足症状调查问卷主要是用于识别 9～18 岁的儿童双眼视缺陷的相关症状。问卷里有 15 个症状。视光师询问学生是否有这一症状，以及症状的程度（不常、有时、经常或者总是）。这些症状主要针对阅读和近距离工作，涵盖了视物模糊、复视、阅读缓慢、重复阅读等传统的视疲劳主诉。该调查问卷可用于筛查视觉效率的缺陷。16 分及以上得分的患者需转诊，接受全面的视觉检查。第二个调查问卷是由视觉发展视光师协会（COVD）开发的，包括 19 个项目。这一调查问卷使用相同的量表来测量症状的程度，以量化与阅读和视近功能相关的视疲劳。其他的项目探查与视觉感知缺陷有关的症状，比如笨拙，或者在尝试之前就放弃了。这两个调查问卷，除了在病史采集过程被用于发现和量化症状，在确定治疗目标和监测治疗效果方面都非常有效。

当然，视觉保健的过去史是必不可少的。许多家长把全面的眼部检查与学校护士或儿科医生的视力筛查相混淆。所以确定最近一次眼科检查的时间和地点是很有必要的。治疗进展和依从性模式将影响治疗的决策。病史采集，应该集中在是否有视觉问题，以及是否开始了如戴镜、遮盖、药物等治疗。视光师要了解对以前治疗的依从性，确定患者视觉问题首次被发现的年龄。

（3）妊娠史和出生史：从母亲妊娠起，许多变量就和孩子发育缺陷的风险（包括视觉问题和学习问题）有关。这些变量可以归因于大量的原因，如母亲的营养不良、母亲摄入的毒素、感染以及与分娩相关的并发症。与这些暴露相关的缺陷程度是变化的，可能与暴露的程度和时间有关。在某些情况下（如风疹感染或胎儿酒精综合征），暴露与结果之间的关系是很容易理解的。但对于许多风险因素来说，研究确定的是它们的相关性，并不能确定因果关系。无论是否了解这些暴露因素，一旦造成风险，都是无法挽回的。尽管如此，通过了解所有可能有影响的风险因素，我们才会对儿童目前的功能和预后有深入的认识。虽然这些有害的事件是无法消除的，但视光师可以通过观察儿童当前的环境和选择，来降低影响健康发展的持续风险，通常可以改善患者的预后。除了记录妊娠和分娩过程中出现的这些危险因素外，病史采集还应记录妊娠期长短和儿童的出生体重。早产和低出生体重都与持续存在的视觉和学习问题有关。最近的一项研究评估了超早产儿（孕 27 周之前出生）6 岁时的视功能。电生理学的研究表明，这些儿童比同年龄段的足月产的儿童更有可能出现视杆细胞和视锥细胞的功能障碍。超早产儿视力下降和患有高度屈光不正的概率更大。

（4）既往病史：儿童既往病史中的许多变量可能与发育缺陷有关，就像妊娠期母体健康一样。这些危险因素是由许多原因造成的，比如感染、遗传和先天性综合征、慢性和急性疾病、创伤和环境毒素。虐待或忽视儿童也会造成这些危险因素。由于长期住院导致无法上学，疾病会产生间接的影响。除了失去教育机会之外，儿童在视觉和视觉感知能力发展的活动经验也较少。

病史采集，必须询问孩子是否正在服用药物。这些药物的副作用可能会导致视物模糊、复视等明显的视觉症状。它们也可能会引起困倦，使儿童无法在课堂上集中注意力，从而降低儿童的学习成绩。

过去的几年里，对脑震荡史的关注变得重要起来。很多父母认为脑震荡不是一种创伤性脑损伤。对于学生运动员来说，关注的焦点是围绕着"重返赛场"，但对"重返学习"却没有引起足够的重视。这些学生回到教室时，有明显的视觉缺陷，学习成绩下降。

（5）发育史：多数父母能回答出他们的孩子学会走路和说话这两个最重要的发展里程碑的年龄。父母可能不记得孩子获得其他里程碑的具体年龄，但当与兄弟姐妹或其他孩子相比时，他们能发现自己的孩子是否存在整体的延迟。

关注发展里程碑的获得十分重要，原因有三方面。首先，粗大运动和精细运动发展的延迟会对视觉发展产生重大影响。例如，爬行较晚的孩子缺乏从近处到远处注视的经验，双眼视功能不够发达。不发达的精细运动技能会减少在三维空间中操纵物体的经验，并导致立体视觉降低。因此，如果孩子在运动发展里程碑过程中出现延迟，他们的视觉技能可能会出现缺陷。第二，发育迟缓的儿童的水平，和比他年幼的儿童的水平相当。那么就要调整相应的检查方法。发育迟缓的 6 岁患者可能无法阅读 Snellen 视力表，或在检影时无法保持注视。调整检查方式，才能获得有用信息。第三，一个领域方面的发育延迟（运动技能和语言技能）可能与当前的学习困难和干预有关。在跨学科的环境中，这些积累的信息有助于指导合适的管理决策。

（6）家族史：家族史，通过确定是否存在学习和视觉问题的遗传易感性，来完善病史。虽然有证据表明学习障碍有遗传因素，但"先天与后天"的作用仍然存在争议。无论是否有学习障碍的家族史，家长和儿童都需要保持积极的态度。虽然孩子的基因组成不能改变，但是我们可以改变当前的环境和对孩子进行治疗。

2. 视光学评估　当面对一个有学业困难的儿童时，视觉保健的分级方法是从全面的检查开始的。这些检查通常会提供初步的治疗方法，包括配镜处方。全面检查的结果分析常常会使我们感到其他的医疗服务是必要的，但可能不能发现微小的缺陷。感觉运动检查能更好地评价学习环境中视觉技能与视觉表现的关系。然而，未矫正的远视和集合不足这两个诊断与孩子的学习能力十分相关。虽然一级和二级的其他缺陷对儿童的表现也会有显著的影响，但未矫正的远视和集合不足这两个例子很好地说明了视光学评估需要以分级方式进行，在进行第 3 级视知觉评估前，注重于更基本的视觉缺陷问题。毕竟，如果输入是有缺陷的，评价输出功能的意义就没那么大了。

尽管调节幅度应为远视儿童视近时提供获得清晰视力的能力，但有证据表明远视儿童维持着调节过度时，存在困难。+3.00D 及以上的中度远视与视近时的视疲劳、头痛、间歇性视物模糊、注意力差密切相关。研究也显示了远视与早期读写能力和其他学术技能的出现之间的关系。关系的强度与未矫正远视的程度呈正比。在未矫正远视导致近视力下降和立体视度降低的儿童中，视觉感知和视觉运动整合任务的缺陷可能更明显。Kulp 等人认为，这些关联可能是由于儿童在近距离任务中无法保持注意力，而不是无法分辨目标。像配戴框架眼镜这样简单的治疗会很快提升孩子的学习成绩，尤其是远视的孩子。一项研究，对 9～10 岁儿童配戴第一副眼镜之前和配戴后的阅读速度进行评估，显示远视患者在全矫正后，其阅读速度较近视患者或双眼只配戴 +0.50D 的远视患者有提高。作者认为，远视患者阅读成绩的降低可能至少有一部分是由远视引起的。

Cotter 对远视儿童的配镜处方的观点提醒我们，绝不要只根据远视的程度给予配镜处方。首先，视觉效率方面（调节、双眼视和眼动）的缺陷会增加配镜的可能性。其次，与学习相关的问题（间歇性模糊或不适）和发育迟缓都是重要的考虑因素。即使存在少量远视（＜+1.25D），这些因素也会增加配镜的可能性。

过去的 20 年里，大量的研究证据表明了集合不足和学习表现之间的关系。集合不足在学龄期儿童是相当常见的。在 5、6 年级的人群中，其患病率为 13%。集合不足症状调查问卷是用于评估学龄期人群症状的有效和可靠的工具。和具有正常双眼视的儿童相比，集合不足的儿童有更多的症状。很多儿童会出现集合不足的症状，因此感觉运动检查是所有儿童评估的必要因素。尤其是如果儿童有学习问题，感觉运动检查的检查就更有必要了。研究已经表明，对集合不足患者进行视觉训练，能减轻患者的症状和提高学习成绩相关的行为。集合不足的治疗试验已经证实视觉训练是学龄期儿童的治疗选择。对学习困难儿童的视光学评估和管理的分级方法，从基础的综合检查和感觉运动评价开始。这些水平上的视觉缺陷，如未矫正的远视和集合不足，往往会影响孩子的学习能力和学习表现。在某些情况下，根据对这些级别的干预，我们可以预期学习表现的进步，为儿童安排视知觉的评估。在进行视知觉评估之前，我们要排除视觉功能下降的器质性 / 病理原因，为儿童提供最佳处方，并考虑到视力缺陷对视觉技能的影响。在采集病史中，视光师与儿童和其家人的交流将有助于发现儿童学习困难相关的所有问题，并为视知觉评估提供基础。

感知是从环境中提取信息，指导行动的活动过程。视觉感知评估提出的问题是，儿童能根据他看到的东西做什么？视觉感知评估的理论方法是基于 Piaget、Kephart、Getman、Gesell、Solan 和 Groffman 等个人的研究和理论。视觉感知评估并无明确的方法。一切都从视觉感知技能的分类开始。然后用具体的测试来评估这些技能。这种评估方法分析了感知觉的优势和弱点，以及感知觉与孩子所经历的问题的关系。

临床医生倾向于选择有标准化程序的视觉感知测试方法。这些测试方法将主观性降到最低。如果测试是结构化的，则更为可靠。无论实施检查的是医生，还是经过培训的其他人员，患者预计将会获得相同的得分。当使用规范的数据进行标准化测试时，将孩子的表现与同龄的孩子进行比较，可以将原始分数转换成百分位数。50% 代表平均分数。85% 高于平均值，即孩子的表现超过 85% 的同龄儿童。16% 明显低于平均水平，即 84% 的孩子表现得比这个孩子好。

以这种方式进行检查，可发现需要治疗的较弱技能。发现缺陷后，需探索缺陷与成绩的相关性。有了从病史到第三级的视光学评估的所有信息，我们对视觉训练的需要和预期的结果可以给出更明智的判断。如果儿童进行了视觉训练，比较训练前、训练期间和训练后的得分，将有助于指导个体化训练方案。定量检查的应用可以加强与家长以及其他参与儿童保健的专业人士的沟通。

尽管标准化的定量检查十分重要，但视光师的主观判断是必不可少的。视光师观察孩子的行为、反应和策略，会获得很多有用的信息。感知觉评估应平衡质量和数量。整个评估过程的目标是设计一个适当的治疗方案。在解决问题时，对孩子的策略和行为有更深的了解也是非常重要的。

（二）视觉感知成套测试

我们这里提到的视觉感知觉成套测试是基于作者治疗有学习相关的视觉问题的儿童的哲学方法的（表 8-1）。该成套测试在一个为不同人群提供服务的临床机构经过了多年的发展，已被许多优秀的医生和专业人员应用。由于感知觉测试是由医生和学生实施的，它注重可靠的标准化程序。同时行为观察也至关重要。

1. 测试方法分为几个诊断性分类。每一项测试的技能与某些特定的技能有关，可以确定缺陷与儿童学习困难和现实生活困难之间的关系。

表 8-1　视觉感知觉成套测试

诊断分类	检查
视觉空间技能	
自我感知	3×3 交替跳跃
单侧性	Piaget 左右概念检查
方向性	逆转频率检查
视觉运动技能	
视觉运动整合	视觉运动整合测试
精细运动技能	运动协调，Wold 句子抄写测试
视觉分析技能	
视觉分辨	视知觉技能测试——视觉分辨
视觉形状一致性	视知觉技能测试——视觉形状一致性
视觉图形 - 背景分辨	视知觉技能测试——视觉图形 - 背景分辨
视觉完形	视知觉技能测试——视觉完形
视觉记忆	视知觉技能测试——视觉记忆，视觉顺序记忆
视觉空间关系	视知觉技能测试——空间关系
感知速度	基本心理能力——感知速度
	视觉速度测试
听觉处理	听觉处理技能测试——数字正背，数字颠倒，句子记忆
	听觉视觉整合测试

2. **诊断类别及相关体征和症状**　人们对空间的概念来源于对自身个体的感知，这样的感知可以作为对环境中其他物体作出判断的依据，而视觉空间感知能力辅助儿童在三维立体世界中拥有了空间的概念。每个孩子都只有学习了怎么在环境中辨别方向，才能与其他人或物体进行接触。除了基本的辨别方向外，视觉空间感知能力在人体协调和平衡的发育中也十分重要，它主要包括对自我的感知和控制、单侧性和方向性。

（1）自我的感知和控制：是指儿童使用"自我"作为参考点来对环境中其他物体的远近、左右、大小等进行空间判断的能力。

（2）单侧性：遵循基本的自我感知发育，是个体辨别左右的能力。

（3）方向性：是指在环境中（包括书写时）能够持续区分物体左右概念的能力。

3. 视觉能力及其缺陷表现　视觉空间感知能力有缺陷的儿童协调和平衡能力会受影响，因此他们往往会主动回避各种运动，父母总会抱怨他们笨手笨脚，跌跌撞撞。同时，视觉空间能力障碍的儿童也很难较好的协调身体的两侧，比如在使用一只手书写时，他们很难能用另一只手帮忙稳定纸张。在学习认识"左、右"概念，或被要求做出"向左转、向右走两步"动作时，这一类儿童会遇到困难。而左右概念的混淆常常会导致书写时字母顺序的颠倒。视觉空间感知能力的缺陷常与眼球运动功能的缺陷相关，当这些儿童在阅读时，往往很难保持从左到右的阅读顺序。同时，阅读时眼球运动的过度和不准确，也会导致其阅读能力的下降。

视觉 - 运动整合，即眼 - 手协调能力是人们在任何阶段的日常生活中都必须拥有的技能。即使像"抓球"一样看起来简单的动作，也要求我们在球被抛出后合适的时间以适当的力度反应才能完成，对我们的视觉处理速度、距离和方向的判断都有着较高的需求。书写则是一个更加复杂的技能，会直接影响孩子的课堂表现。在抄写词语这样简单的要求中，孩子也需要对下一个单词或字母进行准确判断才能准确完成；而当要求写出没有模板可以抄写的，描述自己想法的句子时，就必须同时使用视觉和记忆能力才能准确完成。视觉 - 运动的整合在学习一些工具的使用上也十分重要，如剪刀、计算器、甚至也包括餐具的使用。精细的运动技能促进了视觉 - 运动能力的发育，我们将在后文单独进行探讨。

有视觉 - 运动整合障碍的儿童，在书写时往往会出现字迹潦草、间距不齐、字体歪斜、反复修改等现象，同时，在有时间限制时，他们书写任务的完成程度会有所下降；而当只要求口头表述时，他们的完成程度明显会更好。这一类儿童会尽量避免参加需要视觉 - 运动整合的活动，比如体育活动、艺术类的表演以及乐器的演奏。

视觉分析能力有助于儿童对视觉信息进行分析，包括通过颜色、大小、形状和方向对物体进行区分。它包括在有复杂的视觉信息呈现时分辨出重要信息的能力，也包括通过对过去的经验和记忆对所呈现的有限视觉信息进行预测的能力。婴儿通过使用视觉分析系统才能将人脸与熟悉的事物（如瓶子）进行区分。学龄前的儿童可以在电视、玩具或服饰上分辨出自己喜爱的卡通角色，他们开始学习如何区分不同声音或形象所代表的不同视觉符号。学龄期儿童对单词和字母的识别也是一项基础的技能，必须能分辨字母或单词之间细微的差别，才能拓展出更复杂的阅读和算术能力，使阅读的速度和准确度得以提升。在学习过程中，孩子也必须学习专注于重要事情的能力，避免为不重要的信息分心。另外，如果再获得所有的视觉信息前对信息有推测能力，则会增加视觉信息处理的速度。

视觉分析能力包括：

视觉分辨：分辨不同形式中不同特点的能力。

视觉完形：感知某一视觉刺激特定特征的能力，即在并未接收到完整的视觉刺激时，就能准确预测出完整信息的能力。

视觉图形 - 背景分辨：不受外围背景信息打扰，专注于所呈现视觉信息中最重要部分的能力。

视觉空间关系：判断如何将各不同部分组合为统一整体的能力。

视觉记忆：回忆视觉所呈现信息（包括顺序）的能力。

有视觉分析能力障碍的儿童在学习字母时很容易将相似的字母混淆，特别是只有方向差别的字母，如 b 和 d，p 和 q。即使是反复多次出现过的字母，他们也很难记住。在数学概念的学习中，数字的范围和位值对这一类儿童来说也很难学会。提炼重要信息能力的缺失会让有视觉分析能力障碍的孩子在处理信息时对额外的信息感到不知所措或者被无关紧要的信息引至死胡同。许多类似的障碍可能会持续影响到更高的年级，表现出相应功能的混乱。这一类孩子可能很难将重点优先放在最重要的任务上，或者在选择最优策略前所需的信息量远多于同龄人。父母总会抱怨他们的孩子完成家庭作业就像一个永无止境的挑战。

感知速度是一种能达到既准确又自动解决问题所需的能力，在没有时间限制时，有感知速度障碍的孩子往往可以完成一项指定的任务，但当时间被限定时，他们的表现就有所下降，因为他们无法同时兼顾速度和准确度。感知速度可能与视觉发育的成熟程度有关，当儿童有任何视觉处理能力上的障碍时，会更容易有感知速度上的缺陷。而对完成任务需要更长时间的需求使得他们在任何限时的测试中均表现出准确度的下降。大部分在学习上有问题的孩子在感知速度上都有障碍。父母往往会形容他们"慢性子"。这一类儿童无法在一个正常时间限度内完成特定任务或家庭作业。而如果试图对完成的时间进行控制，会由于迫使他们减少对信息的摄取而降低准确度。

听觉处理的检查包括听觉筛查，也包括对听觉 - 视觉整合能力的检查。通过简单地对听觉记忆功能进行评估可以达到听觉和视觉感知能力的比较，进而判断孩子是听觉还是视觉学习者。针对于数字的听觉测试中，视觉记忆在回忆只通过口头表述的数字时是一个重要的手段，使用视觉化的方法来"看到"数字是一种十分有效的方法，特别是在要求以相反的顺序重复出数字时。同时运用听觉和视觉记忆的孩子在这一类测试中的表现往往会更好，有较好的结合这两种方法能力的孩子成绩通常也会更好。这一类听觉测试也可以扩展为包含句子或单词的记忆，对接收语言技巧能力的加强可能增加也可能降低孩子的记忆能力，相应情况可以考虑转诊给语言治疗师。听觉 - 视觉的整合是一个十分重要的能力，特别针对于正在学习阅读的低年龄段的孩子，"发声"是整个过程的核心，听觉 - 视觉整合是语言分析的基础。有整合功能障碍的孩子在学习阅读的过程中会更容易遇到困难，除此之外，这一类孩子在学校、家，甚至治疗室等生活环境中遵循一些口头指令时，也常会遇到各种困难。

4. 在进行感知评估时，有几个关键的问题需要考虑。对这些概念的认知会帮助我们达到从量变到质变的过程，使感知功能的评估更加权威：

（1）视觉 - 运动的层次结构。

（2）同时性和继时性加工。

（3）感知速度。

（4）感知风格。

Brich 通过视觉 - 运动层次结构的转变和视觉主导的出现，提出在学习过程中视觉功能的重要性："阅读能力的障碍至少部分是由于视觉系统主导层次的异常，这种主导层次的异常会带来一种不适宜阅读能力发育的状态"。

视觉 - 运动层次结构是 Brich 提出的发育过程的图示：婴儿和年龄较小的孩子更依赖于运动系统来获取环境相关的信息，在这个阶段，他们总是想触摸各种事物；而随着年龄的增长，视觉开始变成更重要的信息来源，他们开始减少通过在环境中不断移动或对物体的触摸来获取信息，而更倾向于指着一个物体问"这是什么？"，此时，运动系统开始变得不那么重要，而是按照视觉系统的指示来执行动作。

孩子在发育过程中所在的阶段可以通过在诸如拼图等视觉 - 运动任务的表现中得以体现，年龄较小或视觉发育未成熟的儿童在放置拼图时不会通过视觉分析来先考虑是否合适，而是通过反复翻动拼图碎片直至成功。视觉发育更成熟的孩子则会通过视觉感知先考虑将碎片放在哪一个位置更容易成功。在视觉 - 运动统合发育测试中，孩子通过运用运动系统来降低任务的难度，他们会将书本倾斜来降低描写的难度，这样的行为可以降低完成任务对视觉系统的依赖。而对于一年级的学生，保持在座位上是对他们的基本要求，也就意味着他们需要更多的依赖视觉来对各种活动进行判断和完成，对于没有视觉优势的孩子，强迫只用视觉来获得必要的信息就难以实现。这些孩子往往需要更多的通过运动或其他感知功能来对所获得的视觉信息进行核实和强化，结果，就总会被认为是注意力不集中或学习障碍的表现。

基于 Luria 的皮质功能理念模型，视觉信息的加工包括同时性加工和继时性加工两种。人体较低的视觉信息处理水平是特定的模式（如发生在初级视觉皮层的处理），随着信息在脑中传递，会有更多的与其他感觉器官的交互和整合。在一个更高的层面，就存在着两种复杂的加工类型：同时性和继时性。

同时性加工为将单独元素合称为一个整体，包含对刺激的直接感知或通过记忆汇总的完整信息完成图像任务。需要同时性加工的任务包括图形临摹测试，如临摹图案或视觉 - 运动统合发育测试，都需要孩子对越来越复杂的图案进行临摹。为了准确完成测试，孩子必须理解局部和整体的关系，这是一种在发育过程中逐步形成的能力。当被要求临摹出一个复杂的图案时，年幼或者视觉感知能力差的年长的孩子都经常把完整的图形分割为几个部分，因为他们没有完成任务所必要的同时性加工的能力。大多是视觉感知功能测试的子测验中都包含同时性加工功能（视觉顺序记忆测试除外）。

继时性加工则是处理一些具有时间线特征的问题，处理这些问题需要有适当的顺序。感知测试中使用继时性加工的测试主要为视觉顺序记忆测试。听觉记忆测试中，如对方向指令作出反馈或对语句的记忆都需要继时性加工功能，在刺激长度增加时，继时性加工能力差的孩子就很难完成这些任务。

同时性和继时性加工能力的差异可以用来解释孩子在某些学习技能中所遇到的不同困难。继时性加工能力是学习阅读的一个必要条件，因为孩子必须学会将一个单词读成一系列的声音；阅读理解也依赖于以适当的顺序对构成句子的单词序列进行阅读；数学问题通常也需要以正确的顺序进行一系列的运算。继时性加工能力差的孩子可能很难跟上课堂中的指令，就是因为他们难以达到执行口头指令对继时性加工能力的需求。

而同时性加工能力对单词的识别和阅读的流畅程度就十分重要。因为单词的顺序包含着特定的含义，只有对这些词汇进行同时性加工，才会产生唯一的含义，比如"我妈妈的妈妈"这个词组，需要同时性加工才能变成"外婆"这个词。同样，理解数学概念（如大小和容积，对地图或图表的使用）也是基于良好的同时性加工能力才能达到的学习技能。

研究显示学习障碍的儿童往往会存在这些加工过程的某些缺陷，他们可能会需要一种更合适的教学方法才能达到同样的效果，这也提示我们同时性和继时性加工对学习上的成功均是重要的，但两者的相对重要程度随着年龄的增长和任务的不同会有所变化。

感知速度的重要性相较于感知能力中的其他功能来说更容易被我们认识到。阅读被认为是一个由多种子技能组成的复杂技能，而良好的阅读能力需要对这些子技能以适当的处理速度自动应用。在一系列使用视速仪测量视觉感知能力，进而评估从幼儿园到小学五年级儿童视觉感知能力和阅读能力的研究中显示，感知速度和阅读能力在每一个年级阶段都显著相关，对大多数有学习障碍的儿童而言，感知速度的缺陷是关键问题。感知速度可以通过需要计时的测试来进行测定，如 PMA 感知速度测试或视觉速度仪。有感知速度缺陷的孩子往往在理解能力和感知运动的测试中均表现出困难，他们对于许多主观测试（如隐斜和融合范围）需要较长时间才能进行反馈，或者根本不反馈。由于感知速度缺陷会影响儿童的语言功能，如对数字的快速命名，在眼球运动发育测试中，有感知速度缺陷的儿童在水平和垂直阅读方向的子测试中均比该年龄段儿童所需时间更长。

5. **沉思型思维与冲动型思维**　Kagan 将人们的视觉感知类型认为"沉思型思维"和"冲动型思维"两种，反映的是在遇到问题需要作出选择时，个体有效从若干选项中选出最合适者的速度差异。冲动型思维的孩子在选择答案时总是很快就作出反馈，很少考虑答案的准确性，因此，准确度往往会受到影响。沉思型思维的孩子就会有更仔细的考虑，试图选出正确答案，他们的反馈速度会艰难，但准确度会有所提升。在视觉 - 运动整合任务中分析这些感知类型的特征会帮助我们理解这些反馈表现上的差异。当刺激呈现时，经过感知加工并输出反馈，在复杂的加工过程中，输出的反馈会影响输入的信息，而进行不断的加工，直到达到一个合适的感知 - 运动匹配，才能产生一个合适的运动反馈。

比如，给孩子呈现一个视觉刺激图片，再要求他从 4 张相似的图片中辨认出哪一张与刺激图片是完全相同的，当反馈通路完好时，孩子会依次考虑 4 张图片，并评估它与刺激图片是否完全相同。当孩子轮流辨认图片时，每一个决定都是一种输出，同时也成为考虑下一张图片时的信息输入，必要时，孩子就会增加反馈时间直至获得准确答案所需的信息都被有效接收。因此，成功的解决问题往往就会需要更长的时间。对于许多有学习障碍的孩子，反馈通路的完整性受损，这种情况被称为"遗漏"。由于用于加工的信息减少，反应的准确度下降、反应时间短，这种行为是冲动型思维的表现。视觉感知功能测试的子测试中往往很容易分辨出冲动型思维的表现，这些孩子显然没有考虑完所有的选项就会给出答案，我们试图通过不断鼓励他们作出更多的思考来改变这样的行为，但这种鼓励所能达到的改进十分有限。

 # 第三节｜案例分析

Sabrina 是一个 7 岁的亚洲女孩，她刚刚十分困难的结束了一年级的课程，学习中吃力的表现让老师们对她都格外关注，学校在考虑是否需要让她重读一年级。在这一学年中，Sabrina 在阅读和持续朗读的学习上遇到了很大的问题，在阅读和书写时也总是将字母颠倒，她没有接受任何额外的辅导。

Sabrina 会抱怨自己间断的会有近处视物模糊，特别是在疲劳时。1 个月以前，她接受了眼部检查，医生建议配戴眼镜，但她很少配戴。她觉得自己在抄写黑板上的板书时有困难，在阅读时也经常忘记读到的地方。Sabrina 的母亲发现她总是刻意避免阅读或一些近距离的视觉任务。

（一）基本情况

关于 Sabrina 的妊娠史和出生史均正常，其各年龄段的发育史均正常。Sabrina 没有任何发育迟缓的症状，母亲也十分意外她会在学习上如此吃力。她朋友很少，喜欢骑自行车，要不就是看电视或玩洋娃娃。

既往史无异常，没有接受过任何治疗，无药物或食物过敏史。

没有学习障碍的家族史，母亲在小时候进行过眼部手术，但原因不详。

视觉检查情况：

现用处方	远视力	近视力
右眼 +3.25D	0.6（20/30）	0.6（20/30）
左眼 +2.00D	0.6（20/30）	0.6（20/30）
双眼	0.6（20/30）	0.6（20/30）

现用屈光度矫正状态下的遮盖试验

远距离：正位。

近距离：$6^\Delta \sim 7^\Delta$ 外隐斜。

矫正状态下的集合近点：7cm/10cm。

Wirt 圆立体视：30″。

视网膜检影（小瞳）

右眼：+4.50D。

左眼：+3.00D。

主觉验光：

右眼：+4.00D　视力 0.8+（20/25+）。

左眼：+2.00D　视力 0.8+（20/25+）。

视网膜检影（睫状肌麻痹）

右眼：+5.00D。

左眼：+3.00D。

眼部健康检查无显著异常。

评估：Sabrina 未矫正的远视是造成她学习吃力的一个重要因素。

方案：必须全天配戴矫正眼镜。4 周后进行感觉运动评估。

（二）感觉运动测试

现用处方	远视力	近视力
右眼 +3.25D	0.8（20/25）	1.0（20/20）
左眼 +2.00D	0.8（20/25）	1.0（20/20）
双眼	0.8+（20/25+）	1.0（20/20）

现用屈光度矫正状态下的遮盖试验：

远距离正位。

近距离 9^Δ 外隐斜。

矫正状态下的集合近点：10cm/15cm。

远距离隐斜及融合范围：4$^\Delta$ 外隐斜　　BI x/22/12　　BO x/20/10。

近距离隐斜及融合范围：9$^\Delta$ 外隐斜　　BI x/18/9　　BO x/14/10。

FCC：+0.50D。

NRA/PRA：无法测量。

调节幅度：右眼、左眼 8.00D。

立体视：30″。

±2.00D 调节灵敏度：右眼 9cpm，左眼 9cpm，双眼 7cpm。

眼球运动发育测试测试：

垂直测试：6%ile（百分位数）。

水平测试：1%ile。

错误：5%ile。

评估：Sabrina 在视觉输入能力上有明显异常，包括集合不足，调节不足，调节灵敏度下降，眼球运动障碍。即使她现在配戴眼镜，视力有所提升，但中度远视的屈光状态也仍然对视觉功能造成影响。眼球运动发育测试测试中垂直测试表现较差的表现也反映了语言中的障碍情况。

计划：为 Sabrina 制订了个体化视觉训练计划。2 周后会再次进行视觉感知评估（表8-2），进一步完成学习相关的视觉问题评估。

表 8-2　视觉感知觉成套测试评估

诊断种类	测试	年龄	百分位数
视觉空间感知能力			
自我感知	3×3 交替跳跃	7 岁	
单侧性	Piaget 左右概念测试	5 岁	
方向性	逆转频率检查		6
视觉 - 运动能力			
视觉 - 运动整合	视觉运动统合发育测试		50
精细运动技能	运动协调		50
	Wold 句子抄写测试	一年级(6～7岁)	
视觉分析能力			
视觉分辨	视知觉技能测试——视觉分辨		50
视觉恒常性	视知觉技能测试——视觉恒常性		40
视觉图形 - 背景分辨	视知觉技能测试——视觉图形 - 背景分辨		40
视觉完形	视知觉技能测试——视觉完形		50
视觉记忆	视知觉技能测试——视觉记忆		40
	视知觉技能测试——视觉顺序记忆		25
视觉空间关系	视知觉技能测试——视觉空间关系		50

续表

诊断种类	测试	年龄	百分位数
感知速度	基本心理能力 感知速度		9
	视觉速度仪		9
听觉处理	听觉处理技能测试——数字正背		35
	听觉处理技能测试——数字颠倒		15
	听觉处理技能测试——语句记忆		15
	听觉视觉整合测试	幼儿园（5 岁）	

评估：

1. Sabrina 视觉感知能力障碍主要集中在：单侧性和方向性、视觉记忆、感知速度和听觉能力。她的左右感知能力和方向性的判断均较差，导致在阅读和写作时容易顺序颠倒；视觉记忆差使得在学习单词和字母时更困难；听觉加工能力差也是学习阅读困难的原因；听觉 - 视觉整合能力差使得她很难将符号与声音进行关联，学会单词的发音。

2. 获取有效信息能力上的障碍降低了她的感知能力，特别会反映在对阅读处理速度的降低上。这些缺陷导致 Sabrina 的空间感知能力受损，常忘记阅读过的地方，或阅读速度降低，从而使她会尽量避免阅读和近距离工作。

3. 不论视觉或口头任务，使用继时性加工的部分 Sabrina 就容易遇到困难。除去已经遇到的阅读学习上的问题外，我们可以预测接下来 Sabrina 在诸如阅读理解和算术等其他学习过程中都会遇到更多的困难。

4. 语言组织能力较弱。可以通过在眼球运动发育测试垂直测试以及视知觉技能测试的语句记忆测试中的表现加以证实。推荐寻找一位语言治疗师进行指导。

5. 评估测试中并没有证据显示 Sabrina 为冲动型思维，但她并不愿意对测试的问题进行反馈，也许是因为她能够感知到自己的不足。其行为表现和心理状态需要进行随访。

（三）治疗方案

基于以上评价测试，与 Sabrina 的母亲进行讨论后，所制订的治疗方案如下：

1. 坚持全天配戴眼镜。随访屈光状况，以确保是否需要更改配镜处方。

2. 进行个体化的视觉训练，主要视觉训练项目集中在其视觉效率能力上：双眼视功能、眼球运动功能及调节能力。第一阶段的视觉训练预测将持续 15～20 次，结束后需要再对第一阶段的效果进行评估测试。

3. 视觉感知能力加强训练。最初这些训练主要集中于对单侧性和方向型以及视觉顺序记忆能力的加强，第一阶段的视觉治疗后，预计其感知能力会有所进步，此时重新进行功能评估。之后，第二阶段的视觉训练会着重于感知能力的强化，所需训练次数由上一次评估结果决定，预计至少还需要 15 次。

4. 需要一位语言评估专家进行语言功能评估。

（四）Sabrina 的感知训练

（1）laterality-randolph shuffle：laterality-randolph shuffle 是一项基于运动的训练项目，帮助孩子规划并以一种协调的方式进行身体左右两侧特定的肢体动作。这些运动都由一个放松站立的姿势开始，双手垂于两侧。所有的动作都遵循相同的四步模式。

1）手臂运动：

①从起始姿势，手臂逐渐上抬至肩膀平面，指向前方，要求汇报"前方"。

②手臂从肩膀伸出，指向一侧，要求汇报"左侧或右侧"。

③手臂回归前方，指向前方，要求汇报"前方"。

④手臂回归初始位置，要求汇报"下方"。

2）腿部运动：

①从初始位置开始，抬起脚往前，保持腿和脚背伸直，脚尖触地，保持平衡，并汇报"前方"。

②抬脚并转向一侧，保持腿和脚背伸直，脚尖触地，汇报"左侧或右侧"。

③将脚移回前方，汇报"前方"。

④腿脚恢复至初始位置，汇报"下方"。

⑤要求患者使用以下顺序移动指定身体部位：双手臂，右手臂，左手臂，右脚，左脚，右手臂和右脚，左手臂和左脚，左手臂和右脚，双手臂和右脚，双手臂和左脚。在保持身体其他部位不动的情况下，要求尽量以连续、平稳且协调的方式完成这些动作。随着患者熟练程度的增加，可以添加新的指令模式，比如可以要求患者完成一个"循环"的动作，从右手臂到右腿到左腿到右手臂。

（2）directionality-directional arrows：这个训练需要在已经经过诸如 laterality-randolph shuffle 等训练后，单侧性感知能力有一定进展的基础上进行。要求孩子根据箭头方向反馈上、下、左右方向性的概念，箭头可能呈现在黑板或书本上（图 8-1）。

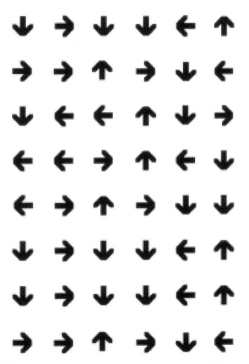

图 8-1　directionality-directional arrows 示意图

训练时要求孩子从左至右，从上至下依次注意每一个箭头，依次说出箭头方向并同时用手指指出相应方向，训练的目的是先提升视觉功能的准确度，再提升其主动性，此训练可以通过提升对速度的要求来提升训练难度。

（3）视觉顺序记忆 - 速读训练器和视觉范围：现今有很多电脑软件用于提升视觉感知能力。视觉速读训练器和视觉范围训练是两个效果较好的改善视觉顺序记忆的训练项目，它们可以提升感知速度和视觉记忆的范围。这两个项目中，都要求孩子回忆出一系列数字，当使用速读训练器时，数字会同时呈现，而使用视觉范围训练时，数字会按顺序依次出现，需要在控制呈现时间和刺激长度时尽量保持回忆的准确度。训练难度水平可以通过字母或符号来进行调整，或者要求患者在心中默数至 5 后再输入答案。

（4）听觉 - 视觉整合——语音焦点：这个训练项目要求孩子在远、近图中的字母中找出能组成相应单词的字母，从近的图中读取一个初始字母，与在相同位置的远图中的字母群相结合，来组成单词。如果对于患者来说难度太大的话，可以消除远近的距离变化来将训练进行简化，仅仅要求孩子在远图中每一个字母群中加一个字母以组成单词，即使最终结果并未得到一个真正的单词，这样会简单很多。

（五）Sabrina **案例的随访信息**

基于视光师的评估结果，允许 Sabrina 升入二年级的学习并为她提供阅读指导，在 15 次针对视觉效率的视觉训练后，重新评估其感知能力，发现有显著提升。第二阶段的视觉训练项目着重于对其方向性概念和视觉顺序记忆障碍的训练。现在，Sabrina 升入二年级学习，老师反映她的阅读能力与该年龄段儿童的正常阅读能力接近，并且不再有颠倒数字和字母的现象发生。Sabrina 再也没有抱怨视物模糊或者经常在阅读时丢失位置了，母亲也发现她更大胆，更愿意与同学接触。

第四节 | 总结

Sabrina 的病案是一个提示我们针对学习相关视觉障碍儿童进行视觉功能评估时需要全面考虑其三个层面的很典型的案例。通过逐步解决每一个层面的视觉问题，让这些问题对更高层面的影响降低。她的治疗和评估遵循与其他视觉异常情况一致的原则：通过标准的测试结果来辅助诊断，针对具体的感知障碍情况进行治疗，视觉训练项目直接针对其视觉缺陷。再与一些学校提供的额外辅导相结合，可以让 Sabrina 充分发挥其潜能。这个案例说明所有的孩子其实都应该接受视觉保健，以确保排除视觉原因对学习造成影响，尽可能开发出自己的潜能来更好的投入学习。

（作者：Rochelle Mozlin）

（译者：颜　月　宋雨桐）

参考文献:

1. Groffman S.The relationship between visual perception and learning//Scheiman MM, Rouse MW. Optometric Management of Learning-Related Visual Problems. St. Louis: Mosby-Year Books Inc, 1994.

2. Flax N.General Issues//Scheiman M, Rouse M.Optometric Management of Learning-Related Visual Problems.St.Louis: Mosby-Year Books Inc, 1994.

3. Borsting E, Rouse M, Mitchell GL, et al.Validity and Reliability of the Revised Convergence Insufficiency Symptom Survey in Children Aged 9 to 18 Years. Optom Vis Sci, 2003, 80: 832-838.

4. Gerchak D, Maples WC, Hoenes R.Test-retest reliability of the COVD-QOL short-form on elementary school children.J Behav Optom, 2006, 17: 65-70.

5. Borsting E, Mitchell GL, Kulp MT, et al.Improvement in academic behaviors after successful treatment of convergence insufficiency.Optom Vis Sci, 2012, 89: 12-18.

6. Daugherty KM, Frantz KA, Allison CL, et al.Evaluating Changes in Quality of Life after Vision Therapy Using the COVD Quality of Life Outcomes Assessment.Optom Vis Dev, 2007, 38(2): 75-81.

7. Van Dyke DC, Fox AA.Fetal drug exposure and its possible implications for learning in the pre-school and school-aged population.J Learn Disabil, 1990, 23: 160-163.

8. Molnar AE, Andreasson SO, Larrson EK, et al.Reduction of rod and cone function in 6.5 year-old children born extremely preterm.JAMA Ophthalmol, 2017, 135(8): 854-861.

9. Simons HD, Gassler PA.Visual anomalies and reading skills: a meta-analysis of the literature.Am J Opt Physiol Opt, 1988, 65: 893-904.

10. Kulp MT, Ciner E, Maguire M, et al.Attention and visual motor integration in young children with uncorrected hyperopia.Optom Vis Sci, 2017, 94 (10):965-970.

11. Shankar S, Evans MA, Bobier WR.Hyperopia and emergent literacy of young children: pilot study. Optom Vis Sci, 2007, 84: 1031-1038.

12. Atkinson J, Braddick O, Nardini M, et al.Infant hyperopia: detection distribution, changes and correlates-outcomes from the Cambridge infant screening programs.Optom Vis Sci, 2007, 84: 84-86.

13. Van Rijn LJ, Krijnen JSM, Nefkens-Molster EN, et al.Spectacles may improve reading speed in children with hyperopia.Optom Vis Sci, 2014, 91: 397-403.

14. Cotter S.Childhood hyperopia: a pediatric optometrist's perspective.Optom Vis Sci, 2007, 84: 103-109.

15. Rouse MW, Borsting E, Hyman L, et al.Frequency of convergence insufficiency among fifth and sixth graders.Optom Vis Sci, 1999, 76: 643-649.

16. Borsting E, Rouse M, Mitchell GL, et al.Validity and Reliability of the Revised Convergence Insufficiency Symptom Survey in Children Aged 9 to 18 Years. Optom Vis Sci, 2003, 80: 832-838.

17. Borsting E, Mitchell GL, Kulp MT, et al.Improvement in academic behaviors after successful treatment of convergence insufficiency.Optom Vis Sci, 2012, 89: 12-18.

18. Scheiman M，Mitchell GL，Cotter S，et al.A randomized clinical trial of treatments for convergence insufficiency in children.Arch Ophthalmol，2005，123：14-24.

19. Groffman S.The relationship between visual perception and learning//Scheiman R，Rouse M.Optometric Management of Learning Related Vision Problems.St.Louis：Mosby-Year Book Inc，1994.

20. Solan HA，Mozlin R，Rumpf D.Selected perceptual norms and their relationship to reading in kindergarten and the primary grades.J Am Optom Assoc，1985，56：458-466.

21. Birch HG.Dyslexia and the maturation of visual function//Money J.Reading Disability.Baltimore：Johns Hopkins University Press，1962.

22. Kirby JR，Robinson GL.Simultaneous and successive processing in reading disabled children.JLD，1987，20：243-252.

23. LeBarge D，Samuels SJ.Toward a theory of automatic information processing in reading.Cog Psych，1974，6：293-323.

24. Solan HA，Mozlin R.The relationship of perceptual-motor maturation to readiness and reading in kindergarten and the primary grades.J Am Optom Assoc，1986，57：28-35.

25. Solan HA.Perceptual norms in grades four and five：a preliminary report.J Am Optom Assoc，1987，58：979-982.

26. Garzia RP，Richman JE，Nicholson SB，et al.A new visual-verbal saccade test：the Developmental Eye Movement Test (DEM).J Am Optom Assoc，1990，61：124-135.

27. Kagan J.Reflection-impulsivity：the generality and dynamics of conceptual tempo.J Abnormal Psych，1966，71：17-24.

第九章

获得性脑损伤与康复

【导读】获得性脑损伤是视光学中较为棘手的视感知障碍。由于大脑具有独特性，结构与功能复杂，且大脑的神经活动受意识影响。这些特点均影响获得性脑损伤患者的视觉康复。在本章节中，我们就获得性脑损伤的机制、康复的基本原理等做一简单介绍。

第一节｜概述

一、简介

获得性脑损伤（acquired brain injury，ABI）可由外部和（或）内部损伤导致。视光师（或神经视光师、神经学医生）通过一系列的方法、训练策略、辅助工具，从而达到视感知康复，帮助患者重获生活技能的这一过程，我们称之为神经视光学的康复（neuro-Optometric rehabilitation therapy，NORT）。

创伤性脑损伤（traumatic brain injury，TBI）是获得性脑损伤中的一种外部损伤。创伤性脑损伤（TBI）又分为闭合性和穿透性脑损伤，脑震荡便是闭合性脑损伤中最常见的类型，而枪伤则是穿透性损伤的典型。获得性脑损伤的内部损伤则常见于脑血管意外（cerebrovascular accident，CVA），脑部手术，前庭功能障碍，感染或动静脉畸形（arterio-venous malformation，AVM）。本章将对轻度创伤性脑损伤（mild TBI，mTBI），脑血管意外后和视觉 - 前庭功能障碍患者做一简单阐述。

二、症状与临床表现

TBI：在外力作用下，大脑结构发生损伤导致新发作脑功能生理性破坏或至少一种以下临床症状恶化。临床症状恶化包括以下部分：

1. 出现任何意识丧失或意识水平下降的时期。

2. 受伤之前或受伤时立即发生的任何记忆丧失（创伤后遗忘）。

3. 受伤时精神状态的任何改变，如混乱、定向障碍、思维迟缓、意识 / 精神状态改变。

4. 暂时性或长期的神经缺陷，如虚弱、平衡失调、视力改变、局部麻痹 / 挛缩、感觉丧失，失语症。

5. 颅内病变。

（一）脑震荡

TBI 的严重程度受诸多因素影响。获得性脑损伤患者遗留的视力问题可由神经视光师进行处理，但轻度创伤性脑损伤患者的问题却相对独特。这类患者没有明显的脑部损伤，即轻度创伤性脑损伤患者并无明显的器质性损害但却出现了影响日常生活的显著视觉症状。

例如脑震荡是最常见的轻度创伤性脑损伤。除单纯的脑部撞击之外，沿头部矢状面快速的前后移动身体（或撞击）也可导致脑震荡。当速度和力量足够强时，大脑在颅骨上反弹和扭曲，继发的生化反应将引起脑震荡后遗症，因此神经视光师与康复人员有必要评估、治疗那些存在视觉症状的患者。

（二）脑血管意外

脑血管意外伤后，患者常表现为缺血性脑卒中，大脑左右半球均可发生。右脑损伤常导致视力受损、左侧视野缺损、空间知觉障碍，左脑损伤常导致发音 / 语言障碍、右侧视力缺损、失用症、失语症。

（三）前庭功能疾病

前庭功能疾病可由感染或炎症反应引起，如迷路炎、前庭神经炎、听神经瘤、庆大霉素耳毒反应、良性阵发性位置性眩晕（benign paroxysmal positional vertigo，BPPV）、梅尼埃病。其中最为棘手的是非特异性和特发性的眩晕和平衡失调。

三、脑损伤的病理生理改变

获得性脑损伤的病理生理过程分为两个阶段：

1. 第一阶段主要是受伤当时的结构损害。由加速或减速引起的对冲伤导致大脑在颅内做旋转、平移和螺旋样运动，随后的脑挫伤损伤白质纤维束，并伴有中脑区域的弯曲变形。由于中脑区域主要负责聚散、调节和眼球运动系统的控制，因此该处损伤将导致视觉障碍。

2. 第二阶段发生在伤后数天至数月，是由发生在细胞水平的系列生化反应导致轴突细胞死亡所致。这种弥散性的轴索损伤（diffuse axonal injury，DAI），其主要病理机制是神经突触的强度，数量和组织减少导致同步性和放电率降低，最终使神经系统活力下降。造成患者出现包括感官、运动、知觉、行为、认知和情感障碍等大量神经系统功能损伤，出现视觉症状，并影响日常生活。

（作者：Esther Han）

（译者：张文秋）

第二节｜神经视光学的康复评估与处理

在神经视光学与康复的过程中，视光师必须考虑获得性脑损伤（acquired brain injury，ABI）患者其病理生理机制与临床表现，利用这些信息来指导我们进行康复与训练。

ABI患者可能表现出知觉系统的超负荷：如视觉系统、听觉系统、前庭系统、嗅觉系统。

一、康复评估前准备

（一）操作环境

在视觉康复评估/处理过程中，首先需询问患者是否存在畏光现象，是否需要将房间里较亮的日光灯变为较暗的白炽灯。

在检查视力时，使用单行或单个视标呈现的方式，比整张视标呈现更利于ABI患者进行检查。此外，在检查时，应尽量避免在患者面前有速度过快或幅度过大的动作。检查时应放慢语速，表达清晰，以减少重复检查的次数。

诊断室内需保持安静整洁，墙壁上不宜张贴过于复杂的图案（如棋盘格、条栅类等密集图案）。医务人员的穿着应简洁，不宜给患者造成视觉负担。在使用综合验光仪进行聚散检查，或变换球镜进行调节检查时，可嘱患者在检查间歇快速眨眼或闭眼休息，可减少患者的视觉负荷感。

（二）检查时间安排

由于 ABI 患者在脑损伤后通常伴有情绪障碍：情绪起伏大、情绪低落与暴躁交替、敏感等。ABI 患者处理知觉信息的能力也有所下降，处理速度与同时处理信息能力都较正常者慢。除此之外，ABI 患者其记忆力、组织协调能力、控制能力也受到了损伤。因此在每次检查评估后，需记录下当时的检查结果、治疗方案，并制订下一次的随访计划。

对于 ABI 患者的检查评估，通常需分 2～3 次完成，以免过长的检查时间对患者造成负担。第一次检查着重强调整体眼部检查：详细的病史询问，屈光检查，眼位与双眼视筛查，以及眼部健康检查。若患者易疲劳，则考虑在第二次复查时进行眼部健康与自动视野检查。必须注意的是，如果患者存在眼部问题的急症，如视力急剧下降等，则眼部健康检查需第一时间完成。在第二次复查时，需要完成双眼视的知觉与运动能力筛查，以评估其损伤的严重程度。在第三次复查时，需根据患者状况的不同来完善整个眼部检查，如进行视觉信息检查等。第三次检查的内容在每个患者中存在差异。

二、检查 / 评估项目

（一）主观症状

在 ABI 患者进行治疗的过程中，监测患者的主观症状是很重要的。常使用的症状调查问卷有以下几种。

1. 在脑震荡后的患者中使用集合不足问卷（CISS）来询问患者的症状是有效的。

2. 损伤后视觉综合征评估问卷（PTVS）相对来说更全面，且与神经眼科学的相关性更大。PTVS 除针对视觉的问卷部分外，还包含了针对视觉 - 前庭系统异常的问卷部分。

3. 第三种问卷名叫脑损伤视觉综合征问卷（BIVSS），目前 BIVSS 还在进行有效性的研究中。

脑损伤的患者可能报告的视觉相关的高发症状包括：近距离工作时出现视疲劳、畏光、头痛、视近模糊、平衡能力下降、眩晕。

（二）病史

对于脑损伤患者的病史询问包括：详细询问脑部遭受损伤的过程，即使是许多年前的脑部损伤也可能是有意义的。如果 ABI 患者的视觉损伤没有诊断明确，那么可能遗漏对患者有效的治疗方案，因此需全面仔细地询问患者的既往史、现病史、用药情况等，对于制订全面有效的康复计划、达到康复目标有重要帮助。

（三）屈光检查与矫正

与非 ABI 人群相比，ABI 患者的屈光检查与矫正标准有以下特殊的地方：

1. 小度数的屈光不正，特别是远视性屈光不正与散光（+0.25～+0.50D），在 ABI 患者中需要矫正；若患者存在小度数的近视（-0.25～-0.50D），且伴随有视觉症状，在试片后也应该矫正。

2. ABI 患者需要近附加的年龄提前，近附加的度数较同年龄段更高。在近附加时使用 FCC 或动态检影的方法来确定近附加的度数。在初步确定近附加度数后，检查患者在此屈光矫正的度数下正负相对调节的检查结果（NRA，PRA）。近附加的最终值需使得NRA与PRA平衡，且患者主观上的视觉症状在近附加下得以缓解。

3. 为避免多次修改屈光矫正的度数，可以对患者进行试戴，在复查时患者报告无视觉疲劳等症状的情况下给予最终的屈光矫正度数。

对 ABI 患者选择镜片设计也是很重要的。由于患者的视觉状态变化突然，ABI 患者通常认为他们可以使用受损前的镜片，患者或许没有意识到自己的视觉状态已经发生变化并且需要改变镜片的设计。而神经视光师需要决定何种镜片设计对于 ABI 患者是适用的。

ABI 患者经常报告出现视觉 - 前庭系统的症状，多焦镜片则不适合这类 ABI 患者，可考虑使用单光镜进行矫正。若患者有严重的认知障碍现象，例如无法找出合适的眼镜，则考虑使用多焦镜进行矫正。

染色镜片是 ABI 患者中的另一种使用频率很高的镜片。染色时通常使用 CR-39 这类材质进行染色，传统的树脂镜片不建议进行染色处理。蓝色、褐色、灰色是使用频率较高的颜色，其中灰色镜片是脑震荡后患者使用频率较高的颜色。使用染色镜片的作用是减少畏光现象，即使是在室内，当日光灯或其他电子设备（例如亮的电脑屏幕）影响患者较大时，患者也可在室内配戴染色镜片。若患者畏光程度较轻，使用的染色镜片能达到降低 10% ~ 15% 的光透过即可。若患者畏光程度较重，则光透过可达到降低 20% ~ 35%。另外，有些患者会报告在户外使用偏振光镜片是很舒适的，可以缓解视觉 - 前庭系统症状。最后，当患者到户外时，配戴宽檐帽也可以起到缓解畏光的作用。

（四）遮盖

遮盖是 ABI 患者中常见的处理方法之一，可用于存在复视、不对称眼球震颤的患者。常使用的遮盖材质包括磨砂膜与压抑膜。

1. **中心视力部分遮盖**　患者在被遮盖后仍可使用剩余中心视力与周边视力进行视觉任务。

2. **双鼻侧遮盖**　通常使用于非 ABI 患者。双鼻侧遮盖用于 ABI 患者，可以降低患者主观视觉症状发生的频率与严重程度。例如 ABI 患者常表现出对拥挤视觉环境的不适应，出现不安、烦躁甚至恶心眩晕等症状，而此时使用双鼻侧遮盖常可缓解患者的主观症状。

（五）知觉运动状态

中脑是眼球运动的控制中心，中脑受损会造成明显的视觉症状。而脑干中包含眼球运动神经核、展神经核、滑车神经核。需要对患者评估聚散、同向眼球运动、调节功能。

同向眼球运动检查包括注视、扫视、追随眼球运动。控制注视的神经解剖基础主要在大脑皮质水平：额叶眼运动控制区、顶叶眼运动控制区。而注视这一眼运动中包含的视觉意识其神经解剖的基础也是在大脑皮质水平：右侧前额叶、右侧后顶叶。

（六）眼球运动

双眼同向眼球运动（version）包括注视、扫视、追随。扫视运动包括的脑部结构有额叶、顶叶、上丘与小脑。大脑皮质发出视觉目标的位置信息至上丘，由上丘加工处理后将信息发至脑干并传至小脑，再由小脑进行校正或微调形成最终的扫视运动。引起追随运动的刺激是视觉目标的视网膜像发生运动，初级视皮层对此运动的视网膜像作出反应，将视觉信息经颞中区投射至后顶叶，并最终到达脑桥核。脑桥核与小脑产生联系后，视觉信号传送至脑干的神经核形成最终的追随运动。而注视的过程与视觉注意有紧密的联系，被视为更高级皮层的功能活动。

1. **注视**　对于 ABI 患者，注视性质检查很重要，因许多 ABI 患者的视觉症状都是由注视性质差异造成的。单眼或双眼的固定注视都应该具有保持 10 秒的能力，而在 ABI 患者中，患者可能会为了完成准确的黄斑注视而使用扫视来完成注视这一过程。

因此在评估的过程中，视光师应当观察患者在完成注视时出现扫视的情况与次数。患者若报告在测视力时视标闪烁或移动，则可能存在过度扫视的情况。

2. **追随**　追随功能障碍是 ABI 患者中常见的同向眼球运动障碍。对 ABI 患者进行追随测试时，通常其测试卡包含的视觉信息量大，具有复杂的图形背景需求。患者虽可以成功完成测试任务，但测试卡可能会导致患者出现呕吐、眩晕等症状。因此在使用追随测试时，需监测患者的反应。

（七）调节

ABI 患者可能出现与年龄不符的调节功能异常，例如在早期出现调节不足。而调节功能异常是 ABI 患者中常见的视功能异常。ABI 患者出现调节异常的病理机制与自主神经系统异常有关。由于大脑受损区域可能存在差异，因此 ABI 患者的调节异常可能出现不对称的表现，例如调节幅度与调节灵敏度在左右眼检查结果不对称。

在进行调节功能评估时，运用动态检影或 BCC 进行调节反应的评估，从而达到正、负相对调节的平衡，能够帮助更好地矫正 ABI 患者的屈光不正。

（八）聚散与双眼视

不同类型的聚散运动由不同的中枢区域控制：①集合运动的神经中枢位于中脑，神经投射包括小脑、中颞叶、枕骨皮层；②视差或融像性聚散的神经活动包括中颞叶与顶叶皮层；③反射性集合的形成与后半脑有关；④自主性集合与额叶有关。

在进行聚散与双眼视检查时，需要注意以下几点：

1. 视远与视近检查同样重要，均需评估。

2. 视远检查聚散灵敏度在 ABI 患者中有意义，与常规视近检查聚散灵敏度不同，远距检查聚散灵敏度时使用 $2^{\triangle}$ 底朝内与 $4^{\triangle}$ 底朝外这一组合进行检查。非 ABI 患者通常可以完成 16cpm。而 ABI 患者，即使是轻度的创伤性脑损伤患者也不能完成正常的视远聚散灵敏度检查。

3. 集合不足是 ABI 患者中最常见的集合功能障碍。

（九）视野评估

视野缺损是 ABI 患者中另一常见的视感知障碍，视野缺损可以单独发生于 ABI 患者，也可与空间感知障碍（本章第三节）同时发生。

脑损伤不同区域可导致不同类型的视野缺损：①视交叉以后的脑部损害可导致同侧偏盲；②发生在顶叶、额叶、颞叶白质神经束的损伤可导致单侧偏盲。

对 ABI 患者进行视野评估时需注意以下几点：

1. 同一患者需使用不同视野检查方法进行评估，如视野计、面对面检查、时钟法。

2. 由于患者的视感知存在异常，因此在进行视野检查时需维持患者注意力，可使用一闪烁灯作为患者的注视目标。

（作者：Esther Han）

（译者：张文秋）

第三节 | 获得性脑损伤康复过程中的特殊评估

在获得性脑损伤患者的临床症状中，有两种与脑部损伤高度相关的视觉处理障碍。这两种视觉处理障碍常发生于脑损伤患者，主要是与大脑结构或功能异常有关。下面来简单介绍本体感知障碍（中线偏移综合征）与视觉感知 / 视觉信息处理障碍。

一、本体感知障碍

（一）简介

异常本体中心定位或视觉中线偏移综合征，指的是患者对于物理空间上处于中心、笔直的位置产生异常的感知，患者可能会产生旋转、偏移的空间感知。这种直觉的不匹配会产生异常的视觉 - 空间综合征。临床上患者最常描述的症状包括：

1. 感觉脚未踩到地上，有落空感。
2. 走路像醉酒后。
3. 地板、天花板、墙壁等是倾斜的。
4. 平衡感丧失。
5. 身体姿势异常。
6. 面部或头位的偏斜。
7. 在直线行进的过程中突然改变方向，或改变姿势。

（二）病理生理机制

负责本体中心定位的脑区主要是右侧顶后叶、顶内沟、外侧与右侧运动前区。异常本体中心定位常常与偏盲、注视异常、视觉忽视等脑损伤所致的视觉障碍有关。

（三）评估方法

对有异常本体中心定位（或视觉中线偏移综合征）的患者进行评估的主观方法：患者端坐、平视正前方，医生（视光师）位于患者面前，避免处于患者的正前方。医生手持一细棍（或铅笔）于患者眼前 40cm 处，从左至右移动细棍，嘱患者在感觉细棍位于自身的正中时报告。医生分别从左至右、从右至左、从上至下、从下至上移动细棍（每一过程重复两次）。来确定患者主观上的中线位置。

二、视觉感知 / 视觉信息处理障碍

在传入到大脑中的知觉信息，有 70% 的知觉信息是与视觉相关的，而大脑的各个部分都是直接或间接处理与视觉信息相关的脑区。皮层间纤维的作用是连接那些有相关功能的大脑皮质，超过 90 处的皮层间连接纤维是处理视觉信息的纤维。由于造成脑部损伤的范围分散，ABI 患者通常表现出许多视知觉的异常。因此，有症状的 ABI 患者通常需要进行神经心理医生的评估（视觉感知功能是评估项目之一）。

视觉感知、视觉信息处理需达到能有效处理视觉环境的功能。而相关的评估内容包括：视觉（空间、序列）记忆、视觉信息处理速度、视分辨、图形感知、图形 - 背景处

理、视觉空间定向、视觉空间联系、视感知结构、视觉 - 运动整合、视觉意识。以上评估内容大多数可以通过正式的神经 - 心理评估来完成。在推荐患者进行神经视光学康复之前，可以通过正式的视觉感知检查来评估患者的日常生活能力。若患者的日常生活受到脑损伤的影响，视光师（神经视光师）就需要了解患者视感知处理能力障碍的严重程度以及在治疗过程中患者的进展状况。

由于 ABI 患者所受脑损伤通常是较严重的损害，我们不可能达到完全治愈所有的视感知处理障碍，其治疗预后较差。因此对于 ABI 患者神经康复的目标是指导并优化患者的日常生活，让患者的日常生活变得不那么的难。而神经康复的关键在于通过康复或训练来达到不同视感知处理能力，以及视感知与其他知觉感知之间的结合。

（作者：Esther Han）

（译者：唐昂藏）

第四节 | 获得性脑损伤的视觉神经康复理论

一、可塑性

视光师（神经视光师）通过一系列的方法与策略来达到视知觉康复的过程，我们称之为神经视光学的康复（neuro-optometric rehabilitation therapy，NORT）。需要注意的是这里所指的 ABI 患者的康复不是指所有的视功能异常都可以完全恢复并达到正常水平。ABI 患者的视感知障碍包括可以被治愈的部分（例如集合不足），也包括不能被治愈而是达到重建功能的部分（例如视野缺损）。

达到 NORT 的关键是神经可塑性。由于大脑皮质具有可塑性，在康复的过程中，通过反复的训练或治疗，神经突触的强度会增强，数量会增加。神经突触强度与数量的改变会建立新的大脑皮质连接，患者的神经处理准确性与视觉信息处理意识都会得到提高。

二、视觉信息的两类处理过程

在 ABI 患者的神经康复中，我们按照发起处理信息的皮层不同，以及视觉信息传递方向的不同分为两个过程：上 - 下处理，下 - 上处理。

患者若具有上级信息处理区域至下级信息处理区域（上 - 下处理）的基础，那么患者的综合处理能力（速度、质量）将得到改善。而下级信息处理区域至上级信息处理区域的能力（下 - 上处理）同样可以在神经视光学的康复治疗（NORT）中得到利用。当视觉过程是与视觉刺激或目标物体相关时，例如患者需要准确注视某一目标物体时，下 - 上处理能力就显得很重要。在准确注视目标物体时患者所表现出的下 - 上处理包括有：对目标物体的准确定焦，对目标物体的准确融像使之成为单个像。患者能够对视觉刺激产生自动的反射性活动则提示我们患者完成了下 - 上处理过程。

这两个处理过程的不同在于："上 - 下"处理过程是与大脑的预判、动机、经验相关，

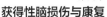
从而完成自主的、基于视觉知觉的反应。而这种预判与经验能力影响我们大脑去接收转换视知觉信息，使得我们在变化的环境中能够更快、更广泛的处理相关环境信息。因此 ABI 患者的神经康复过程也可以看作是纠正错误的空间感知、增强空间定位、建立正确的视空间感知这一系列过程。只有建立了一个完整的康复体系，ABI 患者才能将新学习到的能力转换到日常生活中。

三、腹侧通路与背侧通路

腹侧通路与背侧通路是大脑皮质中处理信息的两条通路。腹侧通路连接初级视皮层与颞叶、V4 区等，与形觉处理有关。背侧通路从初级是皮层出发投射至 V2、V3、V5 区，与空间处理有关。ABI 患者的视觉症状，在一定程度上也可以看做背侧通路的处理异常。

背侧通路中的枕叶 - 顶叶回路处理的视觉相关功能有：组合周边视觉信息与中心视觉信息能力，建立本体感知能力，眼球控制能力，视觉空间记忆能力等。若背侧通路遭受损害，患者可能表现出视觉空间忽略、本体感知处理障碍。

由于腹侧通路与形觉有关，在神经康复过程中通过屈光、调节等检查来评估腹侧通路的功能。而背侧通路的功能是通过眼球运动、双眼视等检查来评估。

四、视感知康复过程

ABI 患者的视感知康复过程可以分为三个阶段，三个阶段对知觉感知、整合能力的侧重点不同。

1. **阶段一** 在这一阶段重点建立稳定的单眼视功能，如双眼同向运动、调节功能。

2. **阶段二** 在这一阶段建立双眼下眼球运动与调节能力。

3. **阶段三** 将多个知觉处理能力进行融合。建立包括视觉、听觉、前庭等多个知觉系统的综合处理能力。

五、视感知康复效果

ABI 患者的视感知康复过程中，集合不足、调节不足、扫视功能障碍的治疗效果较为满意。

要达到满意的治疗效果，以下因素必不可少：

1. **积极** 患者积极参与到这一视觉康复过程中。

2. **重复** 要达到神经可塑，必须大量重复的练习才能重塑神经突触功能。

3. **差异感知** 在视感知康复的过程中，患者对于变化的球镜或棱镜可以产生不同的视觉反应。这一差异感知能力可以帮助患者对变化的环境产生准确、快速的反应。

4. **多知觉系统融合** 加入平衡板训练（前庭系统），或加入时间限制以训练患者运用多知觉系统综合处理的能力。

治疗时需注意的问题：

1. 由于 ABI 患者的知觉系统处于高敏状态，因此在训练初期需避免视觉负担过重这一情况。

2. 治疗时需循序渐进，将家庭训练与医院训练相结合。

3. 随着患者能力的提升，逐渐增加视觉环境的复杂性，最后目标是完成在日常生活环境下的视觉活动。

4. 在康复过程中，监测患者的反应。

（作者：Esther Han）

（译者：唐昂藏）

参考文献：

1. Suchoff IB，Kapoor N，Ciuffreda KJ.An overview of acquired brain injury and optometric implications//Suchoff IB，Ciuffreda KJ，Kapoor N.Visual and vestibular consequences of acquired brain injury. Santa Ana：Optometric Extension Program Foundation，Inc，2001：1-9.

2. Benjamin EJ，Blaha MJ，Chiuve SE，et al.On behalf of the American Heart Association Statistics Committee and Stroke Statistics Subcommittee.Heart disease and stroke statistics – 2017 update：a report from the American Heart Association.Circulation，2017，135(10)：e146-e603.

3. Suter PS，Hellerstein LF，Harvey LH, et al. What is vision rehabilitation following brain injury//Suter PS，Harvey LH.Vision rehabilitation：Multidisciplinary care of the patient following brain injury. Baca Raton：CRC Press，2011：1-30.

第十章

视觉训练方法与过程

【导读】在前面章节中以疾病分类的不同描述了各训练方案。本章节主要描述各训练方法与具体过程，包括训练原理、步骤、优缺点等。视觉训练所使用的设备丰富多样，训练过程随着经济与时代的发展不断改善。本章节没有呈现全部的训练方法，而是选取具有代表性或经典的训练方法来进行描述。

第一节 | 消除抑制

当双眼视出现问题，例如斜视造成复视，屈光参差造成视网膜像不同，融像性聚散障碍造成视疲劳等，视觉系统对复视、不等像视作出皮层适应性反应，选择压抑某一眼接收的像从而产生抑制。抑制可发生在斜视或非斜视患者中，影响视力的提升与有效双眼视的建立，因此消除抑制是提升视力，建立稳固双眼视的关键步骤。

抑制是大脑对视觉环境作出的适应性反应，抑制的产生需一定的视觉环境，这使得同一患者在不同视觉环境下可能表现出不同特征的抑制反应。因此在进行消除抑制的训练时，为避免患者发生抑制反应，通常先选择在患者不易产生抑制的视觉环境下进行训练，再逐渐改变视觉环境至容易产生抑制的视觉环境下进行训练。此外，与黄斑中心凹相比，周边视网膜不容易发生抑制，因此在训练时先消除周边抑制，再逐渐训练至消除中心凹抑制。最后，选择用于训练的刺激视标一般遵循以下几点原则：从大至小，从简单至复杂，从无细节视标至有中心细节视标。在训练时患者需配戴合适的屈光矫正眼镜。

在进行消除抑制的训练过程中，若患者对训练过程中的刺激视标产生了抑制反应，不管使用何种视标，当抑制发生时，可通过以下方法来打破抑制：

1. 遮盖非抑制眼，强迫患者的抑制眼去注视、感知图像。
2. 快速闪烁刺激视标（单眼或双眼闪烁）。
3. 快速眨眼。
4. 移动抑制眼前注视的视标。
5. 在抑制眼前加入与撤出棱镜。
6. 让患者有意识的指向抑制眼注视的目标。
7. 改变刺激视标的参数，例如调整亮度、对比度、细节程度等。

一、阅读片

（一）简介

阅读片包括红绿阅读片与偏振阅读片。阅读片是一透明塑料薄板，阅读片上以 1cm 的透明竖条为间隔印制有宽约 1cm 的红绿（偏振）竖条（图 10-1）。训练时患者配戴红绿（偏振）眼镜，将相应的阅读片覆盖于阅读物上，在良好照明的环境下进行阅读训练。阅读物应选取与患者年龄相符的黑白阅读物，如课本、报纸、小说。字体选取从大字体阅读物训练至小字体阅读物训练。

（二）训练过程

红绿阅读片与偏振阅读片的训练过程类似，下面以红绿阅读片为例介绍训练过程。

室内照明良好，选取符合患者年龄的黑白阅读物，将红绿阅读片覆盖于此阅读物上，患者配戴红绿眼镜。

嘱患者先以垂直方向阅读，确认患者可以完成垂直方向的阅读过程后再以水平方向阅读（图 10-2）。

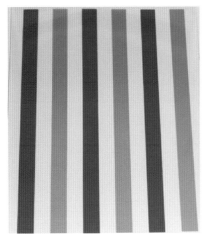 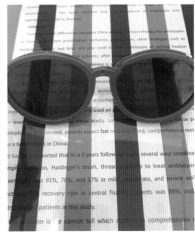

图 10-1　阅读片　　　　　　　　图 10-2　通过阅读片所视像

　　由于红绿眼镜分视作用，戴红色镜片眼只能看到红色竖条与透明间隔覆盖下的阅读物，不能看到绿色竖条下的内容，戴绿色镜片眼只能看到绿色竖条与透明间隔覆盖下的阅读物，不能看到红色竖条下的内容（注意与矢量图的红绿分视结果不同）。以水平方向阅读时，患者需双眼能够同时观看到阅读物后才能流畅自如的完成阅读任务。若患者出现一眼抑制，嘱患者快速眨眼，或遮盖未抑制眼来打破抑制。随患者能力提高逐渐减小阅读物的字体（图 10-3）。

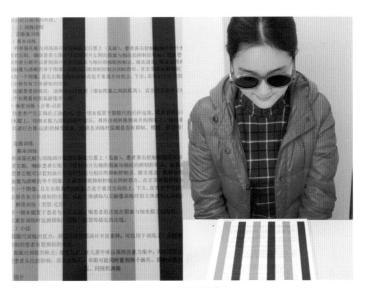

图 10-3　训练过程

　　在训练后期，可加入翻转球镜拍或翻转棱镜，起到在阅读的同时加入调节与聚散系统训练的作用。

（三）小结

在使用阅读片进行训练时，需注意患者可能会使用快速的交替抑制单眼的方法来完成水平方向的阅读任务。因此在训练的过程中，患者需保持同时看到红绿竖条下的阅读物。

1. 阅读片训练优点 ①简单、易操作，适用性强；②可根据需求加入调节与聚散的训练；③可根据患者年龄来改变训练过程，增加趣味性。

2. 阅读片训练缺点 ①为避免交替抑制等异常情况的产生，此方法不适用于年龄较小的孩子进行训练；②在使用阅读片进行阅读时患者需具备二级融像功能，因而此方法一般不适用于恒定性斜视或某些眼位控制能力较差的间歇性斜视患者进行训练。

二、红绿灯

（一）简介

使用红绿光源与红绿眼镜进行训练，可消除抑制、提高眼球运动能力、提高手 - 眼协调性。

（二）训练过程

准备一红一绿两支笔灯（可用于投射到墙上的光源），患者配戴红绿眼镜（红色镜片置于抑制眼前）。患者手持红色灯，治疗师手持绿色灯，在一间全黑的屋子里进行训练。患者与治疗师并排站立，面向一面空白墙壁距离约 2.5m（图 10-4）。

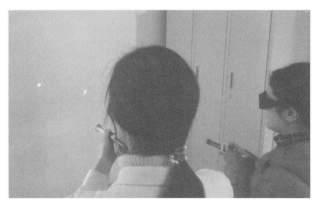

图 10-4　红绿灯训练

治疗师将绿色笔灯光源投射到墙壁上，嘱患者用手中的红色光源追随绿色光源。治疗师可以 Z 字形或随机的方式快速移动手中的笔灯光源，以此来训练患者的眼球运动能力与手 - 眼协调能力。

（三）小结

红绿眼镜不仅可以起到分视双眼的作用，红色镜片本身也具有提高抑制眼注视能力的作用。在视觉训练中，常使用红绿眼镜（或红镜片）将患者左右眼分视，再配合相应的训练内容即可进行脱抑制的训练。除我们介绍的阅读片、红绿灯训练，利用红绿分视的其他训练方法还包括：将红绿塑料薄板覆盖于电脑（或电视）上，患者配戴红绿眼镜观看电脑（或电视）进行训练。

三、实体镜

（一）简介

实体镜训练的重要作用之一便是用于抑制的消除，为建立正常双眼视做准备。下面以实体镜为例介绍消除抑制的训练过程。

实体镜是使用带有平面镜的倾斜板来分视两眼，一眼看到倾斜板上平面镜反射的图像（图 10-5A），另一眼直接观看水平板上图片的像（图 10-5B）。实体镜消除抑制的目的是达到患者能够同时感知左、右眼所注视的目标。

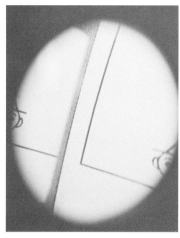 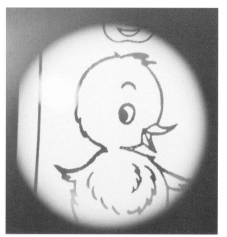

图 10-5A　平面镜反射图像　　　　图 10-5B　水平板上的图案

（二）训练过程

1. 填色训练　准备一张无细节的大图案画片，如正方形、圆形等几何图案，固定于实体镜的侧板上。实体镜侧板上的图案通过平面镜反射，用于非抑制眼注视。在水平板上放置一张白纸，用于抑制眼注视（图 10-6）。患者双眼通过视窗同时注视，手持铅笔置于白纸上。

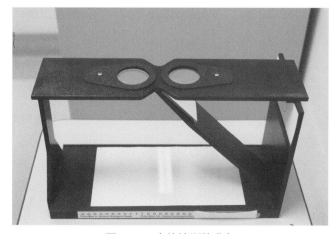

图 10-6　实体镜训练准备

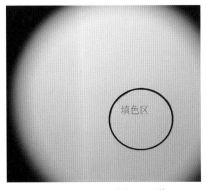

图 10-7　双眼注视下图像

询问患者能否同时看到几何图形与白纸，待患者确认可以同时看到后，嘱患者用铅笔在水平白纸上填色，填色的区域不能超过几何图形的边框（图 10-7）。在训练初期，患者可能报告在看到几何图形时未感知到白纸（发生抑制），可使用遮盖患者未抑制眼、快速眨眼、让患者有意识使用抑制眼注视等方法来打破抑制。

随着患者能力的提高，患者报告可以保持同时感知几何图形与填色区域的时间变长，能顺利完成在几何图形内的填色。

2. 捕捉训练　准备一张蝴蝶图案画片，置于实体镜的侧板上，用于非抑制眼注视。另准备一张圆环图案画片置于水平板上，用于抑制眼注视。

患者双眼通过视窗同时注视，治疗师手持蝴蝶画片，患者手持圆环画片。询问患者能否同时看到蝴蝶画片与圆环画片，待患者确认可以同时看到两图案画片后，嘱患者移动圆环画片将蝴蝶捕捉至圆环中。待患者报告成功后，治疗师稍移动蝴蝶画片，并让患者继续进行捕捉训练（图 10-8）。

随患者能力的提高，逐渐减小蝴蝶与圆环的大小，并加快捕捉速度。

3. 描绘训练　使用细节丰富的小图案画片，置于实体镜侧板上，用于非抑制眼注视，在水平板上准备一张白纸，用于抑制眼注视。患者双眼通过视窗同时注视，视光师询问患者能否同时看到小图案与白纸，待患者确认可以同时看到后，嘱患者用铅笔在白纸上描摹出侧板上的图案（图 10-9）。

随患者能力的提高，逐渐增加所选取图案的细节，并加快描绘速度。

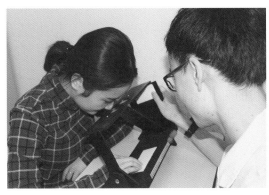

图 10-8　捕捉训练

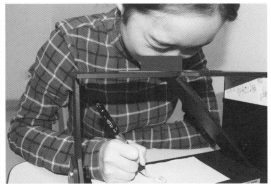

图 10-9　描绘训练

（三）小结

1. 实体镜训练的优点　①当患者在使用其他自然空间仪器进行训练有困难时，使用实体镜可以帮助患者训练；②实体镜的注视距离可以调整；③对于具有深度抑制的患者有一定的帮助；④可以补偿一定度数的斜视角。

2. 实体镜训练的缺点　①属于仪器内训练，与自然注视下的图案有差异；②价格昂贵，不易携带；③当患者斜视角超过实体镜的补偿范围时需借助其他方法来补偿斜视角。

四、同视机

（一）简介

同视机自带闪烁与光刷，可用于消除抑制的训练。同视机两镜筒可补偿大度数的斜视角，因此同视机适用于恒定性斜视患者训练。

（二）训练过程

1. 黄斑刺激法 使用同视机的二级融像画片，首先选择大图案的融合画片，放置在左右镜筒内，镜筒置于患者客观斜视角处。抑制眼（或相对抑制较重的眼）所注视的一侧镜筒保持不动，用画片夹拨动棍拨动画片上下跳动进行训练（图 10-10）。

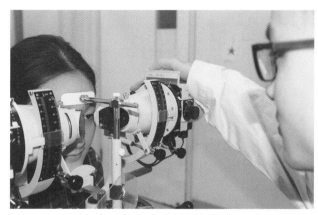

图 10-10 黄斑刺激法

同视机的二级融像画片上均具备抑制控制点，在训练时需注意嘱患者保持同时看到抑制控制点，若某一眼的抑制控制点消失，则该眼可能发生了抑制。

2. 双眼视网膜刺激法 使用同视机的二级融像画片（具备抑制控制点），放置在左右镜筒内，镜筒置于患者客观斜视角处。将同视机的两个镜筒锁住，由治疗师手持同视机两侧手柄，同时向左侧或右侧推动，镜筒移动的速度由快逐渐减慢。此法可使两眼视网膜黄斑部和黄斑邻近处的对应点同时受刺激。

3. 闪烁法 使用同视机的二级融像画片（具备抑制控制点），选择小图案画片放置在左右镜筒内，镜筒置于患者客观斜视角处。打开同视机内置闪烁灯（手动交替闪烁亦可），使左右镜筒内灯光交替闪烁，闪烁速度由快至慢。

（三）小结

1. 同视机训练的优点 ①同视机两镜筒形成的棱镜范围大，可很好地补偿患者的斜视角（无需附加棱镜）；②训练时可随时监测镜筒所置位置是否处于患者客观斜视角上；③同视机内置不同模式的闪烁与频率。

2. 同视机训练的缺点 ①仪器笨重、价格昂贵、操作性差；②属于仪器内训练，与自然注视状态差异较大。

五、复视法

（一）简介

复视法适用于消除恒定性斜视患者的抑制。由于抑制是视皮层对复视或视混淆的一种适应性改变，复视法的目的是消除患者抑制，从而建立双眼感知，在进行复视训练前，需充分与患者沟通，并根据实际情况来选用此方法。

注意若患者在后续双眼视治疗中不能消除斜视、建立正常的知觉融像（通过棱镜、手术、视觉训练等方式），则患者可能遗留顽固的复视，此类患者不能使用复视法进行脱抑制训练。

（二）训练过程

1. 红镜片法（红 - 绿眼镜） 选择一间全黑房间，在患者的非抑制眼前放置一张红色滤光片（或配戴红绿眼镜中的红镜片），抑制眼前无镜片（或配戴红绿眼镜的绿镜片）。治疗师手持一亮光源，放置在患者眼前，距离首先选择患者不易发生抑制的距离。

由于抑制通常发生在自然注视的视觉环境下，复视法使用全黑这一视觉环境，患者不能看到屋内的其他细节；并且使用的注视目标是无细节的光源。因此在全黑的屋子里使用亮光源，患者不容易发生抑制（图 10-11）。

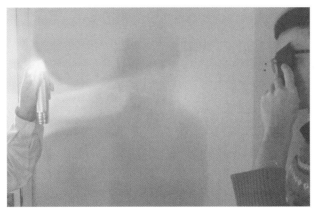

图 10-11　红镜片复视法

首先询问患者能否看到两个颜色不同的光源。此时患者能产生复视的先决条件是：第一，抑制不是深度抑制；第二，患者的融像性聚散不会补偿当前的斜视角。若患者在全黑的环境中依然存在抑制，或者患者的融像性聚散可以补偿当前斜视角（例如小度数的恒定性斜视），则患者在此种方法下不会看到复视像，而是形成一个融合像（融合了左右眼所看到光源的像）。

待患者确认看到复视像后，询问患者复视像的位置关系。内斜患者看到非交叉复视（同侧复视），外斜患者看到交叉复视（对侧复视）。若患者在训练时发生抑制（只能看到一个光源），嘱患者快速眨眼，或遮盖 - 去遮盖非抑制眼，或稍移动光源来打破抑制。

随患者能力的提高，逐渐增加室内照明直至患者在明亮视觉环境（自然注视环境）下依然能感知复视。

2. **棱镜法**　选择一间全黑房间，使用块状三棱镜（$5^{\triangle} \sim 10^{\triangle}$）置于抑制眼前，三棱镜的底位于垂直方向。治疗师手持一光源置于患者眼前，嘱患者注视光源。由于垂直棱镜可使光源在垂直方向产生位移，在大多数的患者中，加入垂直棱镜（$> 5^{\triangle}$）可以产生复视。若患者抑制眼的抑制范围较大或抑制程度较深，则使用棱镜法无法产生复视（图 10-12）。

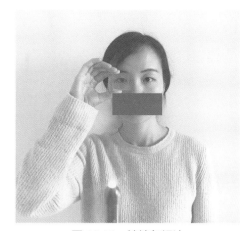

图 10-12　棱镜复视法

（三）小结

1. **复视法的优点**　①复视法消除抑制适用于恒定性斜视患者；②相比其他方法，复视法通常可以很好的消除抑制；③训练时可以改变环境参数。

2. **复视法的缺点**　①若后续患者不能建立正常的知觉融像，复视法训练成功后可能会使患者遗留顽固复视；②训练时需患者一定程度的配合。

第二节 | 弱视训练

弱视训练目的是提高单眼视力与黄斑注视能力，为最终达到双眼视力与正常视功能做准备。针对弱视的处理包括有屈光矫正、遮盖、视觉训练等。在本章节中，我们就提升弱视眼黄斑注视能力与视力的视觉训练作一介绍。需注意若弱视患者伴有调节等视功能异常，需进行相应处理。在训练时患者需配戴合适的屈光矫正眼镜。

一、海丁格刷

（一）简介

海丁格刷（Haidinger's brush）是常用于弱视患者的视觉训练仪器，可用来检查与消除旁中心注视。

人眼黄斑中心凹的 Henle 纤维具有光的偏振性，且在蓝光下较易感知此偏振效应。海丁格刷由深蓝色滤光片加旋转偏振盘组成，当人眼黄斑中心凹注视海丁格刷时，会发现注视点处有蓝色的旋转螺旋桨（类蝴蝶结形状），这是海丁格刷产生的刷状效应。

（二）训练过程

1. **感知光刷**　将一小视标（如小五星）贴在海丁格刷屏幕上，患者单眼注视此小视标。若患者该眼的注视性质为中心凹注视，患者会感知到一旋转的螺旋桨，且螺旋桨中心位于注视的视标（五星）上。若患者该眼为旁中心注视，且旁中心眼的黄斑中心凹未处于深度抑制状态，患者在注视五星视标时，会感知到旋转的蓝色螺旋桨不与注视五星重合。

在训练时，治疗师首先需确定患者能够正确感知海丁格刷产生的旋转螺旋桨（刷状效应）。可遮盖患者弱视眼，让患者的健眼注视海丁格刷屏幕上的小五星，询问患者在注视此五星视标时，能否看到旋转的螺旋桨。待健眼能看到正确的海丁格刷状效应后，再进行后续的训练。

2. 重建黄斑中心凹视方向 待患者健眼感知到海丁格刷后，遮盖健眼，让弱视眼注视此视标（小五星）。

询问患者，当注视此视标时是否感知到旋转的螺旋桨。待患者报告弱视眼也感知到刷状效应后，询问患者旋转螺旋桨与注视视标的位置关系。若患者的弱视眼为旁中心注视，则该眼感知到的旋转螺旋桨与注视视标不重合。

待患者弱视眼感知到海丁格刷状效应后，嘱患者努力将旋转螺旋桨与注视视标重合在一起。若患者无法将旋转螺旋桨与注视视标重合，可使用以下方法来帮助患者：

（1）治疗师取一细棍，尖端置于屏幕上，嘱患者追随细棍。治疗师以注视视标为中心，呈辐射状由中心向四周移动，若在某一点上患者感知到旋转螺旋桨与原注视视标重合，撤去细棍，嘱患者保持旋转螺旋桨与原注视视标重合。

（2）使用眼 - 手协调训练，嘱患者用手快速指向所看到的旋转螺旋桨中心。

若患者无法感知到海丁格刷状效应，将室内照明调暗，并嘱患者靠近仪器进行训练（必要时可附加正球镜帮助注视），以帮助患者感知此刷状效应。若患者始终无法感知到海丁格刷产生的刷状效应，则建议使用其他方法进行训练。

3. 改变参数训练 待患者可以完成上述训练过程后，可改变参数继续训练：调亮室内环境，或增加注视距离，或减小注视视标的大小。

在训练时需强调注视的稳定性与准确性，以保持正确的黄斑注视。

（三）小结

1. 海丁格刷训练的优点 ①简单易懂，适于医院训练与家庭训练；②同样适用于旁中心注视伴有异常视网膜对应的患者。

2. 海丁格刷训练的缺点 ①不适合年龄较小，或不能理解训练过程的患者使用；②旁中心注视患者无法感知刷状效应者不能进行此训练。

二、精细训练

（一）简介

精细训练常用于弱视患者，用以提高黄斑注视，与眼 - 手协调能力。我们常用的穿珠（穿针）训练就是精细训练的一种。下面介绍另一种精细训练 - 快速指向的训练过程。

快速指向是弱视中常用的训练方法，可提高患者的注视能力、眼 - 手协调能力、空间感知能力。

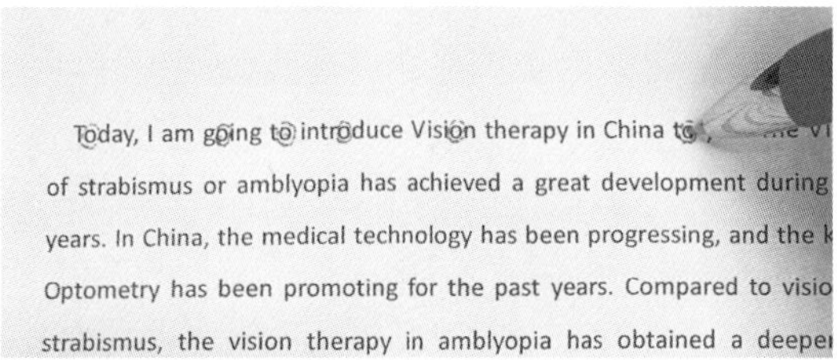

（二）训练过程

1. 基本方法 准备一根小细棍（或铅笔尖）与注视视标，注视视标的大小随患者能力的提升逐渐减小（图 10-13）。

遮盖患者健眼，让患者弱视眼注视。患者手持细棍置于同侧耳后，注意此细棍

图 10-13 精细训练（指向训练）

需处于弱视眼的视线范围外（图 10-14）。患者弱视眼保持注视视标，将手中的细棍快速的指向该注视视标。需注意在训练过程中，患者不能转换注视至手中细棍上。指向过程需快速、不停顿，且指向过程中患者不能根据判断结果调整手中细棍的指向方向（图 10-15）。

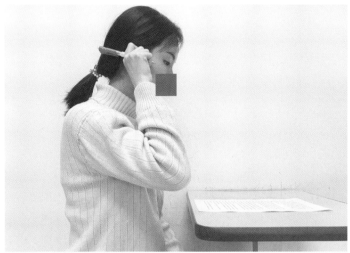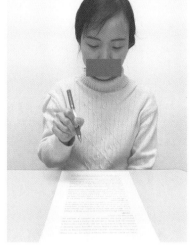

图 10-14　精细训练准备　　　　　　　　　图 10-15　训练过程

训练初期患者完成任务的能力较差，随着训练进行，患者的准确性与速度均会提高。

2. 其他方法　在训练时，根据患者的注视能力改变注视视标的类型与大小。例如选择阅读物中的某一字母来作为注视视标，让患者用细棍指向该注视视标；在使用海丁格刷时，让患者用细棍指向蓝色旋转螺旋桨的中心；使用一旋转的有孔板，嘱患者将手中细棍快速插入小孔中。

（三）小结

1. 精细训练的优点　①简单易懂，适合医院或家庭训练；②训练时可改变注视视标与训练过程。

2. 精细训练的缺点　①不适合于年龄较小的患儿或旁中心注视偏大的患者使用；②无法进行指向运动的患者也不宜使用此方法。

三、双眼视场下的单眼注视训练

（一）简介

在双眼视场下的单眼注视（monocular fixation in a binocular field，MFBF）是指在双眼同时睁开的情况下，由单眼来完成视觉任务的训练过程。此训练目的是让弱视眼（尤其单眼弱视）练习在双眼同时使用的情况下去完成视觉任务。

（二）训练过程

能够实现 MFBF 的方法很多（矢量图，电脑程序等），下面介绍一种使用矢量图进行训练的过程。

1. 基本训练过程　取一组红绿（或偏振）矢量图中的单张画片置于支撑架上，患者配戴红绿（或偏振）眼镜（图 10-16）。红绿眼镜的配戴方法是使患者弱视眼可以看到矢量图上的图案，而患者的非弱视眼不能看到矢量图上的图案。患者手持铅笔，指向矢量图上的图案，再沿矢量图上的图案进行描绘（图 10-17）。

2. 其他训练过程　根据患者的注视能力与训练目的不同改变注视视标大小与细节。在训练时加入球镜翻转拍或棱镜翻转拍来同时训练患者的调节与聚散系统。

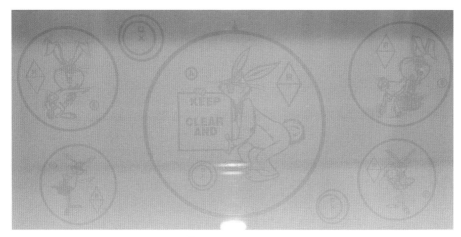

图 10-16　MFBF

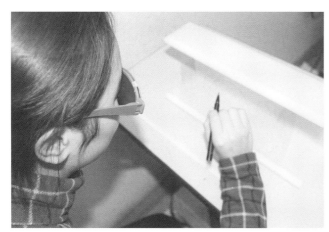
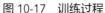

图 10-17　训练过程

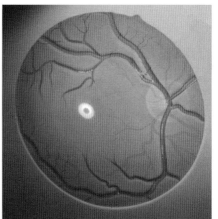

图 10-18　Cüpper 后像

四、后像治疗

（一）简介

旁中心注视患者由于深度抑制等原因不能进行精细训练或海丁格刷训练，可使用后像法来重建黄斑中心凹视方向，纠正患者的注视性质。下面介绍经典的 Cüpper 后像法训练过程。

Cüpper 后像仪由直接检眼镜改装而成，后像仪连接于转换器上，可提供不同亮度的光照。后像仪投射出的圆形光斑正中有一圆形暗区，在治疗时用于保护黄斑（图 10-18）。

（二）训练过程

训练前充分散大患者的旁中心注视眼，训练环境为一全黑的房间，在房间的一面墙壁上准备一个"十"字形注视目标。

稍调亮室内照明，让患者健眼注视正前方的"十"字。治疗师手持后像仪，将后像仪的光斑投射到患者旁中心注视眼的黄斑区域，使后像仪的中心圆形暗区覆盖在该眼黄斑上。点亮后像仪，维持 25～30 秒，点亮区域下的黄斑旁部位被漂白，不能行使注视功能。由于黄斑区被暗区保护，在治疗中避免了被漂白，因此在训练时可以行使功能。

随后去掉后像仪，让患者配戴合适的屈光矫正眼镜。遮盖患者健眼，让弱视眼注视正前方"十"字目标的中心。关掉室内所有照明，只使用一个闪烁的光源。询问患者在注视此"十"字目标中心时，能否感知到一圆环状的负后像。待患者感知此后像，嘱患者将圆环后像的中心与"十"字目标重合在一起。

随患者能力的提高，逐渐减小注视目标的大小进行训练。

（三）小结

Cüpper 后像法需患者有一定程度的理解与配合能力。治疗师在进行漂白治疗的过程中只能漂白黄斑以外的区域，因此患者眼位的固定非常重要。在训练时可让患者健眼同时睁开，保持注视某物体来帮助患者固定眼位。在大斜视的患者中进行治疗时可能需要调整患者的注视眼位。

1. **后像法训练的优点**　可有效改变黄斑注视性质，对某些不能感知海丁格刷的旁中心注视患者也有较好的治疗作用。

2. **后像法训练的缺点**　①不适用于年龄较小或无法理解训练过程的患者使用；②不适用于旁中心注视偏离量较小的患者使用（因此时异常点距离黄斑较近）；③后像法对治疗师的要求较高。

五、其他训练过程

脱抑制训练、眼-手协调训练、眼球运动等训练也常用于弱视患者的训练方案中（见相关章节）。

 # 第三节 | 异常视网膜对应的训练

异常视网膜对应是斜视患者中常见的知觉异常。研究表明异常视网膜对应的发生部位在大脑皮质。

异常视网膜对应分为和谐、非和谐、矛盾异常视网膜对应。治疗方法包括屈光矫正、遮盖、镜片附加、手术、视觉训练。下面以斜视的不同分类来介绍异常视网膜对应的训练过程，在训练时患者需配戴合适的屈光矫正眼镜。

一、外斜患者异常视网膜对应的训练过程

（一）简介

大多数外斜患者可使用融像性聚散的训练方法来改变患者的对应状态，即使是在大度数的外斜中，也可以使用融像性聚散训练来改变患者的对应状态。融像性聚散的训练方法与正常视网膜对应的外斜患者相同（见第三章）。

（二）训练过程

1. 训练自主会聚　可以使用线珠、三点卡等进行训练，训练目的是使患者产生自主的眼球会聚（图 10-19）。

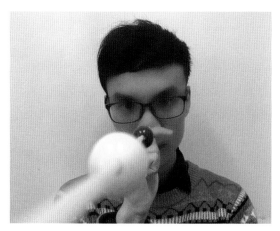

图 10-19　自主会聚训练

2. 矢量图训练正融像　在训练初期使用大的、无细节、可产生周边融像的矢量图。随着患者能力的提高，再选用小的、带有中心细节的矢量图。训练目的是使患者产生在眼位正位上的知觉融像。

3. 后像法监测患者的视网膜对应状态　使用融像性聚散的训练目的是使外斜患者在眼位为正位的情况下，可以保持双眼黄斑中心凹对应。在训练的过程中为避免出现异常视网膜对应，需使用后像法来监测患者的视网膜对应状态。

遮盖患者左眼，嘱患者用右眼注视后像仪正中，利用后像仪对右眼黄斑产生水平后像；随后遮盖患者右眼，嘱患者左眼注视后像仪正中，调整后像仪方向对左眼黄斑产生垂直后像。将矢量图放置在棱镜量为零的位置，嘱患者双眼同时注视并将矢量图成功融为清晰的单个像。待患者完成融像后，询问患者左右眼后像的位置关系。若患者使用双眼黄斑中心凹去融像，则左右眼的后像会形成一个完整"十"字。若患者报告完成融像后，左右眼的后像未形成一个完整"十"字，则患者未使用双眼黄斑中心凹融像。

4. 知觉刺激　若恒定性外斜患者对于会聚训练无反应，在训练 2 个月后可考虑进行知觉刺激训练。外斜患者使用知觉刺激的训练过程与内斜患者的训练过程类似（见后面小节）。

二、内斜患者异常视网膜对应的训练过程

（一）简介

相比外斜患者，内斜患者的异常视网膜对应较难治疗。由于外斜患者常可表现出间歇性外斜与正位，而内斜患者常表现为恒定性内斜。因此要使用运动融像的方法来治疗内斜患者的异常视网膜对应难度更大，通常使用知觉融像刺激与运动融像相结合的方法来治疗内斜患者的异常视网膜对应。

（二）训练过程

1. 内斜度数与异常角均 > 15$^\Delta$ 当内斜度数大于 15$^\Delta$，将很难通过训练负融像（发散）来使患者眼位为正位。因此对这类大度数的内斜患者，应首先考虑知觉融像刺激训练。

可选用同视机来进行知觉融像刺激训练，将同视机的一级画片放置在左右镜筒内，且同视机的左右镜筒处于患者客观斜视角上。首先选用大图案画片，可以刺激周边视网膜，随训练的进行与患者能力的提升，选取带有中心细节的小图案画片进行训练。

打开同视机的闪烁灯，使用快速闪烁或双眼视网膜刺激的方法来进行知觉刺激。由于患者存在异常视网膜对应，当同视机的画片置于客观斜视角时，患者主观上感觉两眼画片处于不同的视觉方向。随着训练的进行，患者会逐渐感觉两画片逐渐靠近，直至两画片叠加在一起即形成黄斑中心凹同时视（图 10-20A，B）。

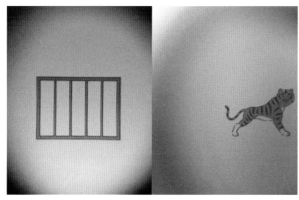 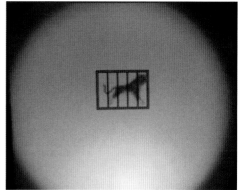

图 10-20A　交替闪烁　　　　　　　　　图 10-20B　叠加

除同视机训练，还可以使用镜面立体镜加上外置闪烁光源来进行训练，过程与同视机训练类似。

2. 内斜度数 < 15$^\Delta$ 当内斜度数小于 15$^\Delta$时，可以考虑使用扩大负融像范围的方法来刺激运动融像，从而达到在患者眼位为正位时形成双眼黄斑中心凹对应。

（1）同视机或镜面立体镜训练：选取二级融像或三级立体画片置于同视机内。先使用大图案画片，随患者能力的提升至选取小图案画片进行训练。将同视机（镜面立体镜）置于患者主观斜视角的位置，询问患者能否看到正确的二级融像。待患者确认形成二级融像后，治疗师手持同视机左右手柄，向负融像的方向拉动同视机手柄，如此反复训练（图 10-21）。

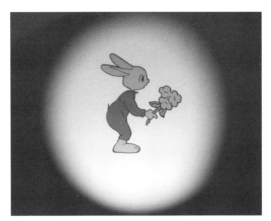

图 10-21　二级融像画片

　　将同视机两镜筒置于零位，询问患者此时是否能形成正确融像，若患者报告有二级或三级融像，则使用后像法来评估在零位时患者的视网膜对应状况（与外斜中的后像法类似）。

　　（2）矢量图训练：首先选取大图案、无细节的矢量图（如圆环）。将矢量图两画片置于患者的主观斜视角位置。从主观斜视角的位置，向负融像的方向水平分离矢量图。

　　将矢量图两画片置于棱镜量为零的位置，询问患者此时的融像状况，若患者报告有二级或三级融像，则使用后像法来评估在零位时患者的视网膜对应状况（与外斜中的后像法类似）。

　　随着患者能力的提升，逐渐将矢量图的画片改为小图案、带有中心细节的画片进行训练。

　　3. **内斜度数 > 15$^\Delta$（异常角 < 15$^\Delta$）**　当内斜度数大于 15$^\Delta$ 且异常角小于 15$^\Delta$ 时，此种情况患者斜视眼的异常点与黄斑之间的距离很近，相对来说较难治疗。可考虑结合知觉融像刺激（画片置于客观斜视角）与运动融像刺激（画片从主观斜视角开始）的方法来进行训练。在训练时需注意用后像法监测患者的对应状态。

 # 第四节 | 调节功能训练

　　调节训练的目的是提高调节幅度、调节持久力、调节灵敏度。调节训练通过刺激或放松调节来完成训练任务。调节功能的训练不仅仅局限于调节异常的患者进行，在弱视、双眼视功能异常、眼球运动异常等其他视功能异常的患者中同样适用。在进行调节训练时，患者需配戴合适的屈光矫正眼镜。在保持注视视标清晰的同时，患者需感受不同训练过程所带来的不同感觉（紧张或放松）。

　　第六章节对于调节训练的过程有详细的描述，在本节中简单介绍在训练调节时会使用到的仪器：

1. 调节注视视标：调节训练时所使用的注视视标多为数字或字母，其大小范围为 20/80～20/25（0.25～0.8）。在训练时可使用单个注视视标，也可使用多行视标（图 10-22）。

2. 镜片：常使用不同度数的球镜进行刺激调节或放松调节的训练。正镜片范围为 +0.25～+3.00D，负镜片范围为 -0.25～-6.00D。可使用手持未加工的树脂镜片进行训练，或使用试戴片置于试镜架上进行训练（图 10-23）。

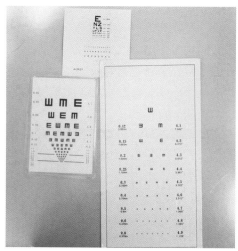

图 10-22　调节视标

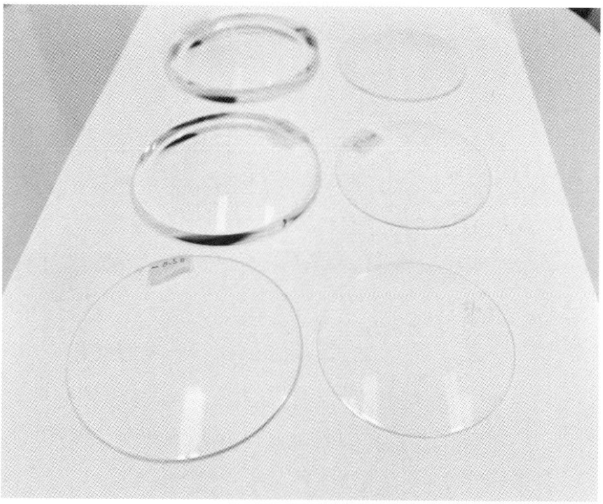

图 10-23　镜片组合

3. 翻转拍：常用度数组合为 +2.00D/-2.00D，还可根据不同目的来确定翻转拍的度数组合，如 +1.00D/-3.00D，+2.00D/-4.00D。

4. 红绿／偏振阅读片：为一透明塑料薄板，同等间距的红绿或偏振竖条。置于阅读物上，双眼配戴红绿、偏振光眼镜，训练双眼同时注视时的调节能力（图 10-24）。

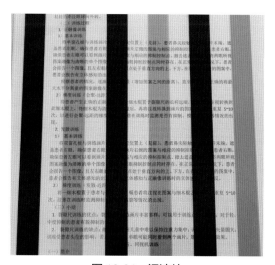

图 10-24　阅读片

5. Hart 表：Hart 表为一大表与一小表的组合，两张表上的视标相同。使用时将大表置于远处，患者手持小表。Hart 表可用于调节幅度、调节灵敏度、眼球运动等训练。

6. 其他训练：矢量图、裂隙尺等用于双眼视训练的仪器，以及电脑软件。

 第五节 │ 同时视训练

同时知觉是指双眼具有同时注视、接收物像的能力。同时视是双眼视的基础，与融合功能、立体视觉组成双眼视三级视功能。不管是在斜视眼还是非斜视眼中，双眼黄斑中心凹具有相同的视方向，具有正常的对应关系，是稳定双眼视功能的基础。

所有双眼视训练的仪器都可直接或间接的训练同时视，而训练同时视的基本原理都是为了让双眼黄斑中心凹产生正确的对应关系，建立起黄斑中心凹的知觉融像。

恒定性斜视患者若斜视角过大，视标无法呈现于双眼黄斑中心凹，在训练时需使用可以补偿斜视角的仪器，如同视机。隐斜或间歇性斜视患者，视标可呈现于双眼黄斑中心凹，因此可选择无需补偿斜视角的仪器。此外在训练时患者需配戴合适的屈光矫正眼镜。

可补偿斜视角的仪器：

1. 同视机。

2. 镜面立体镜。

3. 倾斜实体镜训练。

在无额外附加三棱镜的情况下，不能补偿斜视角的仪器：

1. 线珠、平面镜。

2. 矢量图。

3. 其他训练。

一、同视机训练

（一）简介

使用同视机进行同时视训练的方法是在客观斜视角上刺激双眼视网膜对应点，消除异常视网膜对应与抑制，从而建立起正常的同时视。

（二）训练过程

使用同视机一级画片（同时知觉画片），置于同视机两镜筒内。同时知觉画片每组两张，图案不同，但可以产生同时知觉（可叠加）。训练时从大图案开始，随患者能力提高逐渐改为小图案进行训练。

患者以舒适坐姿坐于同视机前，治疗师将同时知觉画片放置于左右镜筒内，并将同视机左右镜筒置于患者客观斜视角上。首先点灭同视机的左眼光源，确定患者能看到右眼的画片，再点灭同视机的右眼光源，确定患者能看到左眼的画片，随后打开同视机内置的交替闪烁灯，嘱患者注视左右眼画片，努力将左右眼的图案叠加在一起。

（三）小结

1. 同视机训练的优点　①同视机棱镜范围大，可以很好地补偿患者的斜视角（无需附加棱镜）；②训练时可随时监测镜筒所置位置是否保持在患者客观斜视角上；③同视机内置不同闪烁方式与频率。

2. 同视机训练的缺点　①仪器笨重、价格昂贵、操作性差；②属于仪器内训练，与自然注视状态差异较大。

二、立体镜训练

（一）简介

立体镜包括实体镜、可变镜面立体镜等。

（二）训练过程

1. 镜面立体镜训练　镜面立体镜利用两个平面镜起到分视双眼的作用。可变镜面立体镜的主体部分是一呈 W 形的可折叠长板（图 10-25A），长板置于支架板上（也可取掉支架板）进行训练。立体镜的左右 V 形板上各有一画片区与平面镜区（图 10-25B），镜面立体镜的支架板上标注有棱镜量的刻度。

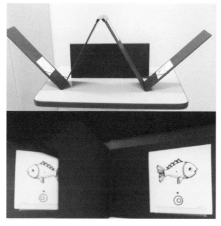

图 10-25A　可变镜面立体镜

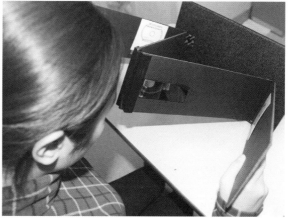

图 10-25B　训练设置

将镜面立体镜放置在支架板上，将两侧 V 形板等幅度的展开，使两 V 形板所形成的棱镜量等于患者的客观斜视角度数。将镜面立体镜同时画片分别放置在左右 V 形板上，连接外置闪烁灯。在客观斜视角上闪烁画片，嘱患者注视左右眼画片，努力将左右眼的图案叠加在一起。

2. 实体镜训练　在实体镜底座的两侧，标注有棱镜量刻度。实体镜是利用倾斜隔板将两眼分视，使其中一眼看到倾斜板上平面镜反射的图像，而另一眼看到水平板上图片直接投射的图像。倾斜实体镜有很好的脱抑制作用。在训练双眼同时观看图像时，患者需双眼同时工作，可起到提高同时视，增强知觉融像的作用（图 10-26）。

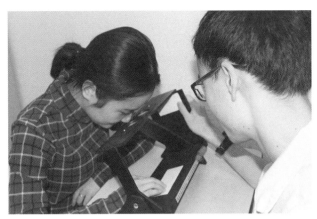

图 10-26 实体镜训练

三、线珠训练

（一）简介

线珠训练生理性复视感知，患者要产生正确的生理性复视，必须使用正确的双眼融像，患者的双眼同时视也会得到一定的训练。

通常线珠训练不适用于恒定性斜视患者，对恒定性斜视患者建议使用其他方法进行同时视训练。

（二）训练过程

在进行生理性复视感知训练时，若患者出现抑制，可使用以下方法来帮助患者重获双眼融像。

1. 遮盖未抑制眼，让患者的被抑制眼去注视线珠，待被抑制眼感知到线珠后，缓慢撤去遮盖。

2. 患者注视小珠，感知到白绳呈 X 形交叉，但是交叉点不在注视的小珠上。若交叉点在注视小珠的后方（远离患者），则嘱患者努力会聚双眼；若交叉点在注视小珠的前方（靠近患者），则嘱患者放松双眼。

四、平面镜训练

（一）简介

平面镜训练可用于打破抑制，帮助患者建立同时视。

（二）训练过程

训练设备：手持平面镜，电脑或电视屏幕，发光的灯泡（无需灯罩）

电脑（电视）屏幕位于患者正前方 1 ~ 1.5m 处，患者面向屏幕，双眼与屏幕等高。患者手持平面镜置于鼻梁处，以 45° 角倾斜，镜面朝向抑制眼。灯泡置于抑制眼水平侧方 1 ~ 1.5m 处（图 10-27）。

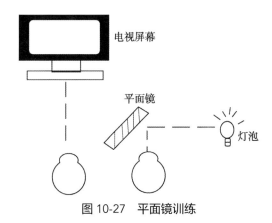

图 10-27 平面镜训练

嘱患者闭上非抑制眼，调整平面镜角度使灯泡成像在平面镜的中心。患者双眼同时睁开，此时抑制眼看到的是灯泡在平面镜上的像，非抑制眼看到的是正前方屏幕。嘱患者保持能同时看到灯泡的像与正前方屏幕。若患者不能同时观看到灯泡与屏幕，可通过眨眼、轻微晃动平面镜来帮助患者训练。

五、其他训练

1. **矢量图** 将矢量图两画片产生的棱镜量等同于患者客观斜视角度数，利用外接闪烁灯装置来进行训练（与同视机训练类似）。

2. **电脑程序训练** 随着科技的发展，目前已有许多公司设计开发出了对于同时知觉的视觉训练软件。其优点在于训练方式丰富多样，趣味性强，适合儿童训练，方便易携带，是现代化的训练方式。

 第六节 | 融像性聚散训练

融像性聚散是双眼知觉与运动融像反应，用以维持双眼正位。融像性聚散使人眼在观看外界物体时，物像落在双眼视网膜对应区域，帮助大脑形成双眼单视。这一功能在隐斜患者中是代偿隐斜，保持正位的重要机制。当融像性聚散功能不能代偿隐斜时，会出现一系列视觉症状（视疲劳、模糊、复视等）。其中正融像（会聚，convergence）与负融像（发散，divergence）是融像性聚散的两个重要组成部分。

目前有很多可用于融像性聚散的训练仪器，如矢量图系列、偏心环卡等卡片系列、裂隙尺等。在接下来的内容中，我们将为大家介绍常用的训练方法。在训练时患者需配戴合适的屈光矫正眼镜。

一、线珠训练

（一）简介

线珠（Brock string，布洛克线）是经典的、常用的训练生理性复视，建立自主性聚散的仪器（小工具）。线珠由一根白色长绳与三个串在长绳上的小珠（红、黄、绿色）组成。训练时将长绳的一端固定（可系于墙壁的粘钩上），另一端由患者手持置于鼻端，长绳处于水平略拉紧的状态并与患者的双眼等高（图 10-28）。

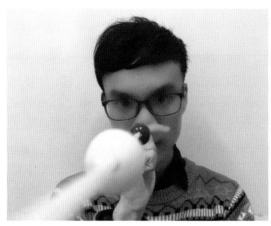

图 10-28　线珠训练

线珠训练的缺点：①使用线珠进行自主聚散训练，其调节与集合平面处于联动状态；②此外小圆珠属于无细节的物体，使得线珠训练控制调节平面的能力较弱，因而与矢量图（见后面章节）相比，线珠对融像性聚散的训练作用较弱。

线珠训练的优点：①对某些患者（如集合不足），在训练初期阶段，常使用线珠来训练患者的生理性复视与自主性聚散；②线珠训练可帮助患者建立自主集合与正常双眼视，提高融像感知能力与聚散灵敏度，并为后续的治疗做准备。

（二）训练过程

1. 感知生理性复视　生理性复视是正常双眼视的基本特征。处于视界圆上的物体，刺激双眼视网膜上的对应点，此时物体被感知为一个像。非视界圆上的物体不会刺激双眼视网膜对应点，在无抑制的情况下会被感知为两个像。位于视界圆与人眼之间的点刺激双眼颞侧视网膜，产生交叉复视；位于视界圆远离人眼的一侧，刺激双眼鼻侧视网膜，产生非交叉复视。

在使用线珠进行聚散训练前，需进行生理性复视的感知训练。将一颗小珠放在患者眼前 15cm 处，嘱患者注视此小珠并保持小珠为单个像。询问患者是否感知到生理性复视：白绳为交叉的两条线，且交叉线的交会点处于注视的珠子上呈 X 形（图 10-29A）。嘱患者闭上左眼使用右眼注视，可以看到右眼的线是从左眼的方向发出并向右前方展开（图 10-29B）；嘱患者闭上右眼使用左眼注视，可以看到左眼的线是从右眼的方向发出并向左前方展开（图 10-29C）。嘱患者交替闭上左、右眼感知两眼像的差异，随后睁开双眼同时注视小珠即可呈现生理性复视。

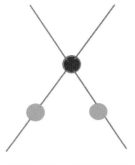 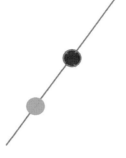 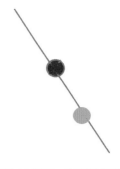

图 10-29A　生理性复视　　　　图 10-29B　右眼注视像　　　　图 10-29C　左眼注视像

　　若患者不能感知一颗小珠与两条交叉的线，只看到一颗小珠与其中一条线，可先将手持的长线稍向左或右移动。若患者在调整线珠位置后依然不能感知正确的生理性复视，只能看到某一眼的像，则另一眼存在抑制。可通过以下方法来帮助抑制的消除：将珠子移近或移远；快速眨眼；轻微抖动长绳；有规律的遮盖 - 去遮盖非抑制眼；配戴红绿眼镜。

　　生理性复视感知训练目的是让患者获得正确的感知，能够同时看到一个珠子与两条恰好交汇在小珠上的线。待患者获得此复视感知后，嘱患者闭眼再睁眼重获复视感知，保持10 ~ 30 秒钟，再闭眼睁眼反复训练。

　　2. 训练注视准确性　在患者完成生理性复视感知后，放置第二颗小珠于 25cm 处，使两小珠与患者的距离分别为 15cm、25cm。

　　嘱患者注视 15cm 处的小珠并保持此小珠为清晰的单个像，询问患者位于 25cm 处小珠的数量。在生理性复视的情况下，25cm 处小珠为复视像。待患者感知到正确的复视后，嘱患者将注视转到 25cm 处小珠上并保持此小珠为清晰的单个像（而此时位于 15cm 处小珠应呈复视像）。注视准确性的训练过程是提高患者在两小珠间快速转换注视的能力（图 10-30）。可根据患者能力改变小珠与患者的距离继续进行训练。

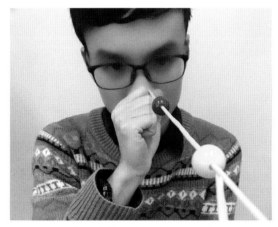

图 10-30　注视准确性训练

　　有些患者在进行训练时会报告注视的小珠为复视像而不是单个像，而原本应当处于注视小珠处的两白绳交会点却出现在注视小珠的前方或后方，这是由注视不准确造成的。当

233

患者感知白绳交叉点位于注视小珠后（更远离患者），指导患者用力会聚双眼；当患者感知两白绳交会点位于注视小珠前（更靠近患者），指导患者放松双眼来帮助患者将注视准确的定于目标小珠上。另外还可使用让患者有意识的用手指向注视小珠来帮助患者准确注视。

3. 梯度训练

（1）近距：在前面两颗小珠之后加入第三颗小珠，使三颗小珠与患者的距离分别为10cm、25cm、40cm。患者注视其中任一颗小珠，其余两颗小珠呈复视像（图10-31）。治疗师随机挑选目标小珠，让患者注视此小珠且保持其余小珠为正确复视像。此训练目的为提高患者的注视准确性与灵敏度。

（2）近距 - 远距：使用两颗小珠，将远端小珠置于白绳末端，近距的小珠置于患者眼前10cm处。嘱患者首先注视近距小珠并保持正确的生理性复视，再转换注视到远端小珠并保持远端小珠为清晰的单个像（此时近距小珠为复视像），在近距与远端小珠之间转换注视并重复训练。此训练目的为提高患者注视的速度与准确性（图10-32）。

（3）近距 - 中间距离 - 远距：使用三颗小珠，距离患者分别为30cm、1m、2.4m。嘱患者在三颗小珠之间转换注视，保持注视的速度与准确性。

4. 自主性聚散训练

（1）推近法：使用两颗小珠，距离患者分别为25cm、40cm。嘱患者先注视25cm处小珠，保持其为清晰的单个像（此时40cm处小珠应呈复视像）。将较近处小珠缓慢朝患者眼前推近直至此小珠变模糊或两个，再缓慢地将近处小珠向后移动直至重获清晰单个像（图10-33）。

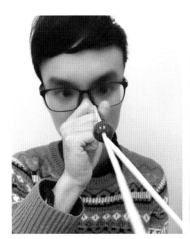
图 10-31　近距训练

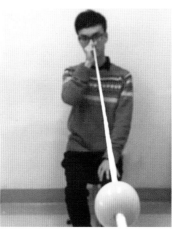
图 10-32　近距 - 远距训练

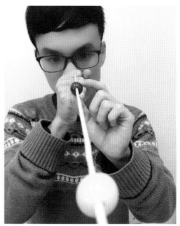
图 10-33　推近法训练

使用两颗小珠，距离患者分别为25cm、40cm。嘱患者先注视40cm处小珠，保持其为清晰的单个像（此时25cm处小珠应呈复视像）。嘱患者将注视沿40cm处小珠逐渐移近至25cm处小珠并保持此小珠为清晰的单个像（此时40cm处小珠应呈复视像）。患者转换注视至40cm处小珠，治疗师将25cm处小珠略移近至20cm处，嘱患者再逐渐移近注视从40cm处至近处小珠。如此反复训练直至近处小珠达到患者眼前5cm处。注意在训练时需保持正确的生理性复视感知，且患者保持注视平滑，能很好的控制眼球运动。

（2）移远法：使用两颗小珠，距离患者分别为 25cm、40cm。嘱患者先注视 25cm 处小珠（此为目标小珠），保持其为清晰的单个像（此时 40cm 处小珠应呈复视像）。将较近处小珠缓慢的朝远处小珠移动（减少两小珠之间的距离），注意嘱患者保持注视在目标小珠上，并且使远处小珠处于正确生理性复视状态。逐渐将近处小珠移远直至患者感觉两小珠融为一个像，再缓慢地将近处小珠朝患者的方向移近直至重获近处小珠单个像与远处小珠复视像。

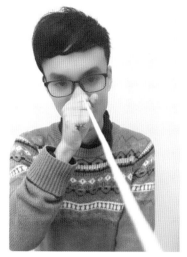

图 10-34　无珠训练

5. **无小珠训练**　待患者可以完成以上训练后，将小珠从长绳上撤开。在无小珠的情况下进行步骤 1 至步骤 4 训练，在训练时注意保持平滑、准确的注视反应（图 10-34）。

6. **其他训练方法**

（1）将线珠置于 9 个注视方位上，训练在不同注视方位下的自主性聚散（图 10-35A）。

（2）在小珠上加调节视标，提高对调节的控制（图 10-35B）。

（3）加入翻转拍，在自主性聚散的基础上加入调节训练（图 10-35C）。

（4）将长绳一端固定，另一端做旋转运动，在自主性聚散的基础上加入运动视觉的训练。

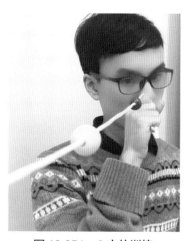 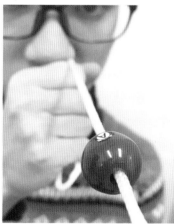 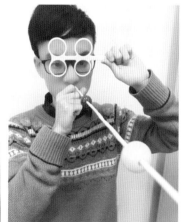

图 10-35A　9 方位训练　　　　图 10-35B　加强调节控制　　　　图 10-35C　加入调节训练

（三）小结

1. **线珠训练的优点**　价格便宜易携带，训练方式简单易操作，可根据不同需求进行改良。

2. **线珠训练的缺点**　对调节没有得到很好的控制，且不能训练周边融合、中心融合、立体知觉等。

二、矢量图系列（红绿／偏振）

（一）简介

矢量图包括红绿矢量图（Tranaglyphs）与偏振矢量图（vectograms），两种矢量图在分视双眼的原理上不同，但训练过程类似。下面以红绿矢量图为例来介绍训练过程。

一组红绿矢量图包括两块长方形透明塑料薄板，塑料薄板上印有红色与绿色图案。两块薄板上的图案除抑制控制点不同之外，其余图案均相同。在训练时需配戴红绿眼镜，其作用是使戴红色镜片眼只能看到红绿矢量图上的绿色图案，戴绿色镜片眼只能看到红绿矢量图上的红色图案。双眼同时观看且具备正常融像时，可将矢量图上的红绿图案融像为一个图像。

将红绿矢量图置于支架上（背景均匀照明），左右拉动矢量图卡片，使两张矢量图水平分离产生相应的棱镜需求，此时双眼为了将图案融像为一个像，需动用相应的正融像或负融像从而可达到训练（或检查）作用。某些矢量图的图案在水平分离后，由于水平视差的存在，可感知出立体的图像（图10-36）。

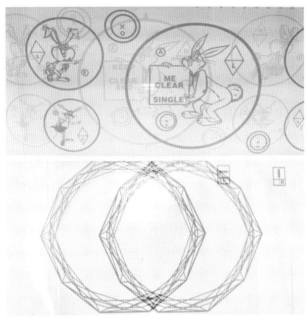

图 10-36　矢量图

红绿矢量图与注视眼之间的距离固定（一般为40cm），在此距离下调节处于2.5D这一平面。当水平分离矢量图时，在保持注视目标图像为清晰、单个图像的情况下，调节的平面被控制在2.5D平面，不发生调节变化，融像性聚散为维持图像为单个的主要因素，这是矢量图的优点：可将调节与聚散平面分离开，因此矢量图适用于融像性聚散的训练。

两矢量图所产生的棱镜量可通过棱镜量的定义来计算。棱镜量的定义为1棱镜度（符号 $^\Delta$）为在1m距离产生1cm的位移。若训练距离为40cm，则每0.4cm的位移可产生 1^Δ（图10-37）。

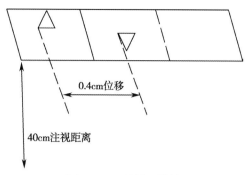

图 10-37　棱镜量计算

　　矢量图上印制的图案丰富多样，大小与细节有差异。通常大的、无细节的图案，例如大圆环用于训练周边融像（图 10-38A）。而小的、有细节的图案，例如拿着花的兔子，训练中心融像（图 10-38B）。在训练时，根据训练阶段的不同选择不同的训练图案（注视视标）。

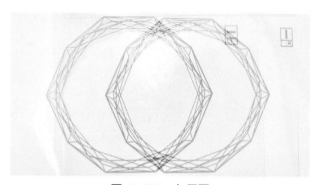

图 10-38A　矢量图

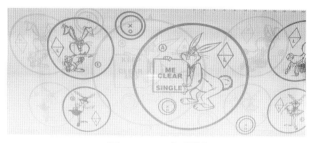

图 10-38B　矢量图

　　在红绿矢量图上，除相似部分之外，每一组图案上有两个完全不同的注视视标（图 10-39）。此视标只能被红色镜片眼或绿色镜片眼所视。当戴上红绿眼镜后，在正常无抑制融像下，视标出现在同一垂直面上，我们称之为抑制控制点。抑制控制点的作用是判断患者是否处于正常融像。有些患者在训练的过程中，始终报告可以看到清晰单一的图像，检查抑制控制点却处于分离的状态，那么此时患者可能是使用单眼注视，而不是双眼融像来完成训练任务。

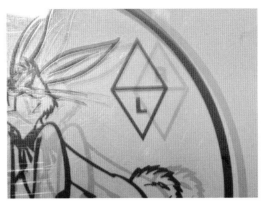

图 10-39　抑制控制点

在使用矢量图进行训练时，为监测患者是否动用正确的融像性聚散，常使用以下几种反馈现象：

1. SILO（smaller in，larger out）现象　SILO 指的是矢量图画片在水平分离产生会聚棱镜的时候，融像的图像看上去会越变越小；矢量图画片在水平分离产生发散棱镜的时候，融像的图像看上去会越变越大。

2. 抑制现象　每一张矢量图均具有抑制控制点，若患者在训练的过程中，出现某一眼抑制控制点消失，则患者可能发生了单眼抑制，反映患者未使用双眼同时融像。

3. 立体感知　若矢量图的图案具有水平视差可产生立体感知，在进行正融像训练时，通常患者会感知到图像是向患者方向凸出，在进行负融像训练时通常患者会感知到图像是向远离患者方向凹进。

4. 水平运动方向　在使用矢量图训练正融像的过程中，保持患者与矢量图之间的垂直距离不变，患者以水平方向移动，会感知到矢量图的像与患者移动的方向相同。在使用矢量图训练负融像的过程中，保持患者与矢量图之间的垂直距离不变，患者以水平方向移动，会感知到矢量图的像与患者移动的方向相反。

偏振矢量图通过偏振原理进行双眼分视，偏振矢量图有不同的图案组合。由于红绿矢量图与偏振矢量图分视双眼的原理不同，在使用时存在以下差异：

1. 理论上来说，红绿眼镜可将双眼分视使得通过红色镜片只能看到绿色图案，通过绿色镜片只能看到红色图案。但绿色图案不能完全被绿镜片滤过，因此戴绿色镜片眼除看到红色图案外，还可看到一部分的绿色图案，即产生虚像。

通过红色镜片看到的图案亮度略暗，在训练时可能会引发抑制。

而偏振矢量图不会产生虚像，且双眼所视亮度一致。

2. 在训练时，头位倾斜会影响偏振矢量图的训练，但不会影响红绿矢量图的训练。

3. 偏振矢量图的成像较红绿矢量图更接近自然成像，在某些患者中，可能更容易引发抑制。

4. 色觉异常患者使用红绿矢量图时可能出现问题。

（二）训练过程

1. 平滑聚散训练　使用矢量图进行平滑聚散训练适用于恒定性斜视与非恒定性斜视患者（间歇性斜视，隐斜）。

（1）恒定性斜视：恒定性斜视患者需在客观斜视角上具备二级融像功能，否则不宜使用矢量图进行聚散训练。

将矢量图画片置于支架上，水平分离两画片使得画片产生的棱镜量为患者的客观斜视角度数。矢量图与患者距离为40cm，且与患者双眼等高。首先询问患者看到的图像是否为清晰的单个图像，左右眼看到的抑制控制点是否同时存在且处于同一平面。待患者报告正确融像后，缓慢的水平分离矢量图以训练患者的融像范围。注意在训练时需嘱患者保持所视图像为清晰单个，若患者报告图像模糊，或变复视像，或出现抑制控制点消失，则停止分离矢量图。如此反复进行训练。

在内斜患者中训练负融像，图片的分离产生发散棱镜效果（底朝内），在外斜患者中训练正融像，图片的分离产生会聚棱镜效果（底朝外）（图10-40A，B）。注意在恒定性斜视患者中训练融像性聚散需监测患者眼位，确保患者是通过双眼黄斑注视目标。

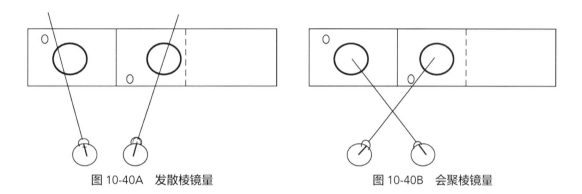

图 10-40A　发散棱镜量　　　　　图 10-40B　会聚棱镜量

（2）非恒定性斜视患者：非恒定性斜视患者，如间歇性斜视、隐斜患者使用矢量图训练，将矢量图画片置于棱镜量为零的位置。矢量图与患者距离为40cm，且与患者双眼等高。首先询问患者看到的图像是否为清晰的单个图像，左右眼看到的抑制控制点是否同时存在且处于同一平面。若患者在零位没有产生正确的二级融像，可向患者的客观斜视角方向稍移动画片，以帮助患者产生正确的二级融像。

缓慢的水平分离矢量图，嘱患者保持所视图像为清晰的单个图像。注意在训练时需嘱患者保持所视图像为清晰单个，若患者报告图像模糊，或变复视像，或出现抑制控制点消失，则停止分离矢量图。如此反复进行训练。

在内斜或内隐斜患者中训练负融像（发散），在外斜或外隐斜患者中训练正融像（会聚）。

（3）小结：在训练过程中，患者需保持所视图像清晰且为单个，若所视图像分离为两个（破裂），则缓慢的减少矢量图画片的分离距离直至患者再次获得融像。重复训练直至患者破裂点范围扩大后再训练模糊点范围。嘱患者在所视图像变模糊后即报告，重复训练直至患者模糊点范围扩大。

平滑聚散训练的目的为扩大患者的正负融像即会聚与发散的范围。若在训练时只训练患者的代偿融像过程，例如对外隐斜患者只训练会聚过程，患者的发散功能会受到影响。因而，在外隐斜与间歇性外斜患者中，首先训练会聚，待会聚范围正常后，再训练发散过程直至患者的正负融像均达到正常范围。在内隐斜与间歇性内斜患者中，首先训练发散，待发散范围正常后，再训练会聚过程直至患者的正负融像均达到正常范围。

2. 跳跃聚散训练

（1）移近 - 移远：将矢量图画片置于客观斜视角或零位，画片与患者距离40cm。分离矢量图产生一定棱镜量后，保持画片分离量不变，让患者双手将两矢量图画片同时向靠近眼的方向移动（移近训练），待患者报告所视图像破裂或模糊时，再逐渐将矢量图画片向远离患者眼的方向移动直至重获清晰单个的图像（图10-41A）。

将矢量图画片置于客观斜视角或零位上，画片与患者距离40cm。分离矢量图产生一定棱镜量后，保持画片分离量不变，让患者双手将两矢量图画片同时向远离眼的方向移动（移远训练），待患者报告所视图像破裂或模糊时，再逐渐将矢量图画片向靠近眼的方向移动直至重获清晰单个的图像（图10-41B）。

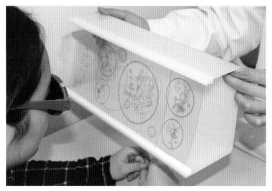
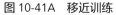
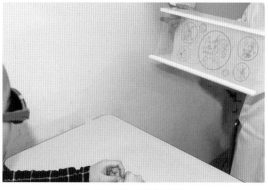

图10-41A　移近训练　　　　　　　　　　　图10-41B　移远训练

（2）增加注视距离：将矢量图画片置于客观斜视角或零位，注视距离为40cm。待患者产生正常知觉融像后，嘱患者缓慢向后移动，增加画片与患者之间的注视距离。在患者后退的过程中，治疗师逐渐加大矢量图所产生的棱镜量，以此来补偿因距离增大而减少的矢量图棱镜量。待患者移远至1.5m处，停止移远，改为移近训练。此方法可以进行40cm至1.5m距离的训练。

（3）跳跃棱镜需求训练：由于在日常的视觉环境中，棱镜需求通常以较大的跳跃（梯度）形式改变，因此除以上介绍的平滑训练方式外，跳跃训练也很重要。

跳跃棱镜需求训练包括聚散灵敏度训练（会聚灵敏度、发散灵敏度），会聚 - 发散跳跃训练等。

会聚灵敏度训练：将矢量图放置在支架上，距离患者40cm。在距矢量图较远的位置放置另一小注视视标（可在房间另一头墙壁上粘贴小五星图案）。水平分离矢量图产生一定度数的会聚棱镜量（从小度数棱镜量开始），嘱患者保持所视矢量图图案为清晰的单个图像，随后让患者转换注视至远距视标并保持该视标为清晰单个像，再次将注视转至矢量图上的图案，待矢量图上的图案为清晰的单个图像后，又将注视转为远距的小物体上，如此反复训练。随着患者的能力提升，逐渐增加矢量图与远距物体之间的距离（图10-42）。

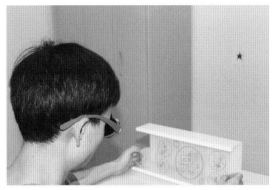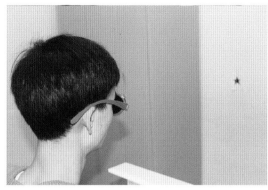

图 10-42　会聚灵敏度训练

　　发散灵敏度训练：将矢量图放置在支架上距离患者 40cm，在患者眼前 15cm 处放置一细笔尖。水平分离矢量图使之产生一定度数的发散棱镜量（从小度数棱镜量开始）。嘱患者保持所视矢量图图案为清晰的单个图像，随后让患者注视眼前 15cm 处的细笔尖并保持该笔尖为清晰单个像（此时背景中的矢量图是两个），再次将注视转至矢量图上的图案，待矢量图上的图案为清晰的单个图像后，又将注视转为近距笔尖上，如此反复训练。随着患者的能力提升，逐渐增加矢量图所产生的发散棱镜量（图 10-43）。

　　会聚 - 发散灵敏度训练：准备两个矢量图支架并上下放置，距离患者 40cm 且与患者双眼等高。取两组矢量图画片，分别置于上、下支架上。上方支架矢量图画片产生发散棱镜需求量，下方支架矢量图画片产生会聚棱镜需求量。嘱患者注视下方会聚的矢量图，待图案融像为清晰单个图像后，将注视转至上方发散的矢量图，待图案融像为清晰单个图像后，再转换注视至下方图案，如此反复训练。随着患者能力的提升，逐渐增加会聚与发散棱镜需求量（图 10-44）。

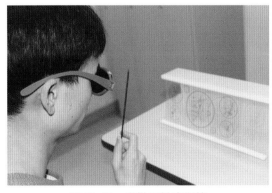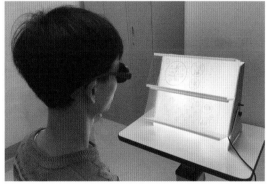

图 10-43　发散灵敏度训练　　　　　　　　图 10-44　会聚 - 发散灵敏度训练

　　其他跳跃训练方法：将矢量图放置在支架上，距离患者 40cm。平滑拉动矢量图产生一定的会聚或发散棱镜量。嘱患者保持所视图像为清晰单个，随后患者闭眼 5 秒，再次睁开眼睛，嘱患者快速将矢量图图案融为清晰的单个图像（需注意抑制控制点是否同时存在）。随着患者能力的提升，逐渐增加矢量图产生的棱镜需求量。此训练目的是提升患者对图案重新融像的能力。

（4）远距训练：使用投影仪，将矢量图投射到银色幕布上，训练在中等距离与远距下的聚散能力。

（三）小结

1. 矢量图（红绿、偏振）训练的优点 ①可很好的控制图案的参数，设计图案丰富多样；②可以训练周边融合、中心融合；③包含二级视标、三级视标以及对调节的控制；④对轻、中度弱视有脱抑制的作用；⑤当具有不同聚散要求的矢量图组合在一起时，可以训练患者的跳跃性聚散，而不仅仅是训练患者的平滑性聚散；⑥矢量图是在仪器外的训练，更接近于自然注视的状态。

2. 矢量图（红绿、偏振）训练的缺点 ①趣味性有限，特别是在小孩中难以维持兴趣；②偏振矢量图价格昂贵，患者偏头会降低偏振光分视的效果，使得单眼可能观看到双眼图案；③红绿矢量图中红色部分较深，可能会引发患者出现抑制；④矢量图虽然可以补偿一定的斜视角，但是在训练时患者需具有正常的知觉融像，若患者没有知觉融像，则建议选取其他的训练方法。

三、卡片系列

矢量图训练时需配戴分视眼镜，如红绿、偏振眼镜。卡片系列，如偏心环卡（eccentric circles）、救生圈卡（lifesaver cards）、三点卡（barrel cards）、摩根彩色融合卡等，无需配戴分视眼镜即可训练融像性聚散。

（一）偏心环卡

偏心环卡分透明与非透明两种。每组包含两张卡片，每张卡片上印有两个圆环，内侧为偏心圆环，分别偏向左侧或右侧。训练时两张卡片左右并排放置，且偏心圆环均偏向内侧。与矢量图训练不同，偏心环卡在训练时不改变左右卡片的位置关系，而是通过患者自身使用不同的融像性聚散力量来改变训练过程，因此在使用偏心环卡时需特别注意患者是否动用正确的融像。

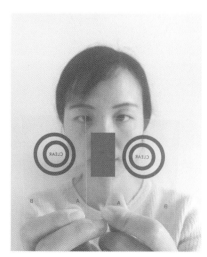

图 10-45　偏心环卡训练设置

1. 训练过程

（1）正融像训练：患者手持一组（两张）偏心环卡，两卡片左右并排放置，且偏心圆环偏向两卡片的内侧，卡片距离双眼约一臂长（图 10-45）。

治疗师手持一细棍，置于偏心环卡上。嘱患者注视细棍的尖端并保持为清晰的单个像，治疗师缓慢地将细棍朝患者双眼的方向移动，嘱患者保持注视在细棍尖上。在细棍移近的过程中，患者会感知到背景下的偏心环卡由两张逐渐变为四张（生理性复视）。在继续移近的过程中，四张偏心环卡的中间两张偏心环卡会逐渐融像为一张偏心环卡，此时患者感知到背景下有三张偏心环卡（图 10-46）。

治疗师缓慢地将细棍撤去，嘱患者将注视转至感知到的三张偏心环卡的中间卡片上（图 10-47A）。此时患者动用的为正融像性聚散（会聚），可以感知到所注视的偏心环卡上的大圆向患者方向凸出，而小圆相对大圆凹进（图 10-47B）。

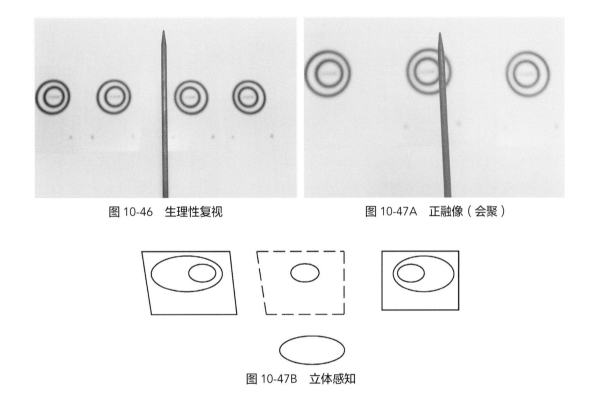

图 10-46　生理性复视　　　　　　　　　图 10-47A　正融像（会聚）

图 10-47B　立体感知

待患者能够完成正确的感知后，嘱患者缓慢的水平分离手持的两偏心环卡且保持中间的偏心环卡的像为清晰的单个图像。待患者报告所视图像变模糊或两个后，逐渐减小两偏心环卡的分离距离直至患者重获清晰单个的图像。如此反复训练。

（2）负融像训练：患者手持一组（两张）透明偏心环卡，两卡片左右并排放置，使中心的偏心圆环偏向两卡片的内侧，卡片距离双眼约一臂长。

治疗师手持一细棍，置于偏心环卡背面约 5cm 处。嘱患者注视细棍的尖端并保持其为清晰的单个像。治疗师缓慢地将细棍向远离患者双眼的方向移动，嘱患者保持注视在细棍尖上。在细棍移远的过程中，患者会感知到背景下的偏心环卡由两张逐渐变为四张（生理性复视）。在继续移远的过程中，四张偏心环卡的中间两张偏心环卡会逐渐融像成一张偏心环卡，此时患者感知到背景下有三张偏心环卡（图 10-48）。

治疗师缓慢地将细棍撤去，嘱患者将注视转至感知到的三张偏心环卡的中间卡片上。此时患者动用的

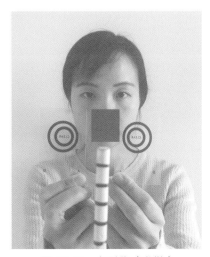

图 10-48　负融像（发散）

为负融像性聚散（发散），可以感知到所注视的偏心环卡上的小圆向患者方向凸出，而大圆相对小圆凹进（图10-49）。

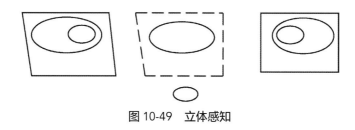

图 10-49　立体感知

待患者能够完成正确的感知后，嘱患者缓慢的水平分离手持的两偏心环卡且保持中间的偏心环卡像为清晰的单个图像。待患者报告所视图像变模糊或两个后，逐渐减小两偏心环卡的水平分离距离直至患者重获清晰单个的图像。

2. **小结**　除正前方的注视方位之外，偏心环卡还可在其他注视方位使用（图10-50），以此来训练在不同注视方位下的融像功能。透明偏心环卡较非透明偏心环卡简单，待患者可轻松完成透明偏心环卡的训练后，改用非透明偏心环卡进行训练。

（二）三点卡

三点卡（barrel cards）长宽约12cm×6cm（非透明），卡片两面的其中一面印有三个大小不同的红点，而另一面的相同位置上印有三个大小不同的绿点（图10-51）。三点卡的使用方法与线珠训练有类似的地方，适用于近距有外斜或外隐斜的患者进行聚散训练。

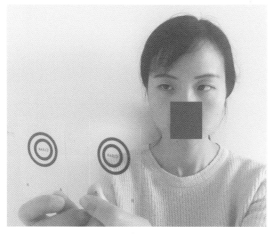

图 10-50　其他注视方位

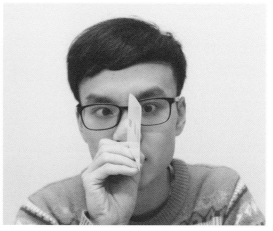

图 10-51　三点卡训练

1. 训练过程

（1）自主会聚训练：患者手持三点卡，将卡片的窄边置于鼻尖，最大的点处于卡片远端。嘱患者注视远端最大的一组红绿点，会聚双眼将红绿点融为一个像（略呈紫色）。

患者对远端最大的点产生正确融像，则远端的点为一个像，而中间与近端的两组点依然是分离的未被融像点（呈复视）。若患者只能看到红点，或只能看到绿点，可使用快速遮盖注视眼、眨眼、轻微晃动卡片、用手指向红绿点等方法来消除抑制。

患者对远端点产生正确融像后，将注视转至中间两点，此时近端与远端的两组点呈现复视。继而将注视转为近端最小的两个点，此时中间与远端的点会呈现复视（与线珠类似）。

若患者无法将远端那组最大的红绿点融像在一起，可借助以下方法帮助融像：将三点卡略微倾斜；将三点卡向远离患者鼻端的方向移动，以降低融像需求；将三点卡上方空白处剪去，以降低融像需求；双眼附加负球镜。若患者始终无法对远端最大的红绿点产生正确融像，则建议使用其他方法（如线珠）进行训练。

（2）跳跃（梯度）会聚训练：待患者能够完成自主会聚训练后，进行跳跃会聚训练。嘱患者注视其中的一组点，将红绿点融为清晰的单个像（略呈紫色）。治疗师随机指向另一组点，嘱患者转换注视，保持该组点融为清晰的单个像。如此在不同组的点之间随机转换，以训练跳跃会聚。

（3）卡片 - 远距训练：待患者能够完成自主会聚训练后，进行卡片与远距训练。嘱患者注视其中的一组点，且保持为清晰的单个像（略呈紫色）。随后患者将注视转为远距的某一物体（可在远距的墙壁上粘贴小五星），且保持该物体为清晰的单个。随后治疗师随机挑选三点卡上的某一组红绿点，嘱患者快速将该点融像为清晰的单个像。如此反复训练会聚灵敏度。

2. 小结

（1）卡片系列的优点：①卡片种类丰富，图案设计多样，可制作成透明或非透明卡片；②与仪器相比更接近自然注视下状态；③在训练时可纠正轻、中度抑制；④可根据需求加入其他训练过程。

（2）卡片系列的缺点：①趣味性低，特别是在小孩中难以保持有趣性；②在训练时偏头会影响训练效果；③与矢量图不同，卡片系列不能设置于融像需求为零的位置，患者需具备一定融像性聚散功能才能使用卡片进行训练，因此卡片往往是在训练后期阶段使用。

四、裂隙尺

（一）简介

裂隙尺（aperture rule）是另一经典的用于融像性聚散训练的仪器，能够帮助患者扩大融像性聚散范围，消除抑制，缓解阅读功能障碍等。

裂隙尺由裂隙孔板（单窗孔板、双窗孔板），卡片长杆，底座，以及画片夹所组成（图 10-52）。在训练时通过安装不同的裂隙孔板来改变训练的目的，其中单窗孔板用于正融像训练（集合，convergence），双窗孔板用于负融像训练（发散，divergence）。

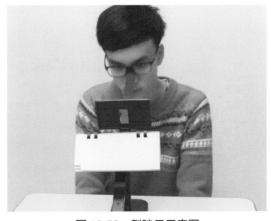

图 10-52　裂隙尺示意图

每一张用于融像性聚散训练的画片上印制有两个水平分离的图案。裂隙尺画片夹的每一张画片其左右图案大体相同，且水平分离的距离固定。根据棱镜量的定义，在40cm训练距离下，每1cm的水平分离产生2.5$^\Delta$。

除相同的图案部分之外，画片上的左右图案均有抑制控制点。比如画片中的狮子（图10-53），其左右图案相同，但左侧狮子中的抑制控制点为偏心环与黑点，右侧狮子中的抑制控制点为偏心环与十字（图10-54）。患者在动用融像性聚散后，可以将左右两个狮子融像为一个像，左右偏心环融像为一个立体像，且十字与黑点垂直对齐。若患者报告看到一个图像，但抑制控制点没有正确融像，则患者没有完成正确融像。

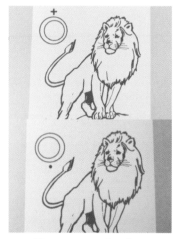

图 10-53　画片示意图

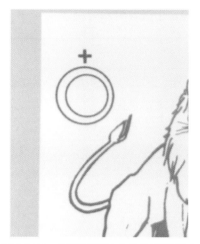

图 10-54　裂隙尺画片中的抑制控制点

由于大多裂隙尺配套的训练画片其图案固定，左右图案之间的水平分离距离范围为1~12cm，因此画片所产生的棱镜需求范围为2.5$^\Delta$~30$^\Delta$。由于裂隙尺不能像矢量图那样从棱镜量为零的位置开始训练，这使得患者在使用裂隙尺训练时，需具有一定量的融像性聚散储备。此外裂隙尺的棱镜需求量是梯度变化，前后两张裂隙尺画片的难度变化更大。因此裂隙尺常常用于融像性聚散训练的后期阶段使用（图10-55）。

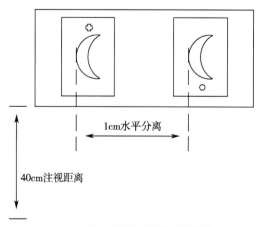

图 10-55　裂隙尺棱镜量示意图

使用时根据裂隙尺的设计，将画片与裂隙孔板放置在长杆上的指定位置。患者以舒适坐姿坐于裂隙尺前，鼻尖轻触裂隙尺长杆末端，室内均匀照明。

若训练正融像时出现困难，可使用以下方法来帮助患者融像：

方法一：将一细铅笔尖置于画片与患者双眼间，嘱患者保持注视细笔尖，待患者将背景的画片融像在一起后缓慢地撤去铅笔。

方法二：将一细铅笔尖置于画片与患者双眼间，取一遮盖板置于铅笔尖后，嘱患者注视铅笔尖，然后快速地撤开遮盖板。

方法三：在患者双眼前加负镜。

若训练负融像出现困难，可使用以下方法来帮助患者融像：让患者示指放在眼外眦处，轻轻的牵拉眼球向外转；在患者双眼前加正镜。

（二）训练过程

1. 正融像训练

（1）基本训练：将单窗孔板与训练画片放置在指定位置上（见前），患者鼻尖轻触裂隙尺长杆末端。遮盖患者左眼，确保患者右眼可以看到画片左侧的图案与相应的抑制控制点。遮盖患者右眼，确保患者左眼可以看到画片右侧的图案与相应的抑制控制点。撤去遮盖，嘱患者将两眼所视图案融像为清晰的单个图像，且保持两眼抑制控制点同时存在。在正常融像的情况下，患者会报告看到一个图像，且左右眼的抑制控制点处于垂直方向的上、下方。此外若图案包含水平视差线索，患者会报告有立体感知的出现。

根据患者的情况，改变图片逐渐增加棱镜量（左右图案之间的距离增加），直至患者能够将最大水平分离量的图案正确融像在一起。

（2）跳跃训练（会聚-远距）：待患者产生正确的正融像后，将一细木棍置于裂隙尺的长杆远端，嘱患者将注视转换到此细木棍上，待细木棍为清晰的单个像后，再将注视转换到画片的图案上。如此重复 5~10 次，以进行会聚-远距的跳跃训练。注意在训练时监测是否有抑制、模糊、破裂等情况的出现。

2. 发散训练

（1）基本训练：将双窗孔板与训练画片放置在指定位置上（见前），患者鼻尖轻触裂隙尺长杆末端。遮盖患者左眼，确保患者右眼可以看到画片右侧的图案与相应的抑制控制点。遮盖患者右眼，确保患者左眼可以看到画片左侧的图案与相应的抑制控制点。撤去遮盖，嘱患者将两眼所视图案融像为清晰的单个图像，且保持两眼抑制控制点同时存在。在正确融像的情况下，患者会报告看到一个图像，且左右眼的抑制控制点处于垂直方向的上、下方。此外若图案包含水平视差线索，患者会报告有立体感知的出现，且此立体感知与正融像训练时的立体感知方向相反。

（2）跳跃训练（发散-近距）：将一细木棍置于患者与卡片之间，嘱患者将注视在图案与细木棍之间转换，重复 5~10 次。注意在训练时监测抑制、模糊、破裂等情况的出现。

（三）小结

1. 裂隙尺训练的优点 ①裂隙尺的训练画片丰富多样；②可以用于训练正、负融像；③对于轻、中度抑制的患者有脱抑制的作用。

2. 裂隙尺训练的缺点 ①趣味性差，在儿童中难以保持注意力集中；②训练难度比矢量图大；③训练受患者头位的影响，若患者偏头，单眼可能同时看到两个画片，影响训练的效果。

五、同视机训练

（一）简介

同视机（synoptophore），又叫做大型弱视镜，常用于双眼视三级视功能检查以及视功能训练。临床上使用同视机进行同时视、融像功能、立体视功能等双眼三级视功能的训练，还可以用同视机配备的光刷与闪烁来进行脱抑制治疗。下面介绍同视机用于融像性聚散的训练过程。

同视机用于融像性聚散训练的画片为二级融像画片，如钓鱼的人、拿着花的兔子。每一组画片有两张，分别置于左右镜筒内。二级融像画片上的图案大体相同，使得患者可以产生二级融像。二级画片上不同的图案部分为抑制控制点，比如图中的罐子，花与尾巴（图 10-56）。患者只有在双眼正确融像的基础上，才能将图案融像为一个完整的图像。

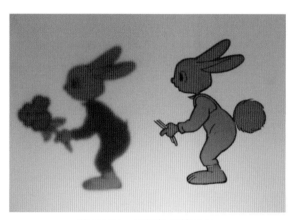

图 10-56　同视机训练画片

（二）训练过程

1. **正融像训练**　训练前调整同视机高度与瞳距，将二级融像画片分别放于左右镜筒内，将镜筒置于零位（或主观斜视角）。询问患者是否能看到一个完整的清晰图像，待患者确定为清晰的单个像后进行训练。治疗师手持同视机两侧手柄，双手同时向患者鼻侧推动镜筒，直至患者报告所视图像变模糊或两个。

2. **负融像训练**　训练前调整同视机高度与瞳距，将二级融像画片分别放于左右镜筒内，将镜筒置于零位（或主观斜视角）。询问患者是否能看到一个完整的清晰图像，待患者确定为清晰的单个像后进行训练。治疗师手持同视机两侧手柄，双手同时向患者颞侧推动镜筒，直至患者报告所视图像变模糊或两个。

（三）小结

1. **同视机训练的优点**　①同视机可补偿的棱镜范围大，底朝外可达 $200^{\triangle}$，底朝内可达 $160^{\triangle}$；在某些有大度数斜视的患者中，可以很好地补偿患者的斜视角；②同视机两侧镜筒可以进行垂直与旋转斜视的调整，当患者有垂直斜视或隐斜时，可以补偿患者的垂直眼位偏斜与旋转眼位偏斜；③同视机内置的两侧光源可以根据需求进行调节，帮助脱抑制的训练；④同视机可以从棱镜需求为零甚至是患者的斜视位进行融像训练，这是很多训练仪器都不能比拟的。

2. 同视机训练的缺点　①趣味性差，在儿童中难以保持注意力集中；②仪器笨重、价格昂贵、操作性差；③属于仪器内训练，与自然注视状态差异较大。

六、立体镜训练

（一）简介

立体镜包括实体镜与镜面立体镜。

实体镜（cheiroscope）是一种光学仪器，它由注视部分与绘图部分组成。注视部分相当于目镜，且有一斜向的隔板，将左右眼所看到的图像分开，因此在使用的时候，可以分别将不同的图像呈现在左、右眼上。

实体镜是用于检查、训练双眼视与抑制的仪器。它的视窗部分如图所示（图10-57），有两个圆孔，可置 +5.00 ~ +8.00D 的球镜以模拟看远的状态。实体镜的侧面与下方是放置画片的部分。连接实体镜视窗与实体镜侧面的为一斜下方走向的隔板，隔板上有一平面镜反射侧面板所置的图像，其功能是分隔双眼所视的图像，使得两眼所看到的图像都是平面的。

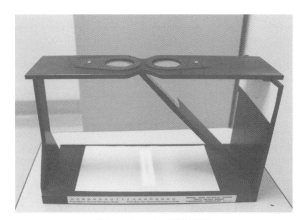

图 10-57　实体镜视窗

可变镜面立体镜与实体镜一样，是用于检查、训练双眼视与抑制的仪器。可变镜面立体镜的主体部分是一个呈 W 形的可折叠长板，置于支架板上（也可以脱离支架板）进行训练。立体镜的左右 V 形两翼上分别为放置画片区与平面镜区。可变镜面立体镜的使用距离为 33cm，因此调节平面在 3D 左右。若需改变调节需求，可相应的附加正球镜或负球镜。

（二）训练过程

1. 实体镜训练　在实体镜底座的两侧，标注有棱镜量的刻度。若要使用实体镜进行融像性聚散的训练，使用配套的卡片，将配套卡片中的一张夹在侧面板上（左眼＝注视），另一张置于底部的平板上（即绘画区）。当两卡片在棱镜量为零的位置嘱患者将两卡片成功融像，通过把置于底部的卡片向底朝外（卡片朝患者的左方移动）、底朝内（卡片朝患者的右方）的方向滑动，嘱患者保持所融像为清晰的单个像，即可分别进行正、负融像性聚散。在训练时注意监测抑制。

2. **可变镜面立体镜训练**　在使用时，患者的鼻部置于中心，观看两侧平面镜反射的图像。支架板上印制有棱镜量的刻度。若要训练融像性聚散，使用配套的二级融像卡片，置于立体镜的两侧，并将立体镜置于零位。

患者（或治疗师）双手手持可变镜面立体镜的两侧板末端，立体镜两侧翼板同时向内滑动则产生底朝外的棱镜量，立体镜两侧翼板同时向外滑动则产生底朝内的棱镜量。嘱患者保持所看到的图像为清晰单个的图案，且保持抑制控制点位于垂直方向的上、下方，即可训练正、负融像性聚散。在训练时注意监测抑制。

（三）小结

1. **立体镜系列的优点**　①当患者在训练其他的自然空间仪器有困难时，使用立体镜系列可以帮助患者训练；②立体镜系列的注视距离可以调整，帮助训练在不同距离下的融像；③立体镜训练为融像性聚散的训练提供了丰富的备选图案；④在融像的基础上可以训练三级视功能；⑤对于具有深度抑制的患者有一定的帮助。

2. **立体镜系列的缺点**　①属于仪器内训练，与自然注视下的图案有差异，而视功能从仪器内转移到自然注视下的效果一直受到质疑，因此这是立体镜最大的缺点；②价格昂贵，不易携带。

七、其他训练

随着科技的发展，目前已有许多公司设计开发出针对融像性聚散的视觉训练软件。其优点在于训练方式丰富多样，趣味性强，适合儿童训练；且方便易携带；是现代化的训练方式。

第七节｜空间感知等训练

在这一章节中，我们将对空间感知能力、周边视力、眼‐手协调等训练方法作一简单的介绍。在训练时患者需配戴合适的屈光矫正眼镜。

一、空间注视器

（一）简介

空间注视器是一透明塑料薄板，大小约 40cm×40cm。空间注视器上共有 13 个注视目标（圆形视标），其中 12 个注视目标以时钟的方式圆形均匀排列。空间注视器的正中为中心注视目标。透明平板安置于高度可调的支架上，在训练时根据患者的眼高，调整空间注视器的高度。

空间注视器结构简单易懂，使用广泛，可有效提高患者视觉 - 空间能力：稳定注视，提高视觉 - 运动判断。下面对空间注视器的训练过程做一简单介绍。

（二）训练过程

空间注视器置于平整地面上，调节支架高度使空间注视器的中心注视目标位于患者双眼正中。训练时患者通常为站位，若患者有站立不稳等特殊情况，可使用坐位进行训练。训练时通常为双眼同时进行，若患者存在复视，可遮盖一眼进行单眼训练。

1. 中心 - 周边整合训练　患者距离空间注视器约 40cm（不超过患者的臂长）。嘱患者保持注视在中心目标上，使用周边视力去感知 3 点钟方向的视标。患者需保持在注视中心目标时，能同时感知到 3 点钟方向的视标。

待患者能够完成中心 - 周边同时感知这一任务后，治疗师发出指令，嘱患者快速将注视由中心目标转向 3 点钟视标，训练患者的扫视与注视能力。在训练过程中，治疗师需观察患者完成任务的准确性，是否有扫视不足、扫视过度、头部与身体运动等情况。患者注视转向 3 点钟视标时，保持 3 秒，再将注视转向中心目标，保持 3 秒。训练时注意身体与头位保持固定，使用中心与周边视力来完成此训练过程。

除中心目标 -3 点钟视标，还可训练其他视标组合：中心 -6 点钟，中心 -9 点钟，中心 -12 点钟。完成了水平与垂直方向的训练后，训练斜方向的注视，如中心 -1 点钟，中心 -8 点钟，1 点钟 -7 点钟，2 点钟 -8 点钟等。

在训练初期，患者可能会借助头部或身体转动来完成训练任务。因此治疗师需提醒患者在训练时保持头与身体的固定。随着训练的进行，治疗师可逐渐减少提醒患者的次数，由患者本人去意识到身体或头部的异常运动并纠正。

2. 视觉 - 运动整合训练　患者距离空间注视器约 40cm（不超过患者的臂长）。在训练前先给患者介绍治疗师会给出的训练指令，待患者完全理解后进行训练。下面以 12 点钟视标为例来介绍训练指令。

指令一："注视 -12 点"。

在听到"注视 -12"指令时，患者注视中心目标，使用周边视力来保持 12 点钟视标在视野内。患者将注视转向 12 点钟视标。平滑完成整个过程，无头部或身体运动。

指令二："准备"。

在听到"准备"指令时，患者保持注视 12 点钟视标，举起右手。

指令三："触摸"。

在听到"触摸"指令时，患者保持注视 12 点钟视标，右手触摸此视标。

指令四："完成"。

在听到"完成"指令时，患者注视转至中心目标，同时收回右手。

待患者充分理解指令后，沿前后深度方向调整空间注视器的位置，以训练患者判断深度的能力。

3. 视觉 - 运动整合训练（同侧跨步）　患者距离空间注视器约 40cm（不超过患者的臂长）。在训练前先给患者介绍治疗师会给出的指令，待患者完全理解后进行训练。下面以 12 点钟视标来介绍此训练指令。

指令一："注视 -12 点"。

在听到"注视 -12"指令时，患者注视中心的目标，使用周边视力来保持 12 点钟视标在视野内。患者随之将注视转向 12 点钟视标。完成整个过程需平滑，无头部或身体的运动。

指令二："准备"。

在听到"准备"指令时，患者保持注视 12 点钟视标，举起右手。

指令三："触摸"。

在听到"触摸"指令时，患者保持注视 12 点钟视标，右手触摸此视标，同时右脚向前迈一步。

指令四："完成"。

在听到"完成"指令时，注视转至中心目标，同时收回右手、右脚。

待患者充分理解并完成此训练任务后，沿前后深度方向调整空间注视器的位置，以训练患者判断深度的能力。

4. **视觉 - 运动整合训练（对侧跨步）** 患者站立于空间注视器前，距离空间注视器约 40cm（不超过患者的臂长）。在训练前先给患者介绍治疗师会给出的指令，待患者完全理解后进行训练。下面以 12 点钟视标来介绍此指令。

指令一："注视 -12 点"。

在听到"注视 -12"指令时，患者注视中心的目标，使用周边视力来保持 12 点钟视标在视野内。患者随之将注视转向 12 点钟视标。完成整个过程需平滑，无头部或身体的运动。

指令二："准备"。

在听到"准备"指令时，患者保持注视 12 点钟视标，举起右手。

指令三："触摸"。

在听到"触摸"指令时，患者保持注视 12 点钟视标，右手触摸此视标，同时左脚向前迈一步。

指令四："完成"。

在听到"完成"指令时，注视转至中心目标，同时收回右手、左脚。

待患者能够充分理解并完成此任务后，沿前后深度方向调整空间注视器的位置，以训练患者判断深度的能力。

5. **其他训练** 在以上训练方法的基础上，根据患者的训练目的，改变指令行进的方向。在发出变换的指令后，患者作出相应的改变。

二、马氏登球训练

（一）简介

马氏登球为一直径约 10cm 的软球，由细线悬吊于半空中。马氏登球上的背景色为白色或红色，印有不同大小、颜色的注视视标。马氏登球是常用的视觉训练仪器，广泛使用于运动视力、双眼视、调节训练。下面介绍马氏登球用于空间感知的训练方法。

（二）训练过程

训练时患者可采用坐位或站立位，以患者自觉舒适即可。将马氏登球的高度调整为与患者双眼等高，马氏登球与患者的距离约 1m 左右。患者在训练时需配戴远矫正眼镜。

1. **基本训练过程** 遮盖一眼进行单眼训练。治疗师手持一负球镜，度数约为 -4.00D，置于患者未遮盖眼下方。治疗师缓慢地将负球镜向上移动直至负球镜达到患者该眼瞳孔前，镜片将瞳孔分为两半，上半瞳孔接收到未加负镜的像，下半瞳孔接收到通过负镜所成像。此时患者单眼可以感知到两个像（图 10-58）。

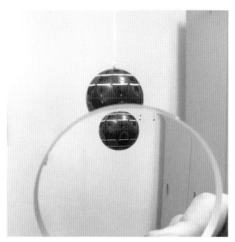

图 10-58 马氏登球训练

嘱患者注视负镜外的像并保持清晰，再转换注视至通过负镜的像并保持清晰，如此反复转换注视来训练患者的眼球运动、调节灵敏度、空间感知能力。在训练时需询问患者两个像有何区别（大小、远近）。通常通过负镜所视，像变小、变近，而通过负镜外所视，像变大、变远（与双眼视训练的 SILO 现象相似）。

2. **其他训练过程** 待患者充分理解基本训练过程之后，可根据训练目的改良训练过程。如加入平衡板与节拍器，增加负镜的度数以训练患者的调节能力，减少负镜的度数以训练患者对调节度数的敏感程度，左右、前后、旋转马氏登球以同时训练患者的眼球追踪能力等。

三、七巧板等智力游戏训练

（一）简介

许多在日常生活中常用的智力游戏，例如七巧板、迷宫、积木、描线图、五子棋等游戏，也可用于空间感知、视觉记忆等训练。

七巧板是一种中国传统游戏，由七块不同形状的积木组成，因此名为七巧板。尽管七巧板只有七块基本形状，但是可以拼凑出上千种图案，是中国古老的智力游戏。七巧板对于患者的空间认知、视觉记忆、眼手协调均有一定的训练作用。相比其他训练，七巧板更直观易懂，操作简单，特别适用于儿童训练。下面介绍一种七巧板的训练（游戏）方法。

（二）训练过程

治疗师准备两幅七巧板，放置在桌上。治疗师一手操作其中一副七巧板，另一手持一块挡板。患者操作第二副七巧板。训练的原则是由简单至难，先注重训练质量再提升训练速度。治疗师随意将七巧板摆放出一种图案，注意此摆放的过程不能被患者看到（借助挡板）。治疗师摆放好后，撤去挡板，让患者观看并记忆治疗师摆放的图案。

患者开始摆放七巧板后，治疗师随即遮盖住自己的七巧板，以训练患者通过视觉记忆与空间感知能力来完成此训练过程。

其他训练过程：根据患者的认知、熟练程度来改变训练过程，例如加入时间限制、看图拼图、口述拼图等。

（唐昂藏）

参考文献：

1. Wright KW，Yi NJ.Strube.Pediatric Ophthalmology and Strabismus.3rd ed.New York：Oxford University Press，2012.

2. Marc BT，Bartuccio M，Dominick M.Maino.Visual diagnosis and care of the patient with special needs.1st ed.New York：Lippincott Williams&Wilkins，2012.

中英文名词对照

消除抑制 anti-suppression

不等像视 aniseikonia

弱视 amblyopia

阅读片 bar readers

眼 - 手协调 eye-hand coordination

实体镜 cheiroscope

同视机 synoptophore

海丁格刷 Haidinger's brushes

快速指向 fast pointing

在双眼视场下的单眼注视 monocular fixation
  in a binocular field（MFBF）

后像 afterimage

异常视网膜对应 anomalous retinal
  correspondence（ARC）

和谐异常视网膜对应 harmonious ARC

非和谐异常视网膜对应 non harmonious ARC

矛盾异常视网膜对应 paradoxical ARC

自主会聚 voluntary convergence

叠加 superimposition

调节 accommodation

镜面立体镜 prismatic mirror stereoscope

融像性聚散 fusional vergence

线珠 Brock string

生理性复视 physiological diplopia

聚散灵敏度 vergence facility

视界圆 horopter

视网膜对应点 corresponding sites

交叉复视 cross diplopia

非交叉复视 uncross diplopia

推近 push-ups

会聚灵敏度 convergence facility

发散灵敏度 divergence facility

救生圈卡 lifesaver cards

抑制控制点 suppression checks

瞳距 interpupillary distance

一级融像 first- fusion

同时知觉 simultanous vision

二级融像 second-fusion

平面融像 flat fusion

三级融像 third-fusion

主观斜视角 subjective angle

客观斜视角 objective angle

空间感知 spatial cognition

眼球运动 eye movement

注视 fixation

扫视 saccades

追随 pursuit

遮盖 occlusion

功能性磁共振 functional magnetic resonance
  imaging,（fMRI）

后像训练 afterimage therapy

后像镜 euthyscope

知觉训练 perceptual learning

察觉 detection

视觉拥挤 visual crowd

拥挤率 crowding ratios

超锐度 hyperacuity

径向变形超锐度 radial deformation hyperacuity

位置噪声辨别 position discrimination in noise

斜视 strabismus

双眼视功能 binocular vision

调节集合反射 accommodative convergence reflex

内直肌 medial rectus

外直肌 lateral rectus

外斜视 exotropia

双眼单视 binocular single vision

隐斜 heterophoria

内斜视 esotropia

先天性（婴儿型）内斜视 congenital esotropia

假性展神经麻痹症状 pseudo abducens nerve
  palsy

下斜肌功能亢进 inferior oblique overaction IOOA

分离性垂直斜视 dissociated vertical deviation

眼球震颤 nystagmus

共同性内斜视 concomitant esotropia

调节性内斜视 accommodative esotropia

部分调节性内斜视 partial accommodative esotropia

非调节性内斜视 non-accommodative esotropia

微小内斜视 small angle esotropia

周期性内斜视 periodical Esotropia

急性共同性内斜视 acute concomitant esotropia

继发性内斜视 secondary esotropia

知觉性内斜视 sensory esotropia

非共同性内斜视 non-concomitant esotropia

麻痹性内斜视 paralytic esotropia

限制性内斜视 restricted esotropia

先天性外斜视 congenital exotropia

共同性外斜视 concomitant exotropia

间歇性外斜视 Intermittent exotropia

外隐斜 exophoria

分开过强型外斜 divergence excess exotropia

集合不足型外斜 convergence insufficiency exotropia

恒定性外斜视 constant exotropia

继发性外斜视 consecutive exotropia

非共同性外斜视 non-concomitant exotropia

麻痹性外斜视 paralytic exotropia

限制性外斜视 restricted exotropia

垂直旋转性斜视 vertical rotation strabismus

先天性上斜肌麻痹 congenital superior oblique palsy

旋转斜视 rotational strabismus

上斜肌功能亢进 superior oblique muscle overaction

下斜肌麻痹 paralysis of inferior oblique muscle

限制性垂直性斜视 restricted vertical squint

分离性水平斜视 dissociated horizontal deviation，DHD

分离性旋转斜视 dissociated torsional deviation，DTD

先天性眼外肌纤维化 congenital fibrosis of the extraocular muscles

眼球后退综合征 Duane 's retraction syndrome，DRS

抑制 suppression

角膜反射 corneal reflex

中心注视 central fixation

旁中心注视 eccentric fixation

突眼 exophthalmos

内眦赘皮 epicanthus

上睑下垂 ptosis

单眼遮盖试验 unilateral cover test

遮盖 - 去遮盖试验 cover-uncover test

交替遮盖试验 alternative cover test

单眼运动 duction

双眼同向运动 version

双眼异向运动 vergence

集合 convergence

同时视检查 simultaneous vision test

四点灯检查 worth 4 dots test

线状镜检查 Bagolini test

随机点立体视 random dot stereopsis

间歇性内斜视 intermittent esotropia

知觉适应 sensory adaptation

屈光不正 ametropia

功能性视力 functional vision

矫正屈光不正 correction of refractive errors

睫状肌麻痹验光 cycloplegic retinoscopy

远视 hyperopia

近附加 add

眼用棱镜 ophthalmic prism

恒定性内斜视 constant esotropia

感觉性融合 sensory fusion

周边融合 peripheral fusion

运动性融合 motor fusion

遮盖 occlusion

三棱镜 prism

运动刺激 motor stimulation

周边感觉性融像 peripheral sensory fusion

周边抑制 peripheral inhibition

间歇性抑制 intermittent suppression

周边立体视 peripheral stereopsis

立体视 stereopsis

中心 / 中心凹融合 central/foveal fusion

中心 / 中心凹的抑制 central/foveal suppression

黄斑中心凹注视 foveal fixation

运动性视觉技能 motor skills

开放空间 open space

间歇性 intermittent

棱镜治疗 prism therapy

感觉融像 sensory fusion

融像性聚散 fusional convergence

调节痉挛 spasm of accommodation

垂直斜视 vertical squint，vertical strabismus

遮盖治疗 occlusion therapy

间歇性斜视 intermittent strabismus

粗略集合 gross convergence

综合验光仪 phoropter

交叉融像 chiastopic fusion

集合不足 convergence insufficiency

调节灵敏度 accommodation facility

单眼调节灵敏度 monocular accommodation facility，MAF

双眼调节灵敏度 binocular accommodation facility，BAF

视疲劳 asthenopia

模糊 blur

AC/A 值 AC/A ratio

集合近点 near point of convergence，NPC

正融像性聚散 positive fusional vergence，PFV

负融像性聚散 negative fusional vergence，NFV

负相对调节 negative relative accommodation，NRA

正相对调节 positive relative accommodation，PRA

关联性隐斜 associated phoria

注视视差 fixation disparity

无珠训练 bug on string

三点卡 barrel card

可变红绿矢量图 variable tranaglyphs

可变偏振矢量图 variable vectograms

可变镜面立体镜 variable prismatic stereoscope

反转拍，翻转拍 flipper

球镜排序 lens sorting

梯度球镜训练 loose lens rock

裂隙尺 aperture rule

偏心环卡 eccentric circle

自由空间融合卡 free space fusion card

动态检影法 monocular estimation method，MEM

梯度聚散 jump vergence

主觉验光 manifest refraction

调节视标 accommodation target

笔灯 penlight

视力 visual acuity

梯度性 AC/A 值 Gradient AC/A ratio

计算性 AC/A 值 Calculated AC/A ratio

散开不足 divergence insufficiency

底朝外 base out（BO）

底朝内 base in（BI）

底朝上 base up（BU）

底朝下 base down（BD）

双眼交叉圆柱镜 binocular cross-cylinder，BCC

左眼 oculus sinister，OS

右眼 oculus dexter，OD

基本外隐斜 basic exophoria

基本内隐斜 basic esophoria

散开过度 divergence excess

集合过度 convergence excess

融像性聚散异常 fusional vergence dysfunction